Vorwort

Mit diesem Buch in drei Bänden wende ich mich vor allem an Studentinnen und Studenten an Berufsakademien (Duale Hochschule), Hochschulen und Universitäten. Was charakterisiert nun ein Buch, ein Fach- und Lernbuch für Studierende zu sein?

1.) Das Buch umfasst die wichtigen Themen der Volkswirtschaftslehre im Rahmen eines Bachelorstudiums. Grundlage des Inhalts ist der Rahmenplan, den das Wissenschaftsministerium Baden-Württemberg für das Bachelorstudium an den Berufsakademien (Universities of Cooperative Education) vorgegeben hat. Konzept und Aufbau entsprechen den Rahmenplänen an Hochschulen und Universitäten. Die drei Bände bieten somit eine fundierte Grundlage, um ein Grundstudium der Volkswirtschaftslehre erfolgreich bestreiten zu können.

   → Inhaltliches Ziel: In sechs Semestern zum Volkswirtschafts-Bachelor!

2.) Das Buch ist in der Sprache der Studierenden geschrieben. Es ist eingängig, verständlich und leicht zu lesen. Ökonomische Vorkenntnisse werden nicht vorausgesetzt. Fachbegriffe werden „übersetzt" und erläutert. Hinzu kommt die Verwendung von zahlreichen Abbildungen, Beispielen und Praxisfällen.

   → Methodisches Ziel: Fundiertes und motiviertes Lesen und Lernen!

Das Buch ist in drei Bände aufgeteilt. Jeder Band entspricht einem Studienjahr beziehungsweise zwei Semestern (hier Module genannt). Die Bände bauen zwar thematisch aufeinander auf, sind aber unabhängig von einander gestaltet, so dass jeder Band für sich gelesen werden kann.

Volkswirtschaftslehre

Band I: Einführung in die Volkswirtschaftslehre, Mikroökonomie und Wettbewerbspolitik

- Modul 1: Einführung in die Volkswirtschaftslehre
- Modul 2: Mikroökonomie und Wettbewerbspolitik

Band II: Makroökonomie, Geld und Währung

- Modul 3: Makroökonomie
- Modul 4: Geld und Währung

Band III: Wirtschaftspolitik

- Modul 5: Stabilisierungspolitik
- Modul 6: Finanz- und Sozialpolitik

Anregung

Will man sich mit dem Thema Essen und Ernährung befassen, ist es eine Sache, Kalorien zu zählen, Nährwerte zu errechnen, den Vitamingehalt zu bestimmen und Vorschläge für vernünftiges Ernähren zu geben. Dem Thema ganzheitlich gerecht zu werden, ist eine ganz andere Sache. Hier geht es um Befindlichkeiten, um Rituale, um kulturelle Belange und religiöse Aspekte.

Analog verhält es sich mit der Wirtschaft. Was beim Essen Kalorien und Vitamine sind, definieren sich in der Wirtschaft als Produktionsfaktoren und Zahlungsmittel. Und was auf der einen Seite als vernünftiges Ernährungsverhalten propagiert wird, entspricht auf der anderen Seite rationalem ökonomischen Handeln. Rationalität und Objektivität stehen im Mittelpunkt der volkswirtschaftlichen Analyse – einerseits. Andererseits sieht sich die Ökonomie mit dem letztlich unkalkulierbaren Verhalten des Menschen und nicht vorhersehbaren Ereignissen konfrontiert.

In diesem Spannungsfeld von Gesetzmäßigkeiten und Zufällen, von Berechenbarkeit und subjektivem Verhalten bewegt sich die Ökonomie. Wirtschaft ist eingebettet in eine Geschichte; sie ist von Menschen geprägt; sie betrifft uns und macht uns oft auch betroffen.

Dieses Spannungsfeld soll auch in diesem Buch zum Ausdruck kommen. Es beinhaltet Fakten und Formeln, Grundlagen und Gesetze der Ökonomie, doch immer vor dem Hintergrund, dass hinter diesen Objektivitäten Menschen und Meinungen stehen und die Wirtschaft und deren Lehre nicht statisch sind sondern facettenreich und lebendig.

In diesem Sinne wünsche ich Ihnen viel Freude beim Entdecken der Ökonomie und viel Erfolg beim Studium.

wildmann@ba-vs.de
wildmann@t-online.de

Dank

Was die Unterstützung meiner Arbeit anbelangt, möchte ich zwei Personen besonders danken. Zum einen gilt mein Dank meiner Frau Doris, die die drei Bände Korrektur gelesen hat und zahlreiche und wertvolle Tipps gegeben hat. Zum anderen gilt mein Dank meiner Mitarbeiterin, Frau Petra Scherer, die mich in der Ausgestaltung des Buches professionell und engagiert unterstützt hat.

Danken möchte ich auch Herrn Dr. Jürgen Schechler, der von Verlagsseite aus auf angenehme und kreative Art dieses Buchvorhaben begleitet hat.

Lothar Wildmann — Hausen ob Verena im Dezember 2006

Für meine Töchter Vanessa und Adriana

Inhaltsverzeichnis

Modul 5

Stabilisierungspolitik

1 Einführung in die Wirtschaftspolitik

Wirtschaftspolitik verbindet zwei Elemente, die zuerst einmal nicht zueinander zu passen scheinen, die Wirtschaft und die Politik. Denn Wirtschaft ist Sache der Wirtschaft und Politik Sache des Staates.

Nun kann man aber nicht leugnen, dass der Staat eine nicht unwesentliche Rolle in der Ordnung und Gestaltung der Wirtschaft spielt. Insofern sind in diesem Kapitel „Wirtschaftspolitik" Fragen zu beantworten, welcher Art diese Einflussnahme des Staates auf die Wirtschaft ist. Einleitend erfolgt eine Definition von Wirtschaftspolitik mit der Beschreibung der Systematik und der Ziele von Wirtschaftspolitik und der Darstellung der Träger von Wirtschaftspolitik – also wer Wirtschaftspolitik macht.

Im Anschluss an dieses Kapitel „Einführung in die Wirtschaftspolitik" werden die einzelnen inhaltlichen Themenfelder der Wirtschaftspolitik dargestellt. Diese Themenfelder orientieren sich an den Zielsetzungen des Stabilitätsgesetzes (magisches Viereck) sowie deren Erweiterung zum magischen Sechseck. Hinzu kommen finanz- und sozialpolitische Themenbereiche.

Themenfelder der Wirtschaftspolitik:

- Beschäftigung und Arbeitslosigkeit
- Preisniveaustabilität und Inflation
- Konjunktur und Wachstum
- Außenwirtschaft
- Umweltpolitik
- Einkommensentstehung und -verteilung
- Finanzpolitik
- Sozialpolitik

1.1 Definition von Wirtschaftspolitik

Eine einfache Definition von Wirtschaftspolitik lässt sich über die Begriffe der Ordnung, Steuerung und Gestaltung konstruieren.

Definition von Wirtschaftspolitik

➢ Gesamtheit aller Maßnahmen zur Ordnung, Steuerung und Gestaltung einer Volkswirtschaft durch die Träger der Wirtschaftspolitik.

Zu beachten ist, dass diese Definition zwei Dimensionen der Wirtschaftspolitik beinhaltet, nämlich die Funktionen (Sachfrage) und die Personen (Personalfrage).

Mit Funktionen sind die Ordnung (z. B. Wettbewerbsrecht), die Steuerung (z. B. Steuerreform) und die Gestaltung (z. B. die Förderung bestimmter Branchen) einer Wirtschaft gemeint. Mit Personen sind die Träger der Wirtschaftspolitik wie Wirtschaftsminister oder Zentralbankpräsident gemeint.

Dimensionen der Wirtschaftspolitik:

Sachfragen: Welches sind die Funktionen der Wirtschaftspolitik?
➔ Ordnungs-, Ablauf- und Strukturpolitik.

Personalfragen: Wer macht Wirtschaftspolitik?
➔ Träger der Wirtschaftspolitik.

1.2 Funktionen der Wirtschaftspolitik

Die Wirtschaftspolitik kann in Anlehnung an die obige Definition in drei grundlegende Bereiche beziehungsweise Funktionen gegliedert werden, nämlich in die Ordnungspolitik (Ordnung), Ablaufpolitik (Steuerung) und Strukturpolitik (Gestaltung).

Ordnung:	→	Ordnungspolitik
Steuerung:	→	Ablaufpolitik
Gestaltung:	→	Strukturpolitik

Diesen drei grundlegenden Funktionen lassen sich entsprechende Themenfelder zuordnen (Abbildung 5.1).

Funktionen der Wirtschaftspolitik		
Ordnungspolitik	**Ablaufpolitik**	**Strukturpolitik**
Wirtschaftsverfassung	Wirtschaftsentwicklung	Wirtschaftsbereiche
„Verfassungs"- und Wettbewerbspolitik (rechtlicher Rahmen)	Konjunktur- und Wachstumspolitik (Globalsteuerung)	Sektoral- und Regionalpolitik („Industriepolitik")
• Wettbewerbsrecht: z. B. Kartellverbot • Verstaatlichung vs. Privatisierung: z. B. Enteignung wegen Flughafenbau • Gewerbefreiheit	• Steuerpolitik: z. B. Reform der Einkommensteuer • Investitionspolitik: z. B. Autobahnneubau	• Subventionspolitik: z. B. Kohlepfennig oder Agrarsubventionen • Regionalpolitik: z. B. Berlinförderung • Arbeitsmarktpolitik • Bildungspolitik

Abbildung 5.1: Funktionen der Wirtschaftspolitik.

1.2.1 Ordnungspolitik

Die Ordnungspolitik steht an erster Stelle und klärt die Frage, mit welcher Verfassung und Ordnung die Wirtschaft eines Staates ausgestattet sein soll. So geht es zuerst um die grundlegende Entscheidung zwischen Markt- und Planwirtschaft. Sodann erfolgt die rechtliche und institutionelle Ausgestaltung des Wirtschaftssystems. In Deutschland ist die Wirtschaft als Marktwirtschaft geordnet, genauer als Soziale Marktwirtschaft. Im Grundgesetz der Bundesrepublik Deutschland ist diese Wirtschaftsordnung der Sozialen Marktwirtschaft zwar nicht explizit erwähnt, aber bestimmte Formulierungen wie „demokratischer und sozialer Rechtsstaat" in Artikel 20 oder das Recht auf Privateigentum in Artikel 14 fundieren eine marktwirtschaftliche Ausgestaltung.

Ordnungspolitik:

- Verfassung und Ordnung einer Volkswirtschaft
- Rechtliche und institutionelle Ausgestaltung eines Wirtschaftssystems

Da das Wirtschaftssystem einer Marktwirtschaft den Wettbewerb als „conditio sine qua non"[1] enthält, heißt Ordnungspolitik im nächsten Schritt immer auch Wettbewerbspolitik. In Deutschland ist die Wettbewerbspolitik rechtlich durch das Gesetz gegen Wettbewerbsbeschränkungen (GWB) aus dem Jahre 1957 geregelt. Hier sind Themen wie die Überwachung des Verbotes von Kartellbildungen oder die Kontrolle von Fusionen behandelt.

1.2.2 Ablaufpolitik

Mit Hilfe der Ablaufpolitik, auch Prozesspolitik genannt, versuchen staatliche Akteure den Ablauf der Wirtschaft zu steuern. Mit Ablauf der Wirtschaft ist die wirtschaftliche Entwicklung einer Volkswirtschaft gemeint und wirtschaftliche Entwicklung seinerseits wird durch den Terminus Konjunktur definiert. Insofern meint Ablaufpolitik Konjunkturpolitik.

Ablaufpolitik:

- Steuerung der wirtschaftlichen Entwicklung einer Volkswirtschaft
- Insbesondere Konjunktur- und Wachstumspolitik

Nun kann aber die Konjunktur, also die Entwicklung einer Wirtschaft gut oder schlecht sein. Die Wirtschaft kann sich in einer Rezession oder in einer Boomphase befinden. Sie kann sich abschwächen oder anziehen. Da die Wirtschaft in den letzten Jahren bei uns in Deutschland eher schwach verlief, sollte Konjunkturpolitik bedeuten, die Wirtschaft zu stärken, also für mehr Wachstum zu sorgen. Und

[1] Notwendige Bedingung, ohne die etwas nicht geht.

insofern ist Ablaufpolitik nicht nur Konjunkturpolitik, sondern vor allem auch Wachstumspolitik. Im Übrigen ist mit Wachstum der Wirtschaft das Wachstum des Bruttoinlandsproduktes gemeint.

Wie Konjunktur und Wachstum durch den Staat gesteuert und beeinflusst werden können, wird später noch Thema sein. An dieser Stelle sei schon einmal beispielhaft die Steuerpolitik angesprochen. Durch Steuererhöhungen oder Steuersenkungen könnte – so die Hoffnung – die Wirtschaft gedämpft oder in Schwung gebracht werden.

Die Steuerung der Wirtschaft seitens des Staates unabhängig von bestimmten Branchen oder Regionen nennt sich Globalsteuerung. Die Wirtschaft im Gesamten (global) soll durch staatliche Maßnahmen wie Steuerkürzungen gesteuert werden (Steuerung).

1.2.3 Strukturpolitik

Werden einzelne Bereiche seitens des Staates gefördert, spricht man von Strukturpolitik.

Strukturpolitik:

- Gestaltung und Förderung einzelner Wirtschaftsbereiche
- Sektorale und regionale Wirtschaftspolitik

Bereiche können Sektoren beziehungsweise Branchen (zum Beispiel die Landwirtschaft oder der Bausektor) oder auch Regionen (Bundesländer. Landkreise oder Kommunen) sein. Man spricht dann von sektoraler oder regionaler Wirtschaftspolitik.

1.2.3.1 Drei-Sektoren-Modell

Betrachtet man Sektoren und Branchen, lässt sich eine Volkswirtschaft in drei klassische Sektoren einteilen, in den primären, sekundären und tertiären Sektor.

Primärer Sektor: Der primäre Sektor beinhaltet die Land- und Forstwirtschaft sowie die Fischerei. Man könnte sagen, dass dieser erste Sektor als ursprünglicher Sektor die Wirtschaftstätigkeiten beschreibt, die unmittelbar mit der Natur, der Erde, den Tieren und Pflanzen, den Rohstoffen zu tun haben. Die Gewinnung dieser Ressourcen umfasst die erste Stufe wirtschaftlicher Tätigkeit.

Sekundärer Sektor: Der sekundäre Sektor beinhaltet die Verarbeitung dessen, was die Erde hervorgebracht hat. Erze und Metalle werden zu Blechen und Schrauben verarbeitet. Äpfel, Wasser und Zucker werden zu Fruchtsäften verarbeitet. Holz und Schrauben werden zu Tischen verarbeitet. Industrie und Handwerk transformieren also in einer zweiten Stufe die ursprünglichen Ressourcen der Natur in bearbeitete und verarbeitete Güter.

• **Primärer Sektor**:	**Landwirtschaftssektor**: Land- und Forstwirtschaft, Fischerei. → Rohstoffe/Ressourcen
• **Sekundärer Sektor**:	**Industriesektor:** Bergbau, Industrie, Handwerk. → Produkte
• **Tertiärer Sektor**:	**Dienstleistungssektor**: Öffentliche und private Dienstleister; Handel, Gastgewerbe, Verkehr; Finanzierung, Vermietung, Unternehmensdienstleister. → Dienstleistungen

Abbildung 5.2: Drei-Sektoren-Modell.

Tertiärer Sektor: Neben der Gewinnung von Rohstoffen und der Verarbeitung dieser Rohstoffe zu Gütern, bedarf es des Transports, der Organisation, des Handels, der Geld- und Versicherungsgeschäfte und vieler weiterer Dienstleistungen, um das Funktionieren der Wirtschaft zu vervollständigen. Der tertiäre Sektor als dritter Sektor beschreibt also die Gesamtheit der Dienstleistungen.

1.2.3.2 Sektoraler Strukturwandel

Will man die unterschiedliche Bedeutung der drei Sektoren einschätzen, lassen sich im geschichtlichen Rückblick interessante Entwicklungen beobachten. Während der primäre Sektor im 19. Jahrhundert noch den größten Anteil – gemessen an der Beschäftigtenzahl oder an der Wirtschaftsleistung – der Gesamtwirtschaft innehatte, spielt relativ gesehen der landwirtschaftliche Sektor heutzutage nur noch eine untergeordnete Rolle. Die Betonung liegt dabei auf dem relativen Anteil.

Sektor	**Branche**	**1950**	**2005**
Primärer Sektor	„Landwirtschaft“	25 %	2 %
Sekundärer Sektor	„Industrie“	43 %	26 %
Tertiärer Sektor	„Dienstleistungen“	32 %	72 %

Abbildung 5.3: Anteil der Beschäftigten in den drei Sektoren in Deutschland [Quelle: Statistisches Bundesamt].

Absolut gesehen wird mehr denn je landwirtschaftlich erzeugt und produziert. In den westlichen Industrienationen herrscht Nahrungsmittelüberschuss und nicht Nahrungsmittelknappheit, aber im Verhältnis zum Industrie- und Dienstleistungssektor hat der primäre Sektor einen gewaltigen Bedeutungsverlust erlitten.

Zu früheren Zeiten, als der Bezug des Menschen zur Natur und zum Boden, quasi das (Über-)Leben aus der Erde heraus, ein viel unmittelbarerer war als heute, hieß es denn auch: „Der Ackerbau ist die erste der Künste. Nur das ist wahrer Reichtum, was die Erde hervorbringt.“ (Preußenkönig Friedrich der Zweite) Dass die Bedeutung der Landwirtschaft nachwirkt, sieht man zum Beispiel auch daran, dass es in Deutschland auf Bundesebene bis vor kurzem noch „Landwirtschaftsminister“ gab, die jedoch heutzutage in „Verbraucherminister“ umfirmiert worden sind.

Die Entwicklung einer Volkswirtschaft von einer Agrar- zu einer Industrie- und dann zu Dienstleistungsgesellschaft lässt sich am jeweiligen Anteil des Sektors an der Gesamtwirtschaft (gemessen am Sozialprodukt oder an der Beschäftigtenzahl) ablesen. In Abbildung 5.4 ist ein solch prinzipieller Verlauf dargestellt.

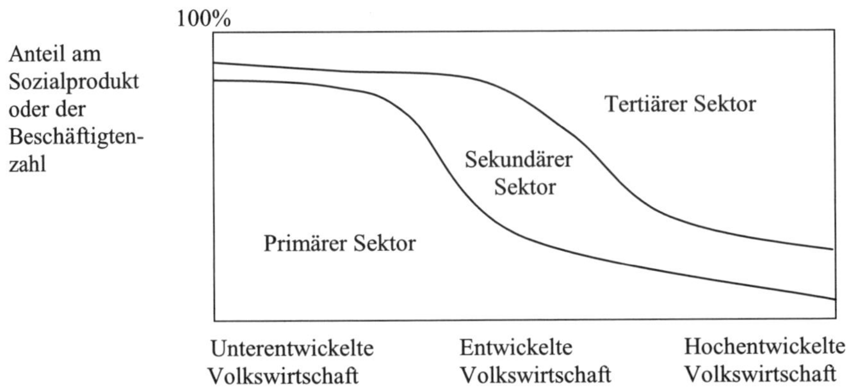

Abbildung 5.4: Sektoraler Strukturwandel nach der Drei-Sektoren-Theorie.

Ein Zahlenvergleich der drei Sektoren in Entwicklungsländern, Schwellenländern und Industrieländern in den Jahren 1990 und 2001 belegt, dass vor allem der primäre Sektor abnimmt, während der tertiäre Sektor zunimmt.

	Anteile der Sektoren in Prozent des Bruttoinlandsprodukts					
	Entwicklungsländer		Schwellenländer		Industrieländer	
	1990	2001	1990	2001	1990	2001
Landwirtschaft	29	24	14	10	3	2
Industrie	30	32	39	36	33	29
Dienstleistungen	40	45	47	54	64	70

Abbildung 5.5: Vergleich der Sektoren. [Quelle: Weltbank]

Die Entwicklung des Dienstleistungssektors darf wiederum nicht zu der falschen Annahme verleiten, dass mit dem Rückgang des Industriesektors weniger produziert wird. Es wird mehr denn je produziert, wobei jedoch der relative Anteil im Verhältnis zur absoluten Zunahme der Dienstleistungen abnimmt.

Der Dienstleistungssektor nimmt heutzutage eine so beherrschende Stellung ein, dass analog der Forderung, Wissen als vierten Produktionsfaktor einzuführen, auch die Wissensgesellschaft als vierter Sektor zu benennen wäre. Die nächsten Jahre werden zeigen, inwieweit sich Wissen als weiteres Modul – sei es als Produktionsfaktor oder als Wirtschaftssektor – in der Volkswirtschaftslehre etablieren wird.

1.3 Akteure und Träger der Wirtschaftspolitik

Wenn es um die Frage nach den Akteuren und Trägern der Wirtschaftspolitik geht, steht hinter dieser Formulierung die Frage, wer eigentlich der Staat ist. Wirtschaftspolitik bedeutet ja per se, dass nicht die eigentlichen Wirtschaftsakteure, nämlich die Unternehmen und die Konsumenten Wirtschaft betreiben, sondern der Staat. Der Begriff „Staat" ist jedoch vielschichtig, so dass dieser Begriff nun konkretisiert werden soll: Also wer ist der Staat? Wer macht Wirtschaftspolitik?

Die Antwort auf diese Frage kann anhand verschiedener Betrachtungsebenen gegeben werden. Diese Betrachtungsebenen sind:

- die nationalstaatliche Ebene: Die Bundesrepublik Deutschland
- die supranationale Ebene: Die Europäische Union
- die internationale Ebene: Die Weltgemeinschaft

Hinzu kommen auf nationaler Ebene halbstaatliche und privatrechtliche Institutionen, die wirtschaftspolitische Aufgaben erfüllen:

- der intermediärer Sektor: Öffentlich-rechtliche Institutionen
- der privater Sektor: Privatrechtliche Institutionen

1.3.1 Wirtschaftspolitik auf nationalstaatlicher Ebene

1.3.1.1 Staatliche Gewalt und Gebietskörperschaften

Zu bestimmen, wer und was der Staat auf nationalstaatlicher Ebene ist, führt in einem ersten Schritt zur grundgesetzlichen Definition des Staates im Sinne der horizontalen und vertikalen Gewaltenteilung. Der Begriff der „Gewalt" sagt aus, wer ermächtigt ist, Gesetze zu erlassen, Menschen zu verurteilen und Menschen ins Gefängnis einzusperren. Diese Macht wird bei uns in Deutschland allein dem Staat zugestanden. Der Staat hat das Monopol auf Gewalt (Gewaltmonopol).

Unter horizontaler Gewaltenteilung versteht man die Aufteilung in Gebietskörperschaften. Auf der nationalen Ebene der Bundesrepublik Deutschland sind dies die Ebenen des Bundes und der Länder, wobei zu den Ländern auch die Kreise und Gemeinden gezählt werden.

Die vertikale Gewaltenteilung beinhaltet die gesetzgebende Gewalt (Legislative), die ausführende oder vollziehende Gewalt (Exekutive) und die rechtsprechende Gewalt (Judikative).

<table>
<tr><th>horizontal
vertikal</th><th>Legislative
(gesetzgebend)</th><th>Exekutive
(vollziehend)</th><th>Judikative
(rechtsprechend)</th></tr>
<tr><td>Bund</td><td>Parlament
Bundestag und Bundesrat</td><td>Bundesregierung
Bundesverwaltung</td><td>Bundesverfassungsgericht
Fünf oberste Gerichtshöfe</td></tr>
<tr><td>Länder</td><td>Länderparlamente
Landtage</td><td>Landesregierungen
Länderverwaltungen</td><td rowspan="3">Landgerichte
Arbeits- und Sozialgerichte
Amtsgerichte</td></tr>
<tr><td colspan="3">Regionalverbände und Landkreise</td></tr>
<tr><td>Gemeinden</td><td>Kommunalparlamente
Stadt- und Gemeinderäte</td><td>Bürgermeister und Kommunalbehörden
„Rathaus“</td></tr>
</table>

Abbildung 5.6: Staatliche Gewaltenteilung.

1.3.1.2 Träger mit öffentlich-rechtlichen Entscheidungsfunktionen

Parlamente, Regierungen und Gerichte sind die eigentlichen und originären staatlichen Institutionen. Wirtschaftspolitische Belange werden jedoch nicht allein von diesen staatlichen Institutionen im engeren Sinne wahrgenommen, sondern darüber hinaus von einer Vielzahl weiterer Institutionen mit öffentlich-rechtlichen Entscheidungsfunktionen (intermediärer Sektor), wobei in autonome, also unabhängige, und weisungsgebundene Träger unterschieden werden kann.

Zu den **autonomen Trägern der Wirtschaftspolitik mit öffentlich-rechtlichen Entscheidungsfunktionen** gehören folgende Institutionen:

- Bundesbank
- Bundesversicherungsanstalten
- Die Industrie- und Handelskammern (IHK), Dachorganisation: Deutscher Industrie- und Handelskammertag (DIHK)
- Die Handwerkskammern, Dachorganisation: Deutscher Handwerkskammertag, Zentralverband des Deutschen Handwerks (ZDH)
- Landwirtschaftskammern

Zu den **weisungsgebundenen Trägern der Wirtschaftspolitik mit öffentlich-rechtlichen Entscheidungsfunktionen** gehören folgende Institutionen:

- Das Bundeskartellamt
- Die Bundesagentur für Arbeit (ehemals Bundesanstalt für Arbeit)
- Das Bundesamt für Umwelt

Weisungsgebunden bedeutet, dass diese Akteure Dienstbehörden eines Ministeriums darstellen. Das Bundeskartellamt zum Beispiel ist eine Behörde des Bundeswirtschaftsministeriums und dem Wirtschaftsminister unterstellt.

Neben diesen Trägern mit Entscheidungsfunktion, lassen sich eine zunehmende Zahl von Institutionen finden, die Beratungs- und Informationsfunktionen wahrnehmen.

1.3.1.3 Träger mit öffentlich-rechtlicher Informations- und Beratungsfunktion

Träger mit öffentlich-rechtlicher Informations- und Beratungsfunktion haben keine Entscheidungsgewalt, nehmen allerdings wichtige Informations- und Beratungsfunktionen wahr. Es handelt sich um staatliche Institutionen oder vom Staat eingesetzte und finanziell unterstützte Institutionen (Abbildung 5.7).

Gründung	Gremium
1948	Wissenschaftlicher Beirat beim Bundesministerium für Wirtschaft und Arbeit
1949	Wissenschaftlicher Beirat beim Bundesministerium der Finanzen
1950	Große Wirtschaftsforschungsinstitute: Gemeinsames Gutachten zur Lage der Weltwirtschaft und der deutschen Wirtschaft (Frühjahrs- und Herbstgutachten)
1957	Sozialbeirat beim Bundesministerium für Gesundheit und Soziale Sicherung
1963	Sachverständigenrat zur Begutachtung der gesamtwirtschaftlichen Entwicklung (Die fünf Weisen)
1971	Rat von Sachverständigen für Umweltfragen beim Bundesministerium für Umwelt, Naturschutz und Reaktorsicherheit
1976	Monopolkommission
1985	Sachverständigenrat zur Begutachtung der Entwicklung im Gesundheitswesen beim Bundesministerium für Gesundheit und Soziale Sicherung
1985-1987	Regierungskommission für Fernmeldewesen
1988-1991	Deregulierungskommission der Bundesregierung
1998-2002	Arbeitsgruppe Benchmarking im Bündnis für Arbeit, Ausbildung und Wettbewerb
2002	Regierungskommission „Moderne Dienstleistungen am Arbeitsmarkt“ (Hartz-Kommission)
2002-2003	Kommission für die Nachhaltigkeit in der Finanzierung der Sozialen Sicherungssysteme bei der Bundesministerin für Gesundheit und Soziale Sicherung (Rürup-Kommission)

Abbildung 5.7: Beratungsgremien für die Wirtschaftspolitik.
[Quelle: iwd, 24.06.2004, S. 7, Nr. 26.]

1.3.1.4 Wirtschaftsforschungsinstitute

Eine in der Öffentlichkeit exponierte Stellung nehmen die großen Wirtschaftsforschungsinstitute wahr. Diese Forschungsinstitute im Bereich der empirischen Wirtschaftsforschung und Konjunkturforschung agieren als private und öffentliche Institutionen.

- **HWWA:** HWWA-Institut für Wirtschaftsforschung in Hamburg (frühere Bezeichnung: Hamburgisches Welt-Wirtschafts-Archiv), 1908.
- **IfW:** Institut für Weltwirtschaft an der Universität Kiel, 1914.
- **DIW**: Deutsches Institut für Wirtschaftsforschung (DIW) in Berlin, 1941; ehemals Institut für Konjunkturforschung, 1925.
- **RWI**: Rheinisch-Westfälisches Institut für Wirtschaftsforschung (RWI) in Essen, 1926.
- **ifo**: ifo-Institut für Wirtschaftsforschung in München, 1949.[2]
- **ZEW** Zentrum für Europäische Wirtschaftsforschung, Mannheim 1990.
- **IWH:** Institut für Wirtschaftsforschung Halle (IWH), 1992.

Abbildung 5.8: Wirtschaftsforschungsinstitute.[3]

Die sechs großen Wirtschaftsforschungsinstitute veröffentlichen im Frühjahr und Herbst eine gemeinsame Einschätzung und Beurteilung der Lage der Weltwirtschaft und der deutschen Wirtschaft (Gemeinschaftsdiagnose).[4]

Nicht zu verwechseln mit den oben genannten Wirtschaftsforschungsinstituten ist das **Institut der Deutschen Wirtschaft e.V. (IW)**. Dieses 1951 gegründete Institut ist ein von Verbänden und Unternehmen der privaten Wirtschaft getragenes Wirtschaftsforschungsinstitut.

1.3.1.5 Träger mit privatrechtlichen Entscheidungs- und Informationsfunktionen

Abschließend lassen sich Institutionen charakterisieren, die zwar privatrechtlich sind, aber wirtschaftspolitische Entscheidungs- und Informationsfunktionen ausüben. Zu diesen Trägern der Wirtschaftspolitik mit privatrechtlichen Entscheidungs- und Informationsfunktionen gehören die Unternehmer- beziehungsweise Arbeitgeberverbände und die Gewerkschaften.

---

[2] ifo: Information und Forschung

[3] Im Literatur- und Quellenverzeichnis sind die homepage-Adressen der Wirtschaftsforschungsinstitute angegeben.

[4] Das ZEW gehört hier nicht dazu.

a) Unternehmerverbände (Arbeitgeberverbände):

Im Mittelpunkt der Unternehmerverbände stehen die Bundesvereinigung der Deutschen Arbeitgeberverbände und der Bundesverband der Deutschen Industrie.

- Bundesvereinigung der Deutschen Arbeitgeberverbände (BDA).

  Arbeitsgemeinschaft der sozialpolitischen Organisationen der Arbeitgeber in der Bundesrepublik Deutschland zur Wahrung ihrer gemeinschaftlichen sozialpolitischen Belange, die über den Bereich eines Bundeslandes oder eines Wirtschaftszweiges hinausgehen und von grundsätzlicher Bedeutung sind. Eingetragener Verein mit Sitz in Köln. (Vorsitzender: Dieter Hundt)

- Bundesverband der Deutschen Industrie e.V. (BDI)

  1949/50 gegründete Arbeitsgemeinschaft der Wirtschaftsverbände der Industrie im Gebiet der Bundesrepublik Deutschland mit Sitz in Köln. (Vorsitzender: Jürgen Thuman)

Neben diesen zwei bekanntesten Verbänden existiert eine große Zahl an weiteren Unternehmerverbänden. Dazu gehören Branchen übergreifende Verbände wie der Bundesverband der Mittelständischen Wirtschaft (BVMW) und branchenspezifische Verbände wie der Deutsche Hotel- und Gaststättenverband (DEHOGA).

b) Gewerkschaften (Arbeitnehmerverbände):

Die zwei bekanntesten und größten Einzelgewerkschaften sind ver.di und die IG Metall. Drittgrößte Gewerkschaft im Bunde ist die IG Bergbau, Chemie, Energie.[5] Versammelt sind diese drei und weitere Gewerkschaften unter dem Dach des Deutschen Gewerkschaftsbundes (DGB).[6]

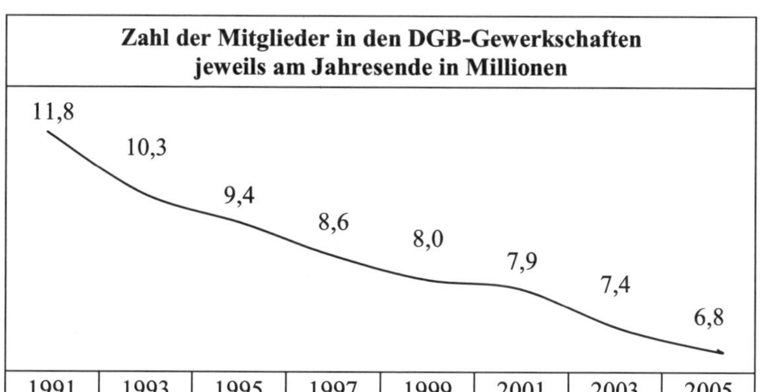

Abbildung 5.9: Die DGB-Gewerkschaften. [Quelle: DGB]

---

[5] ver.di steht für Vereinigte Dienstleistungsgewerkschaft und IG für Industriegewerkschaft. Vorsitzende sind Frank Bsirske (ver.di), Jürgen Peters (IG Metall) und Hubertus Schmoldt (IG Bergbau, Chemie, Energie).

[6] Vorsitzender des DGB ist Ulrich Sommer.

Was die Mitgliederzahlen anbelangt, musste der DGB in den letzten Jahren deutliche Rückgänge verzeichnen. Während 1991 noch 11,8 Millionen Mitglieder registriert waren, beläuft sich die Zahl im Jahr 2005 auf 6,8 Millionen (Abbildung 5.9).

c) Konzertierte Aktion und Bündnis für Arbeit

Konzertierte Aktion: Im Rahmen der Großen Koalition und der Ausgestaltung des Stabilitätsgesetzes im Jahr 1967 unternahm die Politik den Versuch, die Kontrahenten Unternehmer/Arbeitgeber und Gewerkschaften/Arbeitnehmer an einen Tisch zu bringen. Die Tarifpartner sollten sich unter Regierungsbeteiligung kooperativer und weniger konkurrierend für gesamtwirtschaftliche Ziele einsetzen. Die Konzertierte Aktion war geboren.

Konzertierte Aktion

- Nach §3 des StabG (1967) versteht man unter Konzertierter Aktion ein zwischen den Gebietskörperschaften, Gewerkschaften und Unternehmerverbänden abgestimmtes Verhalten zur Erreichung gesamtwirtschaftlicher Ziele.

Nachdem diese Konzertierte Aktion in den 70er Jahren gescheitert war, gab es in den 90er Jahre unter der Bezeichnung „Bündnis für Arbeit" eine Neuauflage

Bündnis für Arbeit: Das „Bündnis für Arbeit, Ausbildung und Wettbewerbsfähigkeit" wurde 1998 in Anlehnung an die Konzertierte Aktion gegründet und stellt eine Gesprächsrunde bestehend aus Bundesregierung, Gewerkschaften und Arbeitgeberverbänden dar. Ziel war, sich gemeinsam für den Abbau von Arbeitslosigkeit und die Schaffung von Ausbildungsplätzen einzusetzen. Das Bündnis für Arbeit ist zwischenzeitlich „eingeschlafen".

1.3.2 Europäische Union

Supranationale Ebene: Die Europäische Union (EU) gilt als sogenannte supranationale Ebene. Supranational bedeutet von der Wortherkunft her „überstaatlich". Die Europäische Union ist ein über den National- und Mitgliedsstaaten stehender Staatenverbund. Im Unterschied zur internationalen Ebene, die potentiell die ganze Welt beinhaltet, ist die Europäische Union eben auf Europa bezogen.

Die politischen Hauptakteure der Europäischen Union sind das Europäische Parlament als eingeschränkte Legislative, der Ministerrat und die Kommission als Legislative und Exekutive und der Europäische Gerichtshof als Judikative. Zu beachten ist, dass diese Institutionen in Entwicklung sind und nicht die scharfe Gewaltenteilung aufweisen wie das auf nationalstaatlicher Ebene der Fall ist. [7]

[7] Vgl. die Ausführungen in Band 2 (Kapitel 12).

Europäische Zentralbank: Neben diesen politischen Institutionen ist für geld- und währungspolitische Belange vor allem eine Institution zu erwähnen, nämlich die Europäische Zentralbank. Die Europäische Zentralbank unter der derzeitigen Leitung des Franzosen Jean Claude Trichet nimmt eine enorm wichtige wirtschaftspolitische Aufgabe wahr. Sie ist nämlich allein und unabhängig für die Geldpolitik verantwortlich.[8]

Neben diesen allgemein wirtschaftspolitischen und geldpolitischen Trägern finden sich spezielle, industriepolitische Institutionen wie zum Beispiel die European Space Agency (ESA), also die Europäische Weltraumorganisation, oder das Airbus-Konsortium.

Europäische Institutionen:

- Europäisches Parlament, Wirtschaftsausschuss
- Rat der Europäischen Union
- Ministerrat
- Europäische Kommission
- Gerichtshof der Europäischen Gemeinschaften
- Europäischer Rechnungshof
- Ausschuss der Regionen
- Europäische Zentralbank (EZB)
- Europäische Weltraumorganisation (ESA)

1.3.3 Internationaler Sektor

Vereinte Nationen: Die bedeutendste politische Institution auf internationaler Ebene ist die der Vereinten Nationen, engl. United Nations (Organization) Abk. UN (UNO). Die Vereinten Nationen werden vom Ghanaesen Kofi Annan geleitet. Als Nachfolger im Amt des Generalsekretärs ist der Südkoreaner Ban Ki-moon vorgesehen. Wenn es um „Krieg und Frieden“ geht, spielen die Vereinten Nationen eine wichtige Rolle. Aufgabe und Ziel der Vereinten Nationen bestehen darin, zukünftige Generationen vor weiteren Kriegen zu schützen, die Menschenrechte zu wahren und zu diesem Zwecke die wirtschaftliche und soziale Entwicklung zu fördern.

Vereinte Nationen:

- 1945 in New York von 51 Ländern gegründet
- 1979 Beitritt der Bundesrepublik Deutschland
- Mitgliederstand: 191 Staaten

➢ Ziel: Sicherung des Weltfriedens

[8] Eine ausführlichere Beschreibung der Europäischen Zentralbank findet sich in Band 2 (Kapitel 13).

Den Vereinten Nationen gehören über 20 Unterorganisationen an. Eine der bekanntesten dieser Spezialorgane ist das Kinderhilfswerk der Vereinten Nationen:

- UNICEF: Kinderhilfswerk der Vereinten Nationen (United Nations International Children's Emergency Fund)

Auf wirtschaftspolitischem Gebiet ist die Welthandelskonferenz zu erwähnen:

- UNCTAD: Konferenz der Vereinten Nationen für Handel und Entwicklung (United Nations Conference on Trade and Development)

Neben diesen Unterorganisationen der Vereinten Nationen existieren Sonderorganisationen, die mit den Vereinten Nationen durch eigene, zwischenstaatliche Abkommen in Beziehung stehen:

- FAO: Organisation für Ernährung und Landwirtschaft (Food and Agriculture Organization of the United Nations)
- ILO: Internationale Arbeitsorganisation (International Labour Organizations)
- UNESCO Organisation der Vereinten Nationen zur Förderung der Erzie hung, Wissenschaft und Kultur (United Nations Educational, Scientific and Cultural Organization)
- WHO: Weltgesundheitsorganisation (World Health Organization)
- WTO: Welthandelsorganisation (World Trade Organisation)

Schließlich sind die internationalen Finanzinstitutionen zu erwähnen:

- IWF (IMF): Internationaler Währungsfond (International Monetary Fond)
- WB: Weltbank

1.3.4 Organisation für wirtschaftliche Zusammenarbeit und Entwicklung

Eine weitere wichtige quasi-internationale und europäisch-westlich ausgerichtete Organisation ist die OECD. Das Kürzel OECD steht für „Organization for Economic Cooperation and Development" (dt. „Organisation für wirtschaftliche Zusammenarbeit und Entwicklung").

Organisation für wirtschaftliche Zusammenarbeit und Entwicklung (OECD)

- Europäisch-westlich-orientierte Organisation mit Sitz in Paris und 29 Mitgliedsländern.
- Aufgabe: Koordinierung der Wirtschaftspolitik untereinander und Förderung des Wachstums der Mitgliedsländer.

Die OECD ist die Nachfolgeorganisation des Europäischen Wirtschaftsrates (OEEC) mit Sitz in Paris. Der Europäische Wirtschaftsrat wurde 1948 als Konvention für europäische und wirtschaftliche Zusammenarbeit gegründet und sollte die Zusammenarbeit der Mitgliedsländer beim Wiederaufbau nach dem Krieg fördern, wozu vor allem auch die Verteilung der amerikanischen Wirtschaftshilfe gehörte. Mitgliedsländer waren damals 18 europäische Staaten, seit 1949 auch die Bundesrepublik Deutschland.

Mit Beschluss von 1960 und der Ratifizierung im Jahre 1961 ging die OEEC in die OECD über. Neben den ursprünglichen 18 Mitgliedsländern traten die USA und Kanada und später auch Japan, Finnland, Australien und Neuseeland bei. Die Zahl der Mitgliedsstaaten ist weiter im Anwachsen und beträgt zur Zeit 29. Dazu gehören zwischenzeitlich auch Mexiko, Tschechien, Ungarn, Polen und Südkorea.

1.4 Ziele der Wirtschaftspolitik

Das oberste Ziel der Wirtschaftspolitik zu formulieren, heißt zwei Aspekte zu beachten. Erstens zu fragen, worin überhaupt das oberste Ziel der *Wirtschaft* beziehungsweise des Wirtschaftens besteht und zweitens die Frage zu klären, was Ziel der *Politik* ist. Die erste Frage nach dem grundsätzlichen Sinn und Zweck des Wirtschaftens“ führt zur Existenz- und Sinnfunktion, während sich der zweite Aspekt auf die Gemeinwohlorientierung des Staates bezieht.

Fasst man beide Aspekte zusammen, ergeben sich bekannte Zielformulierungen wie:

- Wohlstand der Nationen (Adam Smith, 1776)
- Wohlstand für alle (Ludwig Erhard, 1957)

1.4.1 Zielbereiche der Wirtschaftspolitik

Wirtschaften und Haushalten heißt im Sinne der Existenzfunktion das Sorgen um Güter, das Sichern der materiellen Grundversorgung für Essen, Trinken, Wohnen, das „Schaffen und Schuften“ – das „Überleben“. Wirtschaften im Sinne der Sinnfunktion bedeutet Selbstverwirklichung, Anerkennung, Teilhabe, Wohlstand, Arbeit und Kreativität – das „Leben“.

Ziel der Wirtschaftspolitik: Existenzsicherung und Wohlstand!

Zielbereiche: Neben diesem Einsatz für Existenz und Wohlstand können weitere inhaltliche Ziele festgelegt werden, die mit einem jeweils unterschiedlichen Ansatz dem Ziel von Wohlstand dienen sollen:

(1) Beschäftigungspolitik
(2) Preisniveaustabilität
(3) Konjunktur- und Wachstumspolitik
(4) Außenwirtschaftspolitik
(5) Umweltpolitik
(6) Verteilungspolitik
(7) Finanzpolitik: Haushaltskonsolidierung
(8) Sozialpolitik: Reform der sozialen Sicherungssysteme

Die ersten sechs genannten inhaltlichen Ziele basieren auf dem Magischen Sechseck und bilden auch die Gliederungsvorgabe für die folgenden Kapitel. Die Ziele der Finanz- und Sozialpolitik haben instrumentalen Charakter, bilden also keine eigenen Ziele, sondern sollen die anderen inhaltlichen Ziele unterstützen.

1.4.2 Zielbeziehungen

1.4.2.1 Allgemeine Zielbeziehungen

Werden unterschiedliche Ziele der Wirtschaftspolitik wie zum Beispiel Beschäftigungsförderung und Sicherung der Preisniveaustabilität formuliert, ist von Interesse, inwieweit sich Ziele gegenseitig bedingen oder vielleicht sogar behindern. Grundsätzlich können folgende Zielbeziehungen bestimmt werden: Harmonie, Konflikt, Neutralität und Antinomie.

Zielbeziehungen:

- Harmonie: Die Verfolgung eines Zieles begünstigt zugleich die Erreichung des anderen Zieles.
- Konflikt/Konkurrenz: Die Verfolgung eines Zieles beeinträchtigt die Verfolgung des anderen Zieles.
- Neutralität/Indifferenz: Die Erreichung eines Zieles ist unabhängig von der Erreichung eines anderen Zieles.
- Antinomie: Die Erreichung eines Zieles schließt die Erreichung eines anderen Zieles völlig aus.

In Abbildung 5.10 sind die unterschiedlichen Zielbeziehungen grafisch dargestellt.

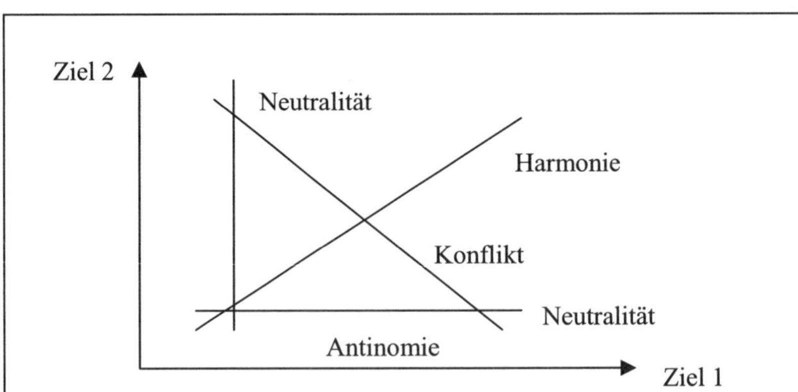

Abbildung 5.10: Zielbeziehungen in grafischer Darstellung.

1.4.2.2 Zielkonflikt am Beispiel der Ökosteuer

Politische Entscheidungen sind oftmals von Zielkonflikten geprägt. So war zum Beispiel die Einführung der Ökosteuer von heftigen Diskussionen über Zielvereinbarkeit oder Zielkonflikte begleitet. Zum einen sollte durch die höhere Besteuerung von Energie (z. B. auf Benzin) der Energieverbrauch gesenkt und damit der Energieverbrauch reduziert werden, was letztlich dem Umweltschutz dienen sollte. Mit den zusätzlichen Einnahmen sollte andererseits die Rentenkasse bezuschusst werden, um die Rentenbeiträge zumindest stabil zu halten, wenn nicht gar reduzieren zu können. Durch die niedrigeren Rentenbeiträge wiederum sollten die Lohnnebenkosten gesenkt und somit der Faktor Arbeit verbilligt werden, was letztlich die Arbeitslosigkeit vermindern, beziehungsweise die Beschäftigung fördern sollte.

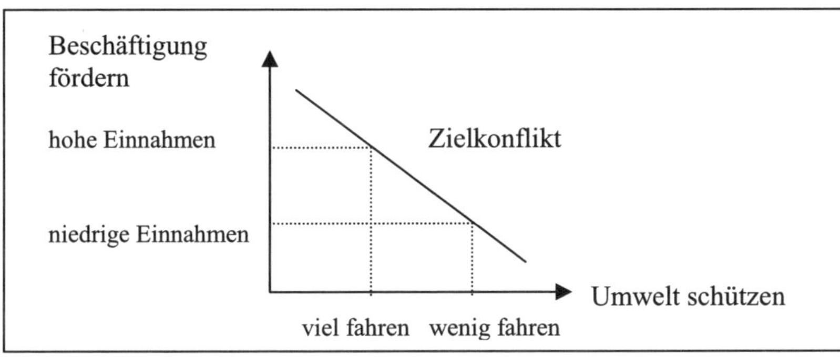

Abbildung 5.11: Zielkonflikt am Beispiel der Ökosteuer.

Je mehr Energie verbraucht wird, desto mehr Geld kommt in die Rentenkasse. Je umweltbewusster sich die Menschen verhalten, desto geringer sind die Zuschüsse in die Rentenkasse.

Ökosteuer	**Ökologie**	**Ökonomie**
Ziel	Umwelt schützen und Ressourcen schonen	Beschäftigung fördern und Arbeitslosigkeit abbauen
Mittel	Energie verteuern	Arbeit verbilligen
Maßnahme	Benzinpreis erhöhen	Lohnnebenkosten senken (Zuschuss in die Rentenkasse)

Viele wirtschaftspolitische Entscheidungen führen zu den unterschiedlichsten Zielbeziehungen, oftmals sind es Konflikte. Wichtig ist, dass die möglichen Wirkungen und Folgen von Entscheidungen analysiert und antizipiert werden.

2 Beschäftigung und Arbeitslosigkeit

Wenn man heutzutage ein Ranking im Hinblick auf die Bedeutung und die Problematik wirtschaftspolitischer Zielsetzungen machen würde, käme mit Sicherheit das Thema Arbeit und Beschäftigung an erster Stelle. Arbeitslosigkeit ist das beherrschende und seit längerem ungelöste Problem in Deutschland. Es gleicht einer Krankheit, welche die Gesellschaft nicht zu heilen in der Lage ist.

Dieses „Übel" der Arbeitslosigkeit soll analysiert werden. Nach der Darstellung der Fakten sowie der Ursachen der Arbeitslosigkeit werden Bekämpfungs- und Lösungsmöglichkeiten aufgezeigt.

2.1 Definition von Arbeitslosigkeit

2.1.1 Arbeitslosenzahl und Arbeitslosenquote

2.1.1.1 Arbeitslosenzahl

Will man das Ausmaß der Arbeitslosigkeit in Deutschland benennen, genügt eine Zahl, die leider immer wiederkehrend und fast schon rituell in den letzten Jahren in Deutschland durch die Medien geistert: 4 bis 5 Millionen! Vier bis fünf Millionen Menschen sind in Deutschland arbeitslos. Je nach Veröffentlichungszeitpunkt sind es 4,3 Millionen oder auch schon mal über 5 Millionen. Im Jahresdurchschnitt der letzten Jahre beträgt die Zahl rund 4,5 Millionen.

Neben diesen Absolutzahlen spielt der Anteil der Arbeitslosen, das heißt die Arbeitslosenquote, eine wichtige Rolle. Die Arbeitslosenquote bewegte sich in den letzten Jahren zwischen 10 und 12 Prozent und betrug im Jahr 2005 im Schnitt 11,7 Prozent. Im Jahr 2007 soll die Arbeitslosigkeit die 4 Millionenmarke unterschreiten und die Quote unter 10 Prozent gesenkt werden.

Arbeitslosigkeit in Deutschland (Stand 2006)[9]

- absolut: 4,5 Millionen
- relativ: 10,5 Prozent

Die eben genannten Zahlen und Quoten können je nach Quelle variieren, denn die Definition und Berechnung von Arbeitslosigkeit kann auf unterschiedliche Weise erfolgen. Die Bundesagentur für Arbeit veröffentlicht Zahlen, das Statistische Bundesamt macht das ebenso. Daten liefern schließlich auch der Sachverständigenrat und Wirtschaftsforschungsinstitute sowie supranationale Organisationen wie die OECD. Wir konzentrieren uns auf die offiziellen Berechnungsmethoden der Bundesagentur für Arbeit, die im monatlichen Turnus veröffentlicht werden.

---

[9] Im Jahresdurchschnitt (Schätzung!).

2.1.1.2 Arbeitslosenquote

Die Arbeitslosenquote als wichtigstes Messkriterium für Arbeitslosigkeit ist allgemein definiert als Anteil der Arbeitslosen an den Erwerbspersonen.

$$\text{Arbeitslosenquote} = \frac{\text{Arbeitslose}}{\text{Erwerbspersonen}}$$

Arbeitslose: Die Begriffe „Arbeitslose“ und „Erwerbspersonen“ bedürfen noch einer Konkretisierung. Mit Arbeitslosen sind nämlich in diesem Fall die registrierten Arbeitslosen, also die beim Arbeitsamt gemeldeten Arbeitslosen, gemeint. Wenn es registrierte Arbeitslosen gibt, wird es auch nicht registrierte Arbeitslose geben. Diese verdeckte Arbeitslosigkeit wird auch als Stille Reserve bezeichnet.

Erwerbspersonen: Unter Erwerbspersonen versteht man alle Menschen, welche eine Arbeit haben (Erwerbstätige) und die Menschen, die keine Arbeit haben und eine suchen (registrierte Arbeitslose). Die Erwerbstätigen selbst lassen sich wiederum unterscheiden in abhängig Erwerbstätige (Arbeitnehmer wie Arbeiter, Angestellte und Beamte) und in unabhängig Erwerbstätige (Selbständige oder Unternehmer).

Arbeitslose:	Registrierte, das heißt beim Arbeitsamt als arbeitslos gemeldete Personen.
Erwerbstätige:	Beschäftigte bzw. aktive Arbeitskräfte.
Erwerbspersonen:	Erwerbstätige und arbeitslos gemeldete Personen.

Die Bundesagentur für Arbeit definiert die Arbeitslosenquote als Verhältnis von registrierten Arbeitslosen zu den abhängigen Erwerbspersonen.

$$\textbf{Arbeitslosenquote} = \frac{\text{registrierte Arbeitslose}}{\underbrace{\text{abhängig Erwerbstätige} + \text{registrierte Arbeitslose}}_{\text{abhängige Erwerbspersonen}}}$$

Rechenbeispiel zur Bestimmung der Arbeitslosenquote:

- registrierte Arbeitslose: 4,4 Mio
- abhängige Erwerbstätige: 38,0 Mio
- abhängige Erwerbspersonen: 42,4 Mio (38,0 Mio + 4,4 Mio)

➔ Arbeitslosenquote = 4,4 / 42,4 = 0,104 = 10,4 %

2.1.2 Kennziffern des Arbeitsmarktes

Was diese Definition der Arbeitslosigkeit anbelangt, sind zwei Aspekte besonders wichtig. Der eine Aspekt betrifft die Definition der Arbeitslosen als registrierte

Arbeitslose und der andere Aspekt die Definition der Erwerbstätigen beziehungsweise Erwerbspersonen als abhängige Erwerbstätige und -personen.

2.1.2.1 Registrierte Arbeitslose

In der amtlichen Statistik der Bundesagentur für Arbeit, werden die Personen als arbeitslos gezählt, die sich beim Arbeitsamt melden und registriert werden. Das heißt, es kann Arbeitslose geben, die sich arbeitslos melden könnten, das aber aus irgendwelchen Gründen nicht tun. Es kann aber auch Personen geben, die sich registrieren lassen möchten, aber nicht registriert werden. Angenommen eine 75 Jahre alte Frau kommt zwecks Stellensuche und Arbeitslosenmeldung zum Arbeitsamt. Diese Person würde nicht als arbeitslos registriert werden, weil sie im Hinblick auf ihr Alter dem Arbeitsmarkt nicht mehr zur Verfügung stehen darf oder soll.

Um sich arbeitslos melden zu können, sind folgende **Voraussetzungen** nötig:

- Arbeitslose müssen arbeitssuchend sein.
- Arbeitslose müssen im Alter von 15 bis 65 Jahre sein.
- Arbeitslose müssen eine Arbeit von mindestens 15 Wochenstunden für mindestens drei Monate suchen.

Nicht registriert werden Personen als arbeitslos, wenn folgende Kriterien gelten:

- Arbeitssuchende in „Warteschleife“: Schule, Zweitstudium, Qualifizierungsmaßnahmen.
- Arbeitssuchende in Arbeitsbeschaffungsmaßnahmen (ABM).
- Arbeitssuchende im Vorruhestand.
- Teilnehmer an Trainingsmaßnahmen mit einer Dauer von 1 bis zu 12 Wochen (zum Beispiel Bewerbertraining).

  Achtung: Wer an einer Trainingsmaßnahme teilnimmt, gilt nicht als arbeitslos, auch wenn diese Maßnahmen nur eine Woche dauert und der Teilnehmer weiterhin Arbeitslosengeld bezieht. Erwerbslose jedoch, die auf eigene Faust eine Weiterbildung besuchen und in dieser Zeit Leistungen beziehen, bleiben weiterhin in der Statistik!

2.1.2.2 Verschiedene Arbeitslosenquoten

Neben der offiziellen Arbeitslosenquote der Bundesagentur für Arbeit existieren weitere Quoten, die den potentiellen Personenkreis erweitern:

- Registrierte Arbeitslose in Prozent der abhängigen Erwerbspersonen
  abh. Erwerbspersonen = abh. Beschäftige + reg. Arbeitslose
  (amtliche Statistik in Deutschland)
- Registrierte Arbeitslose in Prozent aller Erwerbspersonen
  Erwerbspersonen = abhängig + selbstständig Beschäftige + reg. Arbeitslose
- Arbeitslose in Prozent des Erwerbspersonenpotentials
  Erwerbspersonenpotential = Erwerbspersonen + Stille Reserve

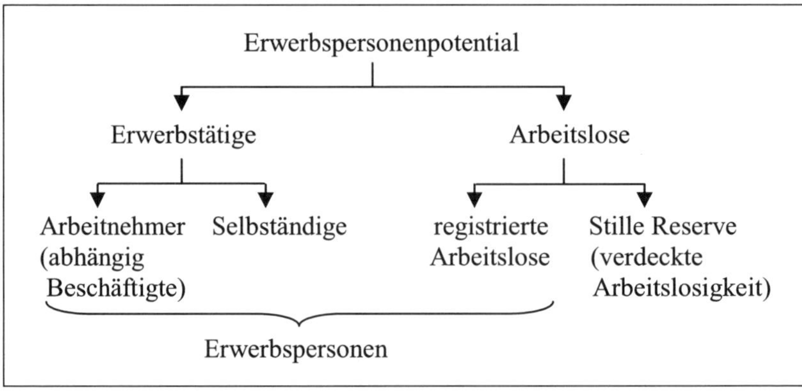

Abbildung 5.12: Begriffssystematik des Arbeitsmarktes.
[Quelle: In Anlehnung an Mussel/Pätzold, 2005, S. 26]

Stille Reserve: Die Stille Reserve beinhaltet nicht registrierte, aber potentiell erwerbstätige Personen. Konkret sind das Personen, die sich aus irgendwelchen Gründen bei den Arbeitsagenturen nicht melden und solche, die durch Arbeitsbeschaffungsmaßnahmen und Weiterbildungsmaßnahmen nicht registriert werden. Die Schätzungen für Deutschland liegen bei 1 bis 3 Millionen Menschen.

2.1.2.3 Vollbeschäftigung und natürliche Arbeitslosigkeit

Während unter Einbeziehung der Stillen Reserve die „wahre" Arbeitslosigkeit viel höher eingeschätzt wird als es in der offiziellen Quote zum Ausdruck kommt, vermindert umgekehrt das Konzept der natürlichen Arbeitslosigkeit das Ausmaß der eigentlichen Arbeitslosigkeit.

Natürliche Arbeitslosigkeit: Die so genannte „natürliche Arbeitslosigkeit" wurde von Milton Friedman in die wirtschaftspolitische Diskussion eingebracht. Argumentiert wird, dass ein gewisses Maß an Arbeitslosigkeit normal ist. Denn sogar in einer florierenden Wirtschaft kann es durch Arbeitsplatzsuche und -wechsel zu kurzfristiger Arbeitslosigkeit kommen. Diese Such- und Wechselarbeitslosigkeit gehört zum Anpassungssystem einer Marktwirtschaft. Als „natürlich" wird eine Quote von 1 bis 3 Prozent angesehen.

Vollbeschäftigung: „Vollbeschäftigung" im Sinne einer nullprozentigen Arbeitslosigkeit ist insofern weder machbar noch erwünscht. Infolge der natürlichen Arbeitslosigkeit kann eine Arbeitslosenquote von bis zu 3 Prozent als Vollbeschäftigung interpretiert werden.

2.1.2.4 Die Beveridge-Kurve

Der Arbeitsmarkt ist ein Suchmarkt und zwar ein Suchmarkt nach offenen Stellen. Üblicherweise besteht ein inverser Zusammenhang zwischen Arbeitslosigkeit und offenen Stellen. Je höher die Arbeitslosigkeit, desto weniger offene Stellen sind zu verzeichnen und je geringer die Arbeitslosigkeit, beziehungsweise je größer der Arbeitskräftemangel, desto höher ist die Zahl der offenen Stellen. Grafisch beschrieben wird dieser Zusammenhang im Rahmen der Beveridge-Kurve (Abbildung 5.13).

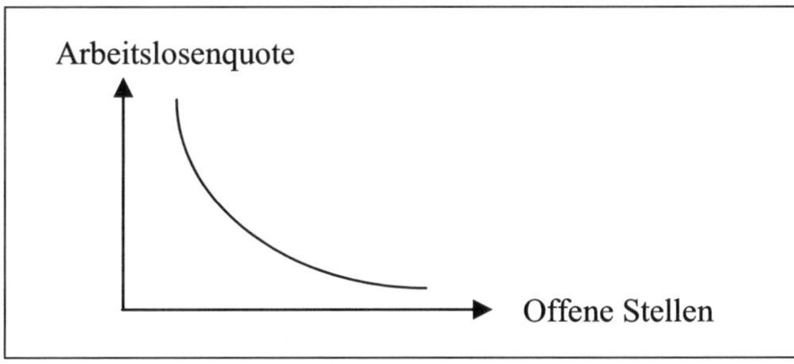

Abbildung 5.13: Die Beveridge-Kurve.

In den letzten Jahren konnte man jedoch die Beobachtung machen, dass die hohe Arbeitslosigkeit mit einer zunehmend hohen Zahl an offenen Stellen korrespondiert. Trotz hoher Arbeitslosigkeit können zum Beispiel wegen nicht passender Qualifikation Stellen nicht besetzt werden. Grafisch würde dies eine Rechtsverschiebung der Kurve bedeuten.

2.1.3 Daten und Fakten: Arbeitslosigkeit in Deutschland und Europa

Die zwei wichtigsten Größen der Arbeitslosigkeit sind die absolute Zahl der Arbeitslosen (rund 4,5 Millionen) und die Arbeitslosenquote (rund 10,5 Prozent). Diese zwei Größen markieren und manifestieren das Problem Arbeitslosigkeit. Doch wie in den meisten Fällen, gibt es auch hier Differenzierungen. Diese Differenzierungen können sich auf das Geschlecht, das Alter, die Ausbildung, die Region, die Jahreszeit und viele andere Aspekte beziehen.

2.1.3.1 Arbeitslosigkeit in ihrer regionalen Differenzierung

West- und Ostdeutschland: Die offensichtlichste Differenzierung findet zwischen West- und Ostdeutschland statt. Während in den alten Bundesländern rund acht Prozent Arbeitslosigkeit zu vermelden ist, beträgt diese Quote in den neuen Bundesländern mit 15,7 Prozent fast das Doppelte. Acht Prozent sind schon nicht wenig, aber 15,7 Prozent sind deutlich zu viel.

Arbeitslosenquote West- und Ostdeutschland (Stand 10/2006):

• Westdeutschland	8,2 %
• Ostdeutschland	15,7 %
• Gesamtdeutschland	9,8 %

Bundesländer: Diese regionalen Unterschiede der Arbeitslosenquoten lassen sich nicht nur zwischen West- und Ostdeutschland feststellen, sondern auch zwischen den einzelnen 16 Bundesländern in Deutschland. Während Baden-Württemberg und Bayern mit unter 6 Prozent noch einigermaßen gut dastehen, bilden Länder wie Berlin, Sachsen-Anhalt und Mecklenburg-Vorpommern mit jeweils über 16 Prozent ein trauriges Schlusslicht.

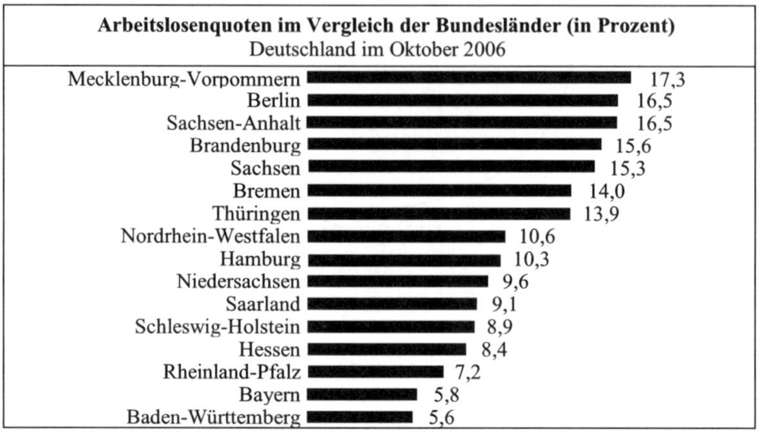

Abbildung 5.14: Arbeitslosenquoten in den Bundesländern [Quelle: Bundesagentur für Arbeit]

Europa: Noch größere Unterschiede in den Arbeitslosenquoten erhält man, wenn man die regionale Differenzierung auf ganz Europa ausweitet. Die Bandbreite reicht von rund zwei Prozent (quasi Vollbeschäftigung) im österreichischen Tirol und in den niederländischen Provinzen Utrecht und Zeeland bis hin zu fast 30 Prozent in Reunion, einer französischen Karibikinsel, und im ostdeutschen Halle mit 27,1 Prozent.

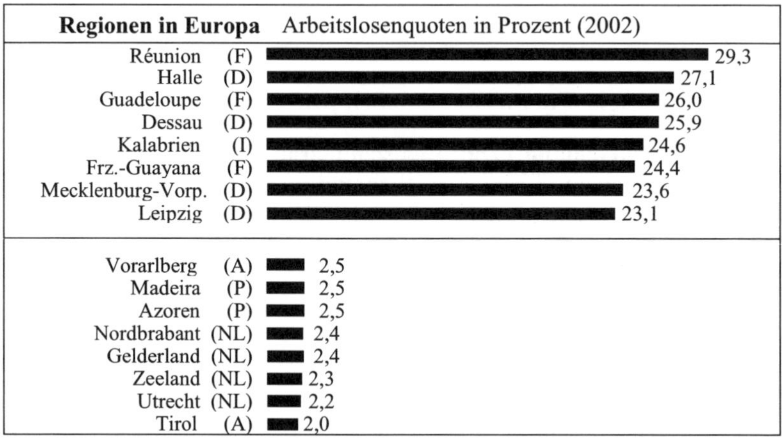

Abbildung 5.15: Arbeitslosigkeit im europäischen Vergleich (höchste und niedrigste Quoten. [Quelle: Eurostat]

2.1.3.2 Arbeitslosigkeit in ihrer zeitlichen Entwicklung

Menschen, die in Deutschland in die heutige Zeit hineinwachsen – in diese Zeit der ständigen Arbeitsmarktproblematik und der politisch hilflosen Versuche die Massenarbeitslosigkeit zu reduzieren –, könnten versucht sein, Arbeitslosigkeit als ein zwar resignatives aber gleichzeitig auch selbstverständliches und unvermeidbares Übel zu betrachten. Arbeitslosigkeit muss kein Dauerzustand sein. Nicht nur der Blick in andere Regionen und Länder, wie eben geschehen, sondern auch der Blick in die Vergangenheit und vielleicht auch in die Zukunft kann helfen, Vollbeschäftigung denken und haben wollen zu können.

Betrachtet man nämlich die Entwicklung der Arbeitslosigkeit in Deutschland seit 1949 wird man feststellen, dass vor allem die sechziger Jahre Zeiten der Vollbeschäftigung gewesen waren.

In den unmittelbaren Jahren nach dem Zweiten Weltkrieg hatte man noch mit Arbeitslosigkeit zu kämpfen. Im Jahr 1952 lag die Arbeitslosenquote bei 9,5 Prozent. Das Wirtschaftswunder brachte schließlich Vollbeschäftigung. Die historisch niedrigste Zahl lag damals Mitte der sechziger Jahre bei rund 150.000 Arbeitslosen. In den sechziger Jahren herrschte mit einer Quote von 0,7 Prozent Vollbeschäftigung.

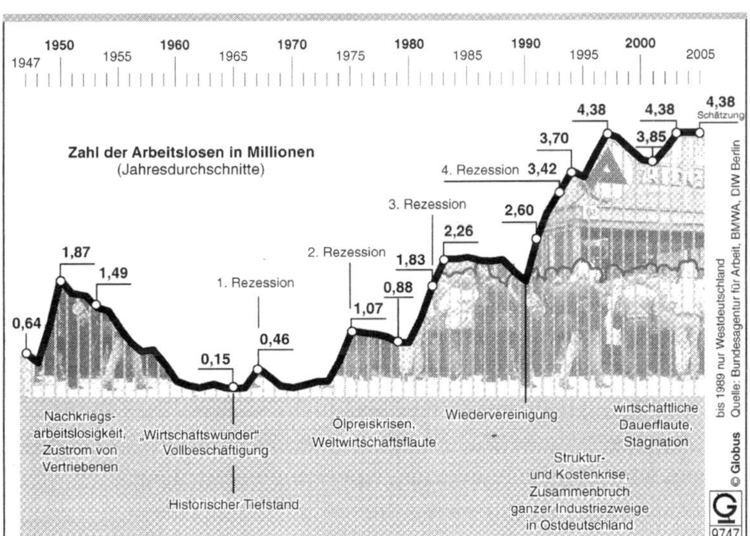

Abbildung 5.16: Entwicklung der Arbeitslosigkeit in Deutschland von 1949 bis 2005. [Quelle: Globus 17.05.2004][10]

Die siebziger Jahre zeichneten sich durch eine rasante Zunahme der Arbeitslosenzahlen aus. 1975 überschritt die Arbeitslosenzahl erstmals die 1 Million Grenze.

10 In der Ex-DDR gab es offiziell keine Arbeitslosigkeit.

Die Bundesanstalt für Arbeit wurde vor dem Hintergrund immer düster werdender Zahlen „Bundesunke“ gerufen. In den achtziger Jahren überschritt man die 2 Millionen Marke. In den neunziger Jahren wurde diese Zahl verdoppelt. 1994 waren vier Millionen Menschen arbeitslos. In den 2000er Jahren kam man immer wieder bedenklich an die fünf Millionen Marke. Im Jahr 2005 wurde die 5 Millionengrenze erstmals überschritten.

2.2 Arten und Ursachen der Arbeitslosigkeit

Ursachen und entsprechende Klassifizierungen von Arbeitslosigkeit lassen sich viele finden:

Arten von Arbeitslosigkeit:

- friktionelle Arbeitslosigkeit: Fluktuationsarbeitslosigkeit
- saisonale (jahrszeitlich bedingte) Arbeitslosigkeit
- konjunkturelle Arbeitslosigkeit
- strukturelle Arbeitslosigkeit
- institutionelle Arbeitslosigkeit

2.2.1 Friktionelle Arbeitslosigkeit

Die friktionelle Arbeitslosigkeit wird auch als Fluktuationsarbeitslosigkeit oder Sucharbeitslosigkeit bezeichnet. Friktionelle Arbeitslosigkeit rührt aus einer „Friktion“, also einem „Bruch“ her.[11] Ein Bruch kann entstehen, wenn jemand seinen Arbeitsplatz wechselt und dieser Arbeitsplatzwechsel nicht nahtlos verläuft, sondern eine Zeit der Suche und des Wechsels bedarf. Diese Zeit der Suche kann freiwillig im Sinne einer Auszeit, aber auch unfreiwillig im Sinne einer „Durststrecke“ sein.

Friktionelle Arbeitslosigkeit:

auch Fluktuationsarbeitslosigkeit oder Sucharbeitslosigkeit genannt

- ➢ Arbeitslosigkeit wegen Arbeitsplatzsuche, Arbeitsplatzwechsel oder Auszeit

Die Sucharbeitslosigkeit hat ihre Gründe vor allem auch in der Nicht-Homogenität des Arbeitsmarktes. Angenommen eine Schuhfabrik muss Insolvenz anmelden und schließen. Dann kann es zwar sein, dass sich gleichzeitig eine andere Schuhfabrik besser am Markt behauptet und Arbeitskräfte einstellt. Trotzdem wird es Zeit brauchen, sich zu informieren, Anzeigen zu schalten, Einstellungsgespräche

[11] Friktion: med.: Reibung, Einreibung, ökon.: Widerstand, Verzögerung bei Wiederherstellung des Gleichgewichts.

zu führen und vieles mehr. Das heißt, auch in einer Zeit relativ guter Beschäftigung kann und muss es friktionelle Arbeitslosigkeit geben.

2.2.2 Saisonale Arbeitslosigkeit

Die saisonale Arbeitslosigkeit begründet sich aus dem unterschiedlichen Bedarf an Arbeitskräften in Abhängigkeit von den Jahreszeiten, also letztlich vom Klima. Bildhaft könnte man diese saisonale Arbeitslosigkeit auch als „Wetterarbeitslosigkeit" bezeichnen, zumal es auch so etwas wie „Schlechtwettergeld" gibt.

Die jahreszeitlich bedingte Arbeitslosigkeit ist vor allem in Branchen wie dem Baugewerbe, der Landwirtschaft oder dem Tourismus zu finden. Im Sommer bei trockenem Wetter lässt sich nun mal besser bauen als bei Schnee und Kälte. Und ein Schneelift im Wintersportgebiet ist im Winter im Einsatz und nicht in der Sommerhitze.

Saisonale Arbeitslosigkeit:
auch jahreszeitlich bedingte Arbeitslosigkeit

- „Wetterarbeitslosigkeit" in der Landwirtschaft, im Baugewerbe und im Tourismus

2.2.3 Konjunkturelle Arbeitslosigkeit

Die konjunkturelle Arbeitslosigkeit ergibt sich aus dem „Auf und Ab" der wirtschaftlichen Entwicklung eines Landes. Je besser die wirtschaftliche Entwicklung, desto mehr Arbeitskräfte werden eingestellt und je schlechter die Konjunktur, desto mehr Arbeitskräfte werden entlassen. Die Arbeitslosigkeit verläuft quasi entlang der Konjunktur beziehungsweise der Entwicklung des Wirtschaftswachstums, gemessen am Bruttoinlandsprodukt. Ein Nachlassen des Wachstums führt üblicherweise zu zunehmender Arbeitslosigkeit. Ob umgekehrt eine Zunahme des Wachstums gleich wieder zu einem Rückgang der Arbeitslosigkeit führt, ist angesichts von „jobless growth"[12] fraglich. Zumindest braucht es einen deutlichen Anstieg des Wachstums.

2.2.3.1 Konjunkturpolitische Maßnahmen und die Okun-Regel

Wachstum und Arbeitslosigkeit: Wenn Arbeitslosigkeit konjunkturell durch mangelndes Wirtschaftswachstum (Wachstumsdefizit-Arbeitslosigkeit) erklärt werden kann, müsste umgekehrt ein konjunktureller Aufschwung zu Abbau von Arbeitslosigkeit und Ausweitung der Beschäftigung führen.

Betrachtet man die Entwicklung der Wachstumszahlen und der Arbeitslosenquoten in Deutschland lässt sich dieser eben formulierte Zusammenhang zumindest

---

[12] „Jobless growth" bedeutet Wachstum ohne Jobs.

im Trend feststellen. Hohes Wirtschaftswachstum korrespondiert mit niedriger Arbeitslosigkeit und umgekehrt.

Entwicklung der Konjunktur und der Arbeitslosigkeit in Deutschland				
	1970/80	1980/91	1991/01	2001/05
Jährliches durchschnittliches Wachstum in %	2,8	2,5	1,4	0,6
Arbeitslosenzahl in Millionen (Jahresdurchschnitt)	0,7	2,0	3,7	4,3

Abbildung 5.17: Wachstum und Arbeitslosigkeit [Quelle: Statistisches Bundesamt, Bundesagentur für Arbeit]

Erhofft man sich den Abbau von Arbeitslosigkeit durch bessere Konjunkturaussichten, stellt sich die Frage, wie hoch das Wachstum sein muss, um den Arbeitsmarkt zu stimulieren.

Okun-Regel: Eine Antwort auf die Frage nach dem Zusammenhang von Wirtschaftswachstum und Arbeitslosigkeit gibt der US-amerikanische Ökonom und ehemalige Regierungsberater Arthur M. Okun. Okun untersuchte empirisch den Zusammenhang zwischen der Änderung der Arbeitslosenquote und dem Wachstum des realen Bruttoinlandsprodukts, indem er entsprechende Daten für die USA im Zeitraum von 1947 bis 1960 analysierte und diese in eine Formel brachte: $\Delta ALQ = -1/2\ (\Delta BIP_r - 3)$.[13]

Okun-Regel:

- Zusammenhang zwischen der Änderung der Arbeitslosenquote und dem Wachstum des realen Bruttoinlandsprodukts.

$\Delta ALQ = -\frac{1}{2}\ (\Delta BIP_r - 3)$ [in Prozentpunkten]

ΔALQ = Veränderungsrate der Arbeitslosenquote
ΔBIP_r = Wachstum des realen Bruttoinlandesprodukts

Ein Zusammenhang lässt sich also empirisch begründen und mathematisch erfassen. Zu beachten ist, dass erst ab einer bestimmten Wachstumsrate Beschäfti-

[13] Eine modifizierte Formel lautet: $\Delta ALQ = 1{,}06 - 0{,}234 \cdot \Delta Y$.

gungseffekte einsetzen! Nach der Okunschen Formel liegt der beschäftigungswirksame Wert bei 3 Prozent Wirtschaftswachstum:

Gleichung: $0 = - \frac{1}{2}(\Delta BIP - 3) \Rightarrow \Delta BIP = 3$

Stagniert die Wirtschaft ($\Delta BIP = 0$), bedeutet das keine Stagnation der Beschäftigung, sondern sogar eine Zunahme der Arbeitslosigkeit und zwar um 1,5 Prozentpunkte:

Gleichung: $- \frac{1}{2}(0 - 3) = 1{,}5$

Schätzungen der Praxis zeigen im Übrigen, dass in Deutschland bei einem realen BIP-Wachstum von mittelfristig 2 % ein jährlicher Anstieg der Zahl der Beschäftigten von rund 1,5 Prozent oder rund 500.000 zu erwarten wäre – vorausgesetzt die Reallöhne würde stagnieren.[14]

2.2.3.2 Nachfrage- und Angebotsarbeitslosigkeit

Nachfrageseite: Die konjunkturelle Arbeitslosigkeit bezieht sich vor allem auf die Nachfrageseite. Aus Sicht der Unternehmen meint das deren Absatz- und Umsatzseite und aus Sicht der Konsumenten meint das deren Konsumfähigkeit und Kaufkraft. Ein Rückgang der gesamtwirtschaftlichen Nachfrage durch den Rückgang des Konsums privater Haushalte kann zu Nachfragemangelarbeitslosigkeit führen.

Angebotsseite: Konjunkturelle Arbeitslosigkeit wird üblicherweise von der Nachfrageseite her definiert, sie könnte aber auch von der Angebotsseite her erklärt werden. Ursachen auf der Angebotsseite können durch ungünstige Produktionsbedingungen, die durch eine Verteuerung der Rohstoffe wie Erdöl erklärt werden können. Arbeitskräfte können durch eine zu starke Zunahme der Löhne verteuert werden. Arbeitslosigkeit wäre im letzteren Fall eine lohninduzierte – auch neoklassisch genannte – Arbeitslosigkeit.

Konjunkturelle Arbeitslosigkeit:

- Arbeitslosigkeit durch ein Nachlassen der gesamtwirtschaftlichen Nachfrage.
- **Nachfrageseite**: Es wird weniger konsumiert, weil man zu wenig Geld hat (kaufkraftinduziert).
- **Angebotsseite**: Es wird weniger produziert, weil es zu teuer ist (rohstoff-, oder lohninduziert).

Produktionspotential: Konjunkturelle Arbeitslosigkeit kann schließlich durch eine mangelnde Auslastung des Produktionspotentials begründet werden. Das heißt, dass nicht alle Maschinen und nicht alle Menschen in Einsatz sind, obwohl sie vorhanden sind. Abgesehen davon, dass Menschen im wahrsten Sinn des Wor-

[14] Vgl. Helmut Wienert: Zur Bedeutung der Löhne für Preise und Beschäftigung. In: WiSt Heft 11, Nov. 2005, S. 640 - 642.

tes ihre Kapazitäten nicht einsetzen können, bedeutet eine nicht voll ausgelastete Produktionskapazität auch ein „Weniger“ an Gütern, also weniger an Wohlstand.

2.2.4 Strukturelle Arbeitslosigkeit

Neben der konjunkturellen Arbeitslosigkeit bestimmt die strukturelle Arbeitslosigkeit die wirtschaftspolitische Debatte um Ursachen und Lösungsansätze zur Bekämpfung von Arbeitslosigkeit. Will man verstehen, was mit „strukturell“ gemeint ist, sei an die Definition von Strukturpolitik erinnert. Analog der Unterscheidung einer Wirtschaft in Strukturen wie Branchen oder Regionen kann auch Arbeitslosigkeit nach solchen Unterscheidungen differenziert werden. Man spricht dann von sektoraler beziehungsweise branchenspezifischer, regionaler, demografischer, qualifikationsspezifischer und technologischer Arbeitslosigkeit.

Strukturelle Arbeitslosigkeit:

➢ Arbeitslosigkeit, die bestimmte Teilmärkte (Strukturen) betrifft:

- sektoral oder branchenspezifisch
- regional
- demografisch oder altersbedingt
- qualifikationsspezifisch
- technologisch

2.2.4.1 Sektorale Arbeitslosigkeit

Offensichtlichstes und bekanntestes Kriterium einer strukturellen Arbeitslosigkeit dürfte die Unterscheidung nach Wirtschaftssektoren und Branchen sein. Es gibt Branchen, die in der Weiterentwicklung einer Volkswirtschaft an Bedeutung verlieren, ja sogar ganz untergehen, und solche, die aufstrebend an Bedeutung gewinnen.

Sektorale oder branchenspezifische Arbeitslosigkeit:

➢ Arbeitslosigkeit, die bestimmte Branchen wie das Baugewerbe oder die Textilbranche betrifft.

Strukturwandel: Wenn eine Firma Spinnräder oder Schwarzweißfernseher produziert, wird sie am Markt nicht bestehen können und ihre Mitarbeiter entlassen müssen. Das wäre eine strukturelle, und in diesem Fall eine branchenspezifische, Arbeitslosigkeit. Dieses Beispiel zeigt, dass eine solche – hoffentlich zeitlich absehbare – Arbeitslosigkeit zum Umwandlungsprozess einer Wirtschaft notwendigerweise dazu gehört. Wenn diese Arbeitslosen in einer neuen Firma, die Plasma-Flachbildschirmfernsehgeräte der neuesten Generation produziert, einsteigen können, wäre die „Welt wieder in Ordnung“ sowohl für den Einzelnen als auch für die Volkswirtschaft im Allgemeinen.

Beispiel IT-Branche: Wenn man fragt, welches die „Sorgenkinder" der Wirtschaftsbranchen sind, kann sich die Beantwortung dieser Frage schnell ändern. Die IT-Branche (IT = Informations-Technologie) erfuhr in den neunziger Jahren parallel zur Aktienentwicklung einen Boom. IT-Kräfte wurden damals über die Greencard-Regelung aus Indien und anderen Ländern nach Deutschland geholt. Mit Platzen der Spekulationsblase erfuhr sie dann wieder einen steilen Absturz. Viele Firmen gingen Konkurs und viele Arbeitsplätze gingen dementsprechend verloren. Momentan findet wieder eine Erholung statt.

Dritter Sektor: Im Unterschied zur branchenspezifischen kann der Begriff der sektoralen Arbeitslosigkeit weiter gefasst werden und meint dann die grundsätzliche Bedeutungsverschiebung des ersten landwirtschaftlichen Sektors zum zweiten industriellen Sektor und schließlich zum dritten dienstleistungsorientierten und vierten wissensbasierten Sektor. Während im 19. Jahrhundert in Deutschland noch der überwiegende Teil der Erwerbsbevölkerung in der Landwirtschaft ihr Auskommen fand, sind heutzutage die meisten Menschen im Dienstleistungsbereich beschäftigt. Sie eröffnen ein Beauty-Studio oder organisieren Internet-Auktionen.

2.2.4.2 Regionale Arbeitslosigkeit

Mit der branchenspezifischen Arbeitslosigkeit steht oftmals die regionale Arbeitslosigkeit in einem engeren Zusammenhang. Branchen konzentrieren sich meist auch in bestimmten Regionen, so dass eine Zunahme der Arbeitslosigkeit in einer Branche auch eine Zunahme in der entsprechenden Region bedeutet.

So galt einst das Ruhrgebiet mit seiner Schwerindustrie wie der Stahlherstellung und dem Bergbau als Vorzeigeregion im Wirtschaftswunderland Deutschland. Im Gegensatz dazu führte der Süden Deutschlands ein eher noch karges Wirtschaftsdasein. Mit zunehmendem Niedergang von Kohle und Stahl kam auch die Region des Ruhrgebiets in eine Krise. Mittlerweile scheint diese durch die Ansiedlung neuer Branchen und Firmen wieder einigermaßen überwunden zu sein. Der Süden Deutschlands mit Baden-Württemberg und Bayern hat seinen Standortnachteil durch Fehlen dieser Großindustrien längst überwunden und kann durch eine stark ausgeprägte mittelständische Struktur mit vielen hochqualifizierten und weltmarktführenden Firmen zur Zeit die niedrigste Arbeitslosigkeit in Deutschland vorweisen.

Regionale Arbeitslosigkeit:

➢ Arbeitslosigkeit, die sich durch eine schwache Wirtschaftsstruktur in einer bestimmten Region ergibt; oftmals im Zusammenhang mit dem Auf und Ab bestimmter Branchen in der jeweiligen Region.

- ehemals Ruhrgebiet mit Kohle und Stahl.
- heute neue Bundesländer, z. B. Bezirk Halle mit 27 % Arbeitslosenquote.

Problemregionen: Typische Problemregionen waren vor der Wiedervereinigung die Zonenrandgebiete. Man lag zu abseits, denn jenseits der Ostgrenze war der Markt nicht erreichbar. Durch die Wiedervereinigung und die Osterweiterung sind zwischenzeitlich ehemalige Randgebiete zu zentralen „Mittelgebieten" geworden. Inwieweit sich das für diese Regionen – zum Beispiel Brandenburg an der polnischen Grenze – auszahlt, wird sich zeigen. Zum einen sind osteuropäische Absatzmärkte dazugekommen, zum anderen sind dadurch aber auch Wettbewerber auf den Plan getreten. Prinzipiell müssten Wettbewerb und Markt jedoch mehr Chancen als Gefahren beinhalten.

Doch gilt Ostdeutschland mit den neuen Bundesländern weiterhin als Problemgebiet. Arbeitslosenquoten einzelner Regionalbezirke von über 25 Prozent verdeutlichen die extreme regionale Arbeitslosigkeit.

2.2.4.3 Demografische Arbeitslosigkeit

Von zunehmender Bedeutung und Problematik für den Arbeitsmarkt in Deutschland ist die demografische Arbeitslosigkeit. „Demografisch" meint vom Begriff her die Bevölkerungsstruktur betreffend (griech. demos: das Volk). Die Bevölkerungsstruktur wiederum kann sich auf so unterschiedliche Kriterien wie Altersaufbau einer Gesellschaft, Verhältnis von Männern und Frauen und die Zuwanderung beziehen.

Demografische Arbeitslosigkeit:

➢ die Bevölkerungsstruktur betreffend

- Geburtenstarke Jahrgänge drängen auf den Arbeitsmarkt.
- Zuwanderung aus dem Ausland.
- Jugendarbeitslosigkeit und Vorruhestandsarbeitslosigkeit.
- Geschlechtsspezifische Arbeitslosigkeit wie Frauenarbeitslosigkeit in der Textilindustrie.

Zuwanderung: Ob und inwieweit Zuwanderung Arbeitslosigkeit verschärfen oder eine Wirtschaft unterstützen kann, ist nicht generell zu beantworten. Wenn Zuwanderer auf bestimmte Märkte dringen, zum Beispiel im Gastronomiebereich, kann das einheimische Kräfte verdrängen. Wenn Erntearbeiter aus Osteuropa zum Spargelstechen nach Deutschland „importiert" werden, kann das ebenfalls zu mehr inländischen Arbeitslosen führen. Abgesehen davon, dass sich für die Arbeiten keine Inländer finden würden (weil sie es nicht wollen oder sich die niedrigen Löhne nicht leisten können).

Demografische Arbeitslosigkeit kann sich auch als geschlechtsspezifische Arbeitslosigkeit definieren. Wenn immer mehr Topmanager um ihren Platz fürchten müssen, betrifft das meist Männer. Wenn ein Bekleidungshersteller Insolvenz anmeldet und Arbeitskräfte entlassen muss, die feine Nähtätigkeiten ausgeübt haben, betrifft das meist Frauen.

2.2.4.4 Qualifikationsspezifische Arbeitslosigkeit

Qualifikationsspezifische Arbeitslosigkeit kann zweierlei bedeuten. Eine Person ist arbeitslos, weil sie keine oder nur eine ungenügende Qualifikation vorzuweisen hat. Oder eine Person ist arbeitslos, obwohl sie qualifiziert, vielleicht sogar hoch qualifiziert, ist, diese Qualifikation aber zur Zeit nicht gebraucht wird.

> **Qualifikationsspezifische Arbeitslosigkeit:**
> - Arbeitslosigkeit wegen fehlender oder ungenügender Qualifikation; z. B. junge Menschen ohne Schulabschluss und Lehre.
> - Arbeitslose wegen „falscher“ (nicht marktgerichteter) Qualifikation; z. B. Lehrer, für die es einen Einstellungsstopp gibt.

Minderqualifikation: Arbeitslosigkeit wegen mangelnder Qualifikation trifft auf Menschen zu, die keinen Schulabschluss haben, ihre Lehre abbrechen, sich nicht weiterbilden. Doch muss Minderqualifizierung und Arbeitslosigkeit kein Automatismus sein. Denn un- und minderqualifizierte Menschen müssen nicht unbedingt arbeitslos sein oder werden. Tätigkeitsfelder und Beschäftigungsmöglichkeiten für einfache Tätigkeiten gäbe es genügend. Die Frage ist, ob es einen korrespondierenden Niedriglohnsektor hierzu gibt. Kombilohnmodelle könnten die Antwort sein.

„Falsche“ Qualifikation: Da unqualifizierte Arbeitsplatzsuchende kaum Chancen haben und größtenteils arbeitslos sind, wird oft der Umkehrschluss gezogen, dass Qualifizierung automatisch Nichtarbeitslosigkeit bedeutet. Diese Argumentation ist falsch. Qualifizierung muss nicht zwingend zu einer Beschäftigungsmöglichkeit führen. Es ließen sich ausreichende Beispiel finden, wo Leute hoch qualifiziert sind, aber für diese Qualifikationen keinen Stellen da sind. Man sagt, dass diese eventuell hohe Qualifizierung nicht marktgerichtet ist, sprich keine entsprechende Nachfrage auf dem Markt nach dieser Kompetenz besteht.

2.2.4.5 Technologische Arbeitslosigkeit

Werden Mitarbeiter einer Bank durch Bankautomaten und Arbeiter am Fließband durch Roboter ersetzt, sind das Beispiele einer technologischen Arbeitslosigkeit. Klassenkämpferisch könnte man formulieren: Sachkapital ersetzt Humankapital oder Maschine ersetzt Mensch.

Wenn Unternehmer vermehrt Sackkapital, also beispielsweise ein softwaregestütztes chaotisches Lagerhaltungssystem einrichten und dafür Lagermitarbeiter entlassen, sind dafür betriebswirtschaftliche Gründe geltend zu machen. Der Kapitaleinsatz wird zu einer höheren Produktivität führen und die Kosten pro Stück werden sinken.

Technologische Arbeitslosigkeit:

- Die menschliche Arbeitskraft wird durch Sachkapital ersetzt: „Maschine statt Mensch.“.
  z. B. Roboter ersetzt Fließbandmitarbeiter

Den Umkehrschluss zu ziehen, Arbeitslosigkeit durch weniger Kapitaleinsatz zu vermeiden, wäre fatal, würde es doch bedeuten, auf einer arbeitsintensiven aber letztlich weniger produktiven Entwicklungsstufe zu verharren und Fortschritt zu leugnen. Hinzu kommt, dass vermehrter Kapitaleinsatz in einem Unternehmen dort zu vermindertem Arbeitseinsatz führen kann, dieser Kapitaleinsatz aber wieder zu Arbeitsmöglichkeiten in anderen und neuen Firmen führen kann. Die Softwarefirma SAP in Walldorf mit tausenden neuen Arbeitsplätzen würde es nicht geben, wenn Unternehmen keine Betriebssoftware einsetzen würden. Davon abgesehen, würde ein Leugnen des technischen Fortschritts zwar kurzfristig Beschäftigungsverhältnisse wahren, aber langfristig die Bestandssicherung dieser Firma gefährden.

Nicht ausgeschlossen werden kann, dass es durch den technologischen Umstrukturierungsprozess zu zunehmender Arbeitslosigkeit in manchen Branchen und Unternehmen kommen muss, wobei in anderen Branchen der Aufbau neuer Arbeitsplätze vonstatten geht.[15]

2.2.5 Institutionelle Arbeitslosigkeit

Institutionelle Arbeitslosigkeit ist eine Folge von Verkrustungen am Arbeitsmarkt, die durch zu viele Vorschriften und Überregulierung oder durch Standortnachteile infolge zu hoher Steuer- oder Sozialabgabenbelastungen herrühren kann. In den Medien wird diese institutionelle Arbeitslosigkeit meist als strukturelle Arbeitslosigkeit bezeichnet.

Institutionelle Arbeitslosigkeit:

- Arbeitslosigkeit aufgrund gesetzlicher, tarifvertraglicher und betrieblicher Hemmnisse (Bürokratie und Überregulierung).
- Arbeitslosigkeit aufgrund zu hoher Abgabenbelastung durch Steuern und Sozialabgaben.

[15] Des einen Freud, des andern Leid!? Die Rolle der Politik darf nicht darin bestehen, diesen Prozess zu verhindern, sondern sie muss den Fortschritt ermöglichen und fördern und gleichzeitig versuchen, die Menschen fair in dieser Umstrukturierung zu unterstützen.

Die institutionelle Arbeitslosigkeit kann als standortbezogene Arbeitslosigkeit charakterisiert werden. Denn falsch gesetzte nationalstaatliche Rahmenbedingungen führen zu Arbeitslosigkeit.

Exkurs: Fluch oder Segen der Arbeit?

Arbeit hat für den einzelnen Menschen wie auch für die Gesellschaft vielerlei Facetten. Arbeit bewegt sich in einem Spannungsfeld von der „Vita Contemplativa" des antiken Griechenland über das „Ora et Labora" des Ordensgründers Benedict bis zu „Ich will Spaß" hedonistisch geprägter Gesellschaften.

Aphorismen zum Thema „Arbeit":

- Sie sähen nicht, sie ernten nicht und werden trotzdem ernährt. (Bibel)
- Vita contemplativa (Antikes Griechenland)
- Ora et labora. Bete und arbeite. (Lateinisches Sprichwort, Benedict)
- Müßiggang ist aller Laster Anfang. (Protestantismus)
- Entfremdung / Befreiung durch Arbeit (Marx)
- Arbeit macht frei. (Nationalsozialismus)
- Arbeit adelt. (Deutsches Sprichwort)
- Wie die Arbeit, so der Lohn. (Deutsches Sprichwort)
- Freude an der Arbeit lässt das Werk trefflich geraten. (Aristoteles)
- Wer gesund ist und arbeiten will, hat auf dieser Welt nichts zu fürchten. (Lessing)
- Der Mensch ist das einzige Tier, das arbeiten muss. (Kant)
- Wer arbeitet, der hat keine Zeit, Geld zu verdienen. (Aus Ungarn)
- Arbeitsteilung: Der Student studiert, der Arbeiter arbeitet, der Chef scheffelt.(Unbekannt)
- Wer mitessen will, muss auch mitarbeiten.(Sprichwort)
- Solange mein Chef so tut, als würde er mir ein richtiges Gehalt zahlen, solange tue ich so, als würde ich richtig arbeiten. (Kalenderspruch)
- Gott gab uns zwei Hände zum arbeiten und zwei Beine, um der Arbeit aus dem Weg zu gehen. (Volksmund)
- Gott schütze uns vor Feuer und Wind und vor Arbeitern, die langsam sind.(Eduard Mörike)
- Lieber in der dunkelsten Kneipe als am hellsten Arbeitsplatz. (Unbekannt)

Abbildung 5.18: Aphorismen zum Thema „Arbeit".

Arbeit kann als Fluch oder als Segen aufgefasst werden. Einerseits wird der Arbeit und Beschäftigung von politischen Entscheidungsträgern absoluter Vorrang vor allen anderen wirtschaftspolitischen Zielen eingeräumt: „Arbeit hat Vorfahrt" so Bundespräsident Horst Köhler im Jahr 2005. Bei teilweise über 5 Millionen registrierten und bis zu 9 Millionen inoffiziellen Arbeitslosen treibt viele Menschen die Bedrohung der Arbeitslosigkeit um.

Auf der anderen Seite wird Arbeit als Belastung und Mühsal empfunden. In der Lottowerbung wird die Befreiung von Arbeit und das sorglose finanzielle abgesicherte Nichtstun am Südseestrand als die Erfüllung aller Sehnsüchte vermittelt. Es soll also nichts Schöneres geben als nichts zu tun, aber wehe dieser Zustand tritt ein. Unfreiwillige und ungewollte Arbeitslosigkeit deprimiert und freiwillige Nichtbeschäftigung langweilt auf Dauer.

Zur Erinnerung: Wie im ersten Kapitel dieses Buches erwähnt, existieren nur drei Zustände, wo es keine Mühsal der Arbeit gibt:

- Das Paradies, aus dem wir vertrieben worden sind.
- Das Schlaraffenland, das noch niemand gefunden hat.
- Der Himmel, den es bekanntlich hier auf Erden nicht gibt.

Da diese Zustände uns im Moment verwehrt bleiben, sind wir „im Schweiße unseres Angesichts“ gezwungen, zu sorgen, zu arbeiten, beschäftigt zu sein und uns selbst zu beschäftigen.

2.3 Lohn und Beschäftigung

2.3.1 Tarifpolitik und Insider-Outsider-Problematik

Eine der entscheidenden Größen auf dem Arbeitsmarkt ist die Entlohnung der Arbeit, sei es als Lohn oder als Gehalt. Die wichtigsten Akteure der Lohnvereinbarung und -gestaltung sind die Unternehmen, die Tarifparteien und der Staat:

Träger der Lohnpolitik:

- Unternehmen: Unternehmensführung und Betriebsrat
- Tarifparteien: Gewerkschaften und Arbeitgeberverbände
- Staat: Gesetzliche Regelungen

Tarifautonomie: In Deutschland spielt neben der individuellen und betrieblichen Lohnvereinbarung die der kollektiven durch Gewerkschaften und Arbeitgeberverbände eine herausragende Rolle. Das Konzept der Tarifautonomie charakterisiert diese lohnpolitische Verhandlungsmacht. Die Tarifparteien habe das Recht, die Löhne (Tarife) zu bestimmen.

Tarifautonomie:

➢ Autonomes Recht der Tarifparteien (Arbeitgeberverbände und Gewerkschaften), die Löhne ihrer Mitglieder festzulegen.

Die Verhandlungen zwischen den Tarifpartnern sind meist mediales Ereignis, zumal sie oft von Drohungen, Warnstreiks und Schlichtungen begleitet werden. Ist ein Tarifabschluss erreicht, gilt das Günstigkeitsprinzip. Abweichungen sind demnach nur zu Gunsten des Arbeitsnehmers möglich, das heißt wenn die Löhne höher sind oder die Arbeitszeiten niedriger. Denn im Tarifvertragsgesetz heißt es:

> ***„Abweichende Abmachungen sind nur zulässig, sowie(soweit) sie durch den Tarifvertrag gestattet sind oder eine Änderung der Regelungen zugunsten des Arbeitsnehmers enthalten."*** **(§ 4 Absatz 3 Tarifvertragsgesetz).**

Unternehmensleitung und Belegschaft können sich nicht dezentral einigen, wenn dies nicht im Flächentarifvertrag vorgesehen ist, beziehungsweise sind rechtlich wirkungslos, wenn Klage erhoben wird.[16]

Die Gewerkschaften sind Interessenvertreter ihrer Mitglieder. Ihre Mitglieder sind Arbeitnehmer. Der Einsatz für die Mitglieder kann aber dazu führen, dass die Chancen derjenigen, die nicht im Arbeitsprozess sind, dadurch umso geringer werden. Lohnsteigerung über dem Gleichgewichtslohn oder auch Mindestlohnforderungen zugunsten der Beschäftigten wirken zu ungunsten der Entlassenen und Nichteingestellten. Bekannt ist dieses Dilemma unter dem Begriff der Insider-Outsider-Problematik.[17]

Insider-Outsider-Modell:

- Insider (die Beschäftigten) haben die Macht, die Anstellung von Outsidern (Arbeitslose) für das Unternehmen unattraktiv zu machen; Strategie, die Transaktionskosten neuer Beschäftigter (entrants) durch Kooperationsverweigerung anzuheben: „Leben schwer machen".

2.3.2 Kaufkraft- versus Kostenargument

Bei Lohnverhandlungen prallen oft zwei Welten aufeinander. Die einen wollen möglichst hohe Lohnsteigerungen, die anderen möglichst geringe. Höhere Löhne werden von den politisch „Linken", den Nachfrageorientierten und den Arbeitnehmern mit dem Kaufkraftargument begründet, nach dem höhere Löhne eine höhere Kaufkraft und damit mehr Nachfrage und mehr Umsatz für die Unternehmen bedeuten. Die „Rechten, die Angebotsorientierten und die Arbeitgeber setzen das Kostenargument dagegen. Höhere Löhne bedeuten höhere Kosten mit der Folge von Arbeitsplatzabbau oder höherer Produktpreise, was die Nachfrage wieder dämpfen würde.

[16] Der Ökonom Horst Siebert kommentiert: „Diese und andere gesetzliche Vorschriften schaffen ein Kartell der Tarifverbände, das die Insider schützt, aber zum Nachteil der Outsider wirkt. Spitzt man es zu, so ist das Tarifkartell auch ein Kartell zu Lasten der Arbeitslosen." [Siebert, 2003, S. 326]

[17] von Dennis Snower und Assar Lindbeck 1988 entwickelte Theorie.

Kaufkraftargument gegen Kostenargument

- Kosten: Verbilligung des Faktors Arbeit durch niedrigere Löhne (Kostenargument für die Anbieterseite)
- Kaufkraft: Nachfrageerhöhung durch höhere Löhne (Kaufkraftargument für die Nachfragerseite)

Um zu klären, welche der beiden Parteien Recht hat, ist die Produktivität in die Argumentation mit einzubeziehen.

Zusammenhang von Lohn und Produktivität am Beispielfall Pizzeria

1.) Pizzeriainhaber Antonio beschäftigt den Pizzabäcker Pietro. Pietro erhält einen Stundenlohn in Höhe von 30 Euro. In einer Stunde bäckt und verkauft Pietro 20 Pizzen. Der Stücklohn beträgt also 30 Euro pro 20 Stück (entspricht 1,50 Euro pro Stück). Mit anderen Worten betragen die Personalkosten pro Pizza 1,50 Euro. Es handelt sich um Minipizzen.

2.) Pietro arbeitet nun schon einige Wochen in Antonios Pizzeria, macht gute Pizzen und erhöht „Produktion“ und Absatz um 10 Prozent.

Frage: Pietro fordert mehr Lohn. Um wie viel darf der Stundenlohn maximal steigen, wenn die Lohnstückkosten zumindest konstant bleiben sollen, also auf keinen Fall zunehmen sollen.

Antwort:	Stückzahl:	20 mal 1,1	= 22 Stück
	Stundenlohn:	1,50 Euro/Stück mal 22 Stück	= 33 Euro (10 %)

Allgemeines Ergebnis:

- Eine Lohnerhöhung in Höhe der Produktivitätszunahme lässt die Stückkosten konstant.
- Liegt die Lohnerhöhung unterhalb der Produktivitätsrate, sinken die Stückkosten und der Unternehmer könnte die zusätzlichen Mittel investieren.
- Liegt die Lohnerhöhung über dem Produktivitätszuwachs, steigen die Stückkosten des Unternehmers. Diese kompensiert er über einen höheren Verkaufspreis, mit der Folge, dass man für den höheren Lohn (Nominallohn) nicht entsprechend mehr kaufen kann (kein Anstieg des Reallohns).

Lohnerhöhung und Produktivitätszuwachs:

Lohnerhöhung = Produktivitätszuwachs → Beschäftigung konstant

Lohnerhöhung < Produktivitätszuwachs → Beschäftigungszunahme

Lohnerhöhung > Produktivitätszuwachs → Beschäftigungsrückgang

Inflationserwartung: Neben der Produktivität spielt in Lohnverhandlungen ein weiterer Faktor eine wichtige Rolle und zwar die Preisentwicklung, gemessen an der Inflationsrate. Arbeitnehmer wollen nicht allein einen Ausgleich für ihre höhere Leistung (Produktivität), sondern auch dafür, dass Güter teurer werden, um keinen realen Kaufkraftverlust hinnehmen zu müssen. Da sich Lohnverhandlungen auf zukünftige Werte beziehen, wird in Bezug auf die Preissteigerung von einer erwarteten Inflationsrate ausgegangen. Die betriebswirtschaftlich kalkulierenden Arbeitgeber verneinen diese Inflationsausgleichskomponente mit dem Argument, dass eine zu starke Lohnsteigerung gerade eben diese Preissteigerung verursache und nicht Folge von ihr sei (Lohn-Preis-Spirale).

Schematisch lassen sich folgende **lohnpolitischen Forderungen** verschiedener Akteure beschreiben:

Lohnpolitische Forderungen:

Gewerkschaften:	Lohnerhöhung ≥ Produktivitätszunahme + Inflationsrate (+ evtl. Umverteilungskomponente)
Arbeitgeber:	Lohnerhöhung ≤ Produktivitätszunahme (Konstanz beziehungsweise Senkung der Stückkosten)
Wissenschaft:	Produktivitätszunahme ≤ Lohnerhöhung ≤ Produktivitätszunahme + Inflationsrate

Beispiel: Produktivitätszuwachs = 2 % und erwartete Inflationsrate = 1 %.[18]

Gewerkschaften:	Mehr als drei Prozent.
Arbeitgeber:	Höchstens zwei Prozent.
Wissenschaft:	Zwischen zwei und drei Prozent.

Exkurs: Henry Ford führte 1914 den 5-Dollar-Arbeitstag ein, was damals dem Doppelten des herrschenden Lohnsatzes entsprach. In Folge gab es lange Schlange von Bewerbern, die Ausfallzeiten sanken, der Arbeitsplatzwechsel ging zurück und die Produktivität stieg. Henry Ford kommentierte die Lohnerhöhung: „eine der besten Maßnahmen zur Kostensenkung, die je durchgeführt wurde.“ Nicht zu vergessen ist, dass diese Lohnpolitik mit der Einführung des Fließbandes einherging.

2.4 Die Phillips-Kurve

Die Phillips-Kurve ist als eine der bekanntesten Zielkonflikt-Darstellungen (man spricht auch von Substitutionskurve oder trade-off-Kurve) in der Volkswirtschaftslehre bekannt. Unterschieden werden die originäre und die modifizierte

[18] Der Sachverständigenrat hatte für das Jahr 2004 folgende Werte herausgegeben: Produktivität = 1,4 %; BIP-Deflator = 0,6 %.

Philippskurve. In der Originalversion thematisiert die Phillipskurve die Wechselwirkung zwischen Arbeitslosigkeit und Lohnentwicklung.

2.4.1 Originäre Phillipskurve

Im Jahr 1958 veröffentlichte der englische Nationalökonom Alban William Phillips den Aufsatz „The Relation between Unemployment and the Rate of Change of Money Wage Rates in the United Kingdom, 1861-1957".[19] Untersuchungsgegenstand waren also Arbeitslosigkeit und Lohnentwicklung.

Phillips konnte zeigen, dass ein negativer Zusammenhang zwischen diesen beiden Größen bestand.

> **Originäre Phillipskurve**
> - Zusammenhang zwischen der prozentualen Arbeitslosenquote (Niveau der Arbeitslosigkeit/Unterbeschäftigung) und der prozentualen Veränderungsrate des Nominallohnniveaus (pro Jahr).

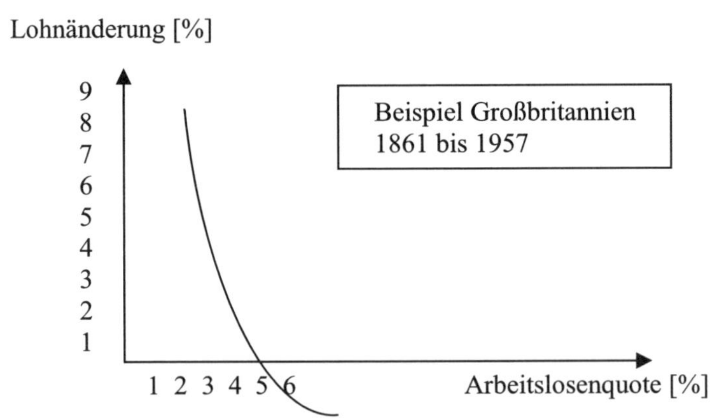

Abbildung 5.19: Die originäre Phillipskurve.

Wie sind diese Daten zu interpretieren? Wichtig ist, dass die Lohnentwicklung in Abhängigkeit von der Beschäftigung zu interpretieren ist und nicht umgekehrt:

- Hohe Beschäftigung führte zu hohen Lohnforderungen!
- Hohe Arbeitslosigkeit führte zu geringen Lohnforderungen!

Als Ergebnis dieser empirischen Untersuchungen ließ sich resümieren:

Nominallöhne stiegen umso stärker, je geringer die Unterbeschäftigung war.

[19] In: Economia, Vol 25 (158), S. 283 - 299.

2.4.2 Modifizierte Phillipskurve

Die modifizierte Phillipskurve basiert auf Untersuchungen von Paul A. Samuelson und Robert M. Solow (1960).[20] Im Hinblick auf die Ergebnisse von Phillips führten Samuelson und Solow ebenfalls eine empirische Untersuchung durch – allerdings mit zwei Unterschieden.

Untersuchungsgegenstand war bei Ihnen nicht Großbritannien sondern die USA. Entscheidend und interessant ist aber der zweite Aspekt. Sie untersuchten nämlich nicht ausschließlich den Zusammenhang von Arbeitslosigkeit und Lohnentwicklung, sondern vor allem von Arbeitslosigkeit und Inflation.

> **Modifizierte Phillipskurve**
> - Zusammenhang zwischen Niveau der Arbeitslosigkeit und Veränderungsrate des Preisniveaus (Inflation).

Inflation ersetzt Lohn: Hinter dieser Idee, Lohnentwicklung durch Inflationsentwicklung zu ersetzen, steckt eine einfache aber wirkungsvolle Annahme. Wenn man davon ausgehen kann, dass Lohnerhöhungen wesentlich zu Preissteigerungen und damit zu Inflation beitragen, müsste sich Lohn durch Inflation ersetzen lassen und bei Bestätigung der Annahme ein ebenfalls inverser (umgekehrter/negativer) Zusammenhang zwischen Arbeitslosigkeit und Inflation feststellen lassen. Und dieser Zusammenhang ließ sich tatsächlich feststellen.

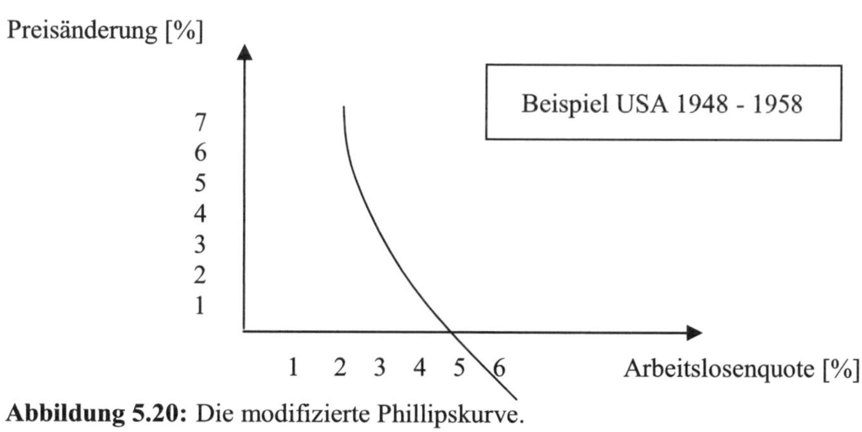

Abbildung 5.20: Die modifizierte Phillipskurve.

Die modifizierte Phillipskurve beschreibt somit einen Zielkonflikt zwischen Preisstabilität und Beschäftigungsförderung.

These: Geldwert- beziehungsweise Preisstabilität ist nur bei einem bestimmten Grad von Arbeitslosigkeit erreichbar oder umgekehrt ist ein hoher Beschäftigungsstand nur bei einer bestimmten Inflationsrate möglich.

[20] "Analytical Aspects of Anti-Inflation Policy" in: American Economic Review 1960.

Was als wissenschaftliche These formuliert wurde, fand schließlich Eingang in den wirtschaftspolitischen Diskurs:

> *„Eine Inflationsrate von 5 v. H. ist uns lieber als eine Arbeitslosenquote von 5 v H.“*[21]

Nachdem die originäre und die modifizierte Kurve auf Daten Großbritanniens und der USA beruhen, wurden aktuell für verschiedene Länder eigene Phillipskurven konstruiert worden, so auch für Deutschland (Abbildung 5.21).

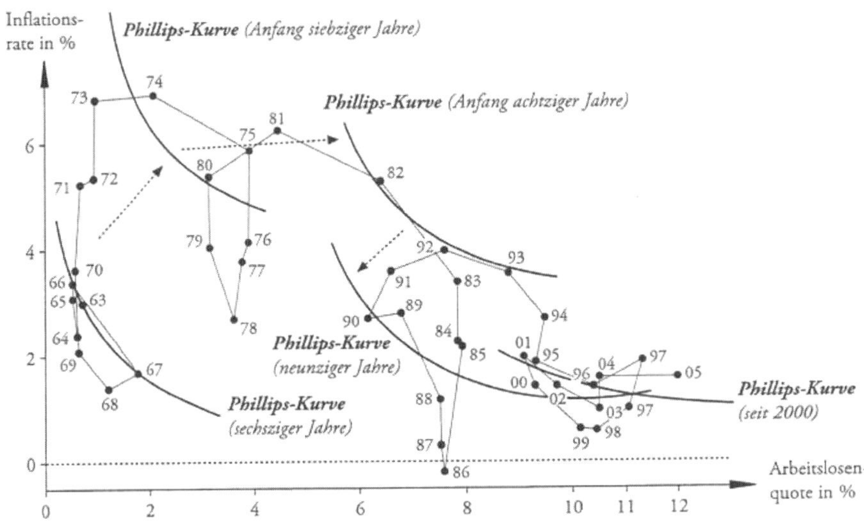

Abbildung 5.21: Phillipskurve für Deutschland.
[Quelle: Mussel/Pätzold, 2005, S. 96]

In Anbetracht des „unangenehmen“ Zielkonflikts zwischen Wachstum und Beschäftigung einerseits und Preisniveaustabilität andererseits, gehört die Phillips-Kurve zu den am meisten diskutierten Ansätzen nach dem Zweiten Weltkrieg. Allerdings gelten die empirischen Befunde als nicht ausreichend, um eine Gesetzmäßigkeit ableiten zu können: „Das Phillips-Theorem kann insgesamt nicht als verlässliche Grundlage einer rationalen Konjunkturpolitik dienen.“[22]

Der Wirtschaftsnobelpreisträger des Jahres 2006 Edmund S. Phelps wies im Rahmen der „Mikrofundierung“ der Makroökonomie nach, dass mittels ausgabenorientierter Fiskalpolitik oder expansiver Geldpolitik kein langfristiger Beschäftigungsaufbau zu erreichen ist. Unternehmer und Arbeitnehmer durchschauen eine solche Politik und kalkulieren eine erwartete höhere Inflation in ihr Preis- und Lohnverhalten mit ein, war zur Folge hat, dass dann beide Werte hoch sind: Inflation und Arbeitslosigkeit.

---

[21] Der ehemalige Bundeskanzler Helmut Schmidt Anfang der siebziger Jahre.

[22] Bartling/Luzius, 2004, S. 212.

3 Preisniveaustabilität und Inflation

Im Gegensatz zur Arbeitslosigkeit wird Inflation von vielen als eher unbedeutendes und harmloses Problem empfunden. Die jetzige Generation ist in einer Zeit aufgewachsen, die Inflation beziehungsweise Geldentwertung kaum kennt, geschweige denn Hyperinflation. Im Gegensatz zur Arbeitslosigkeit, von der man selbst betroffen sein könnte oder ist, scheint das mögliche Unheil einer Inflation weit weg, sofern es als solches überhaupt bekannt ist. Inflation als Gefahr ist (medial) nicht präsent.

Ob und inwieweit Inflation und gegebenenfalls auch das Gegenteil von Inflation, nämlich die Deflation, tatsächlich eine Gefahr für die Zukunft darstellen, wird zu klären sein. Dass es Gefahren und Probleme durch Inflation schon immer gegeben hat, zeigt ein Blick in die wirtschaftspolitische Geschichte.

3.1 Inflation im Spannungsfeld von Deflation und Hyperinflation

Als Einstieg in das Thema Inflation sind drei Fälle ausgewählt, die die unterschiedlichen Facetten von Inflation zum Ausdruck bringen. Fall 1 beschreibt die Situation Ende des neunzehnten Jahrhunderts in den USA, in der Inflation mit umgekehrtem Vorzeichen als Deflation auftrat. Spektakulär und verheerend, was die Auswirkungen anbelangt, kommt Fall 2 daher, nämlich die Hyperinflation in Deutschland in den zwanziger Jahren. Nicht spektakulär, aber interessant und aufschlussreich sind auch die „normalen“ Zeiten. Fall 3 beschreibt Inflation als „Feind und Freund“ in den siebziger Jahren.

3.1.1 Fall 1: Deflation und der Zauberer von Oz

Die USA hatten sich Ende des 19. Jahrhunderts mit dem Gegenteil einer Inflation, das heißt mit einer Deflation auseinanderzusetzen. Nach einem massiven Preisverfall lag das Preisniveau von 1896 23 Prozent unter dem Niveau von 1880. Dies führte zu erheblichen Vermögensumverteilungen. Die meisten Bauern im Westen waren Schuldner. Deren Gläubiger waren Bankiers im Osten. Das Absinken des Preisniveaus führte dazu, dass der Realwert der Schulden zu Lasten der Bauern und zu Gunsten der Banken als Gläubiger anstieg.

Um das Problem zu lindern, wurde – politisch heftig! – diskutiert, den Goldstandard durch einen Bimetallstandard zu ersetzen und neben Goldmünzen auch Silbermünzen zu prägen. Durch den damit verbundenen Anstieg des Geldangebots und des Preisniveaus hätte sich auch wieder der Realwert der Schulden der Bauern verringert. Ein Befürworter des Bimetallstandards war William Jennings Bryan, der demokratische Kandidat für die Präsidentschaftswahl im Jahre 1896. Wahlgewinner war jedoch der Republikaner William McKinley und die USA behielten den Goldstandard bei.

Die Beschreibung dieses wirtschaftlichen und politischen Szenarios der damaligen Zeit ist dem Buch „Grundzüge der Volkswirtschaftslehre" von Gregory Mankiw entnommen.[23] Mankiw weist auch darauf hin, dass die geldpolitischen Gegebenheiten der damaligen Zeit in einem Kinderbuch und in dem auf diesem Buch beruhenden Film verarbeitet wurden. Buch und Film dürften uns allen bekannt sein. Es handelt sich um „Der Zauberer von Oz"! ‚Diese Geschichte von L. Frank Baum aus dem Jahre 1900 und deren Verfilmung 1939 kann somit als Allegorie der amerikanischen Geldpolitik im späten neunzehnten Jahrhundert gedeutet werden.

> *„L. Frank Baum, der Autor von Der Zauberer von Oz, war ein Journalist aus dem mittleren Westen. Als er daran ging, eine Geschichte für Kinder zu schreiben, verlieh er seinen Figuren die Charakterzüge der Hauptakteure der größten politischen Schlacht seiner Zeit. Dorothy (sie repräsentiert die traditionellen amerikanischen Werte) und ihre Freunde, die Vogelscheuche (sie repräsentiert die Bauern), der blecherne Holzfäller (er repräsentiert die Industriearbeiter) und der Löwe, dessen Stimme stärker ist als seine Macht (William Jennings Bryan) wandern zusammen auf einer gelb gepflasterten Straße (der Goldstandard), in der Hoffnung, den Zauberer zu finden, der Dorothy den Weg nach Hause zeigen kann. Am Ende von Baums Geschichte findet Dorothy den Weg nach Hause, allerdings nicht auf die Weise, dass sie nur der gelb gepflasterten Straße folgt. Nach einer langen und gefährlichen Reise hat sie gelernt, dass der Zauberer (William McKinley) nicht in der Lage ist, ihr und ihren Freunden zu helfen. stattdessen entdeckt Dorothy schließlich die magische Kraft ihrer silbernen Schuhe. (Als Der Zauberer von Oz 1939 verfilmt wurde, wurde die Farbe von Dorothys Schuhen von Silber in Rot geändert. Offensichtlich waren sich die Filmemacher aus Hollywood nicht bewusst, dass sie eine Geschichte über die amerikanische Geldpolitik des neunzehnten Jahrhunderts erzählten.)*

3.1.2 Fall 2: Hyperinflation in Deutschland

Das spektakulärste Beispiel einer Inflation dürfte die Hyperinflation in Deutschland zu Beginn der zwanziger Jahre nach dem ersten Weltkrieg gewesen sein. Eine Mark des Jahres 1919 entsprach einer Trillion Mark im Oktober 1923[24]. Der Preis einer Tageszeitung stieg von 0,30 Mark im Januar 1921 auf 70.000 Mark in weniger als zwei Jahren an.

Hyperinflation ist eine extreme Form von Inflation. Im Laufe eines Jahres können sich die Preise verhundertfachen, ja ins unermessliche explodieren. Formal wird dann von einer Hyperinflation gesprochen, wenn die Inflationsrate pro Monat über

[23] Mankiw, 2004, S. 722f.
[24] Vgl. Bofinger, 2003, S. 239.

50 Prozent beträgt. Aufs Jahr gesehen bedeutet das dann einen mehr als hundertfachen Anstieg des Preisniveaus.

> **Hyperinflation**:
>
> - Formal wird dann von einer Hyperinflation gesprochen, wenn die Inflationsrate pro Monat über 50 Prozent beträgt. Aufs Jahr gesehen bedeutet das dann einen mehr als hundertfachen Anstieg des Preisniveaus.

In Hyperinflationszeiten soll es vorgekommen sein, dass am Auszahlungstag des Lohnes Frauen mit Schubkarren zur Firma ihres Mannes gekommen waren, um mit dem „vielen" Geld gleich auf dem Markt ein Brot für mehrere Milliarden Reichsmark zu kaufen.

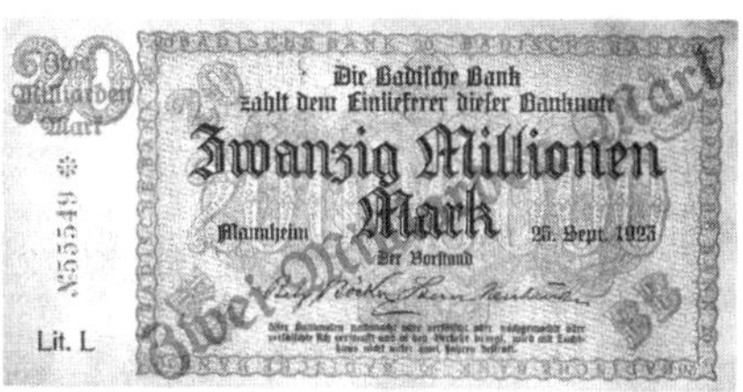

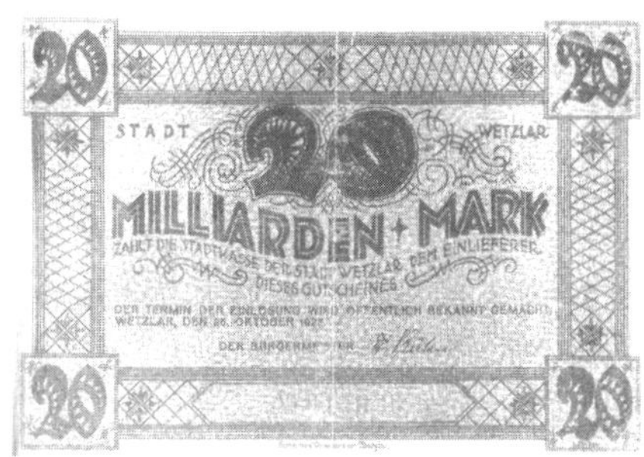

Abbildung 5.22: Inflationsgeld.

Wenn man nach den Ursachen dieser völlig ausufernden und haltlosen Inflation fragt, dürfte sich eine Antwort schnell aufdrängen, nämlich die Tatsache, dass der Staat Geld gedruckt hatte. Deutschland musste eine exzessive Staatsverschuldung finanzieren und diese Finanzierung geschah anhand der Notenpresse. Für die wirtschaftliche Praxis war das ein Desaster, denn viele Menschen verloren ihre wertlos gewordenen Ersparnisse. Für die wirtschaftliche Theorie bedeutet das einen Lehrbuchfall. Wächst nämlich die Geldmenge im Vergleich zur Gütermenge viel stärker – und im Falle des Gelddruckens ist das offensichtlich –, bedeutet das Inflation und Geldentwertung.[25]

Österreich: Zur damaligen Zeit war nicht nur Deutschland von einer Hyperinflation betroffen. Auch Österreich, Ungarn und Polen hatten enorme Preissteigerungen zu verzeichnen. In Österreich erreichte die Inflation im Jahr 1921 mit einer Inflationsrate von fast 600 Prozent einen Höchststand. Die anschließende Sanierung der Staatsfinanzen endete am 20. Dezember 1924 mit der Ablösung der Krone durch die neue Währung „Schilling".

[25] Stoppen lässt sich eine Hyperinflation nur durch die „Notbremse" und das ist eine Währungsreform, so wie im November 1923 in Deutschland geschehen.

3.1.3 Fall 3: „Normale" Inflation – Feind oder Freund?

Hyperinflationen sind „Naturkatastrophen" des Wirtschaftslebens. Sie faszinieren und erschrecken gleichermaßen. Doch auch das normale „Wetter" verdient Beachtung. Wir lassen also die Katastrophe des Zweiten Weltkriegs und eine weitere Währungsreform am 21. Juni 1948 in Deutschland hinter uns und begeben uns in ruhigere Wirtschaftszeiten.

USA: In den siebziger Jahre war die Inflationsrate in den USA relativ hoch. Sie war mit über fünf Prozent so hoch, dass sie den US-amerikanischen Präsidenten Gerald Ford im Jahr 1974 dazu veranlasste, die **Inflation als** ***„öffentlichen Feind Nr. 1"*** zu benennen.[26]

Deutschland:

Auch in Deutschland waren in Folge der Ölpreiskrise relativ hohe Inflationsraten von bis zu sieben Prozent zu verzeichnen.[27] Analog der Äußerung des amerikanischen Präsidenten ist auch aus Deutschland eine oft zitierte Anmerkung des damaligen Bundeskanzlers Helmut Schmidt bekannt. Schmidt sagte nämlich: ***„Lieber fünf Prozent mehr Inflation als fünf Prozent mehr Arbeitslosigkeit."***

Diese Aussage beinhaltet zwei Mitteilungen. Zum einen, dass es offensichtlich sowohl ein Beschäftigungsproblem als auch ein Preisstabilitätsproblem gab. Und zum anderen, dass den Verantwortlichen das Problem der Inflation – wenn es schon beide Probleme gab – „lieber" war als das der Arbeitslosigkeit. Der Inflation wurde die Rolle als „Verbündeter" im Kampf gegen Arbeitslosigkeit zugedacht. Ob das so stimmt und ob und in welcher Form ein Konflikt zwischen Beschäftigung und Preisniveaustabilität besteht, wurde anhand der Phillipskurve demonstriert.

Inflation birgt einiges an Konfliktstoff, auch wenn heute Arbeitslosigkeit und Rezession der Inflation den Rang abgelaufen haben. Doch nicht umsonst ist die Stabilität des Preisniveaus als erste Zielsetzung im Stabilitätsgesetz erwähnt und gehört zu den vier Zielen des magischen Vierecks.

3.2 Definition, Entwicklung und Arten von Inflation

3.2.1 Was ist Inflation?

Inflation (lat. inflatio: anschwellen) kann durch zwei Begriffe definiert werden, nämlich durch Preisniveauanstieg und Geldentwertung. Landläufig würde man sagen, dass „alles teurer wird" beziehungsweise „das Geld nichts mehr wert ist". Definiert man den (inneren) Geldwert als Kaufkraft des Geldes, ließe sich Inflation auch als Kaufkraftverlust beschreiben.

---

[26] Vgl. Mankiw, 2004, S. 666.

[27] Im Übrigen stellen die erhöhten Preise für den Importrohstoff Öl ein ebenfalls interessantes Beispiel für eine Inflationsursache dar, in diesem Fall das Beispiel einer importierte Inflation.

Inflation bedeutet:
- Preisniveauanstieg
- Geldentwertung

→ Kaufkraftverlust (abgeleitet)

> **Definition von Inflation**:
>
> ➢ Ein über einen längeren Zeitraum anhaltender Anstieg des Preisniveaus beziehungsweise dauerhafter Geldentwertungsprozess (Verlust an Kaufkraft).

Geldwert und Kaukraft beschreiben eine Beziehung zwischen Geldmarkt und Gütermarkt. Kaufkraft ist die Menge an Gütern, die mit einer Geld- oder Währungseinheit gekauft werden kann. Geldentwertung und Kaufkraftverlust bedeuten also, dass man mit der gleichen Menge an Geld weniger Güter kaufen kann. Dazu ein einfaches Beispiel:

Beispiel zur Definition und Begriffsbestimmung von Inflation:

1.) 1 Brötchen kostet 0,25 €:

- Preisniveau: 1 Brötchen ist 0,25 Euro wert.
- Geldwert: 1 Euro ist 4 Brötchen wert.

➔ bzw. Kaukraft: 4 Brötchen sind für 1 Euro zu erhalten.

2.) 1 Brötchen kostet 0,50 €.

- Preisniveau: 1 Brötchen ist 0,50 Euro wert.
- Geldwert: 1 Euro ist 2 Brötchen wert.

➔ bzw. Kaukraft: 2 Brötchen sind für 1 Euro zu erhalten.

Die Verdoppelung des Preises für ein Brötchen führt zu einer Halbierung des Geldwertes beziehungsweise zu einer Halbierung der Kaufkraft.

Hinweis: Unterschied zwischen Preisniveaustabilität und Teuerung

Inflation bedeutet einen Anstieg des Preisniveaus. Dieser Anstieg des Preisniveaus bezieht sich auf die Güter einer Volkswirtschaft im Gesamten und ist zu unterscheiden von der Zu- oder Abnahme einzelner Preise oder Preisgruppen. Die „Freiheit" der Preise an sich ist eine wesentliche Voraussetzung der Marktwirtschaft, so dass es völlig normal und erwünscht ist, dass manche Güter teuer und manche billiger werden. Es mag sein, dass Wasser und Heizöl sowie Mieten teurer, andere Güter wie Drucker und Flachbildschirme jedoch billiger werden. Preisvariabilität im Sinne von Preismechanismus gehört zum Funktionieren der Marktwirtschaft. Die Stabilität des Preisniveaus im Allgemeinen muss dem nicht widersprechen. Steigen einzelne Preise oder Preisgruppen an, spricht man übrigens von Teuerung.

3.2.2 Zahlen und Daten zur Inflation

Inflationsraten können Werte zwischen „Null" (Preisstabilität) und zwei- oder dreistelligen Zahlenwerten einnehmen. Doch was ist noch normal und akzeptabel und ab welchem Wert wird die Entwicklung besorgniserregend? Um hier einen Maßstab zu geben, sei an den Referenzwert der Europäischen Zentralbank für die Preisentwicklung in Europa erinnert. Der Referenzwert für die Inflationsrate – gemessen am harmonisierten Verbraucherpreisindex HVPI – beträgt 2 Prozent.[28]

Betrachtet man die Entwicklung der Inflationsraten in Deutschland nach dem Zweiten Weltkrieg bis zum Jahr 2000, sind Amplitudenwerte von rund plus 8 bis minus 6 Prozent festzustellen (Abbildung 5.23). Von 2000 bis 2005 pendelten sich die Inflationsraten zwischen 1,1 und 2,0 Prozent ein

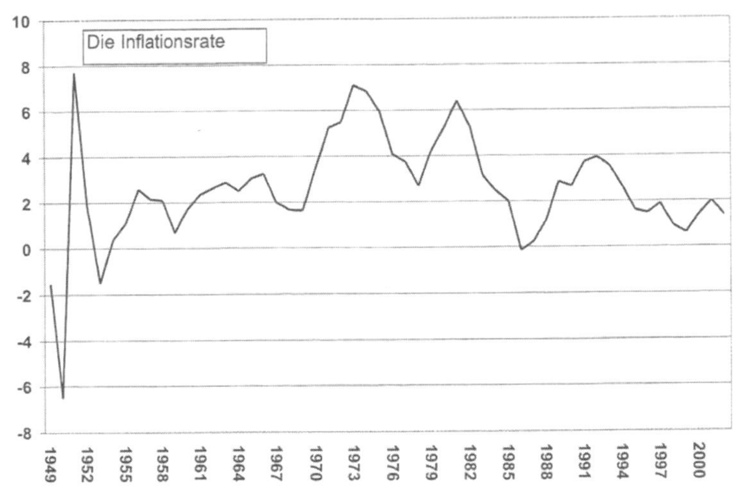

Abbildung 5.23: Entwicklung der Inflationsrate in Deutschland von 1949 bis 2000 [Datenquelle: Statistisches Bundesamt. Grafik: Bofinger, 2003, S. 240]

3.2.3 Inflationsarten

Die Unterscheidung in verschiedene Inflationsarten lässt sich nach dem Grad und Ausmaß der Inflation beziehungsweise nach der Stärke der Preissteigerung bestimmen. Möglich ist auch die Unterscheidung nach den Ursachen der Inflation. Die Beschreibung der Inflationsarten an dieser Stelle bezieht sich auf das Ausmaß und die Stärke einer Inflation. Danach lassen sich folgende **Inflationsarten** unterscheiden:

- säkulare Inflation
- schleichende Inflation
- galoppierende Inflation
- Hyperinflation

[28] Vgl. Band 2 (Kapitel 10: Geldpolitik der Europäischen Zentralbank).

Die Definition dieser Inflationsarten ist nicht eindeutig vorgegeben, sondern umschreibt mehr oder weniger gebräuchliche Begriffe.

Art	Beschreibung
Säkulare Inflation	Lang anhaltender, aber moderater, Prozess von Preissteigerungen ohne Selbstverstärkungstendenz. Die säkulare Inflation ist vor allem in den westlichen Industrienationen vorzufinden und „begleitet" den meist üblichen Wachstumsprozess in diesen Nationen.
Schleichende Inflation	Anhaltende Preissteigerungen zwischen 2 und 5 Prozent jährlich. Charakteristisch für die schleichende Inflation ist ein zyklischer Verlauf entsprechend der allgemeinen und meist ebenfalls zyklisch verlaufenden Konjunktur.
Galoppierende Inflation	Stark kumulative Geldwertminderung. Bei einer galoppierenden Inflation verliert Geld seine Funktion als Wertaufbewahrungsmittel. Galoppierende Inflation und Hyperinflation werden manchmal gleichgesetzt
Hyperinflation	Extreme Ausprägung der galoppierenden Inflation mit Preissteigerungsraten von mindestens 50 Prozent (Cagan'sche Schwelle). Hyperinflationen bedeuten eine Paralysierung der Geldwirtschaft und treten oft nach Kriegen und gesellschaftlichen Systemveränderungen ein.

Abbildung 5.24: Inflationsarten. [Quelle: Vgl. Geigant, u. a. (Lexikon Volkswirtschaft) 2000]

3.3 Messung und Berechnung der Inflation

Inflationsraten zu berechnen, ist ein konkretes, praktisches und recht komplexes Unterfangen. Inflation bedeutet, dass das Preisniveau gestiegen ist, das heißt Güter teurer geworden sind. Aber woher weiß man das? Gehen Statistiker in den Aldi oder Lidl und schauen sich die Preise von Butter und Mehl an? Notieren sie sich die Preisentwicklung des Benzins an den Zapfsäulen der Tankstellen? Welche Güter werden überhaupt in Erwägung gezogen? Denn die Preise aller Güter zu erfassen, ist unmöglich. Begnügt man sich aber mit einer Auswahl von Gütern, ist zu fragen, welche Güter es „wert" sind, in die Analyse miteinbezogen zu werden. Macht es einen Unterschied, ob die Preise für Wohnungsmieten oder für Körnerbrot gestiegen sind? Hinter einer einzigen, „kleinen" Inflationszahl wie zum Beispiel 1,8 Prozent steckt eine Menge Wissen und Arbeit.

3.3.1 Bestimmung und Berechnung der Inflationsrate

Um die Inflationsrate zu berechnen, sind fünf Schritte vorzunehmen:

Kriterium	Beschreibung
Mengen	Festlegung des Warenkorbes durch Auswahl der Güter und deren Gewichtung.
Preise	Feststellung der Preise für jedes Gut in jedem Jahr.
Wert	Berechnung des Wertes des Warenkorbes für jedes Jahr (Preise mal Mengen).
Preisindex	Auswahl eines Basisjahres und Berechnung des Preisindex für die Lebenshaltung für jedes Jahr.
Inflationsrate	Berechnung der Inflationsrate mit Hilfe des Preisindex.

Beispiel zur Berechnung der Inflationsrate[29]

Unsere vereinfachte Volkswirtschaft bietet lediglich zwei Güter an, nämlich Bier und Brezeln.

Mengen: Festlegung des Warenkorbes: 5 Flaschen Bier und 10 Brezeln.

Preise: Feststellung der Preise für Bier und Brezeln in jedem Jahr.

Jahr	Bier [€]	Brezeln [€]
2004	2,50	0,50
2005	2,58	0,60
2006	2,80	0,70

Wert: Berechnung des Warenkorbwertes für jedes Jahr (Preis · Menge) Die Menge wird als konstant betrachtet:

Jahr	$P_1 \cdot X_2 + P_2 \cdot X_2$
2004	2,50 €/St · 5 St + 0,5 €/St · 10 St = 12,5 € + 5 € = 17,50 €
2005	2,58 €/St · 5 St + 0,6 €/St · 10 St = 12,9 € + 6 € = 18,90 €
2006	2,80 €/St · 5 St + 0,7 €/St · 10 St = 14,0 € + 7 € = 21,00 €

Preisindex: Auswahl eines Basisjahres (2004) und Berechnung des Preisindex für die Lebenshaltung für jedes Jahr

Jahr	Preisindex für die Lebenshaltung	
2004	17,5 € / 17,5 € · 100	= 100
2005	18,9 € / 17,5 € · 100	= 108
2006	21,0 € / 17,5 € · 100	= 120

Inflationsrate: Berechnung der Inflationsrate mit Hilfe des Preisindex für die Lebenshaltung

Jahr	Inflationsrate	
2004	-	
2005	(108 - 100) / 100 · 100	= 8,00 %
2006	(120 - 108) / 108 · 100	= 11,11 %
	bzw. [120/108) - 1] · 100	= 11,11 %

3.3.2 Messung der Inflation in Deutschland

Die Berechnung und Bestimmung der Inflation in Deutschland läuft prinzipiell nach dem gleichen Muster ab wie im vorigen Beispiel aufgezeigt. Durchgeführt wird die Berechnung vom Statistischen Bundesamt.

3.3.2.1 Festlegung des Warenkorbes

Der erste Schritt liegt in der Festsetzung des Warenkorbes. Wie viele und welche Güter, das heißt Waren und Dienstleistungen, sollen in den Warenkorb hinein

[29] In Anlehnung an ein Beispiel in: Mankiw, 2004, S. 543.

genommen werden? In Deutschland sind es zur Zeit rund 750 Waren und Dienstleistungen, die der Warenkorb enthält.

> **Warenkorb**:
> - Zusammensetzung aus rund 750 Waren und Dienstleistungen.

Die Menge und Zusammensetzung kann sich im Zeitablauf ändern. In der Regel wird der Warenkorb alle fünf Jahre neu geordnet. Alte Produkte fallen heraus und neue Produkte kommen hinzu. Die letzte Umstellung war im Jahr 2005. Zuvor gab es Umstellungen in den Jahren 1995 und 2000. Der nächste neue Warenkorb soll 2010 zusammengestellt werden.

> **Basisjahre und Neugestaltung der Warenkörbe:**
> - ..., 1995, 2000, 2005, ... (üblicherweise alle fünf Jahre)

Beispiele für Warenkorbumstellungen (Basisjahr):

1995:	mehr als 20 neu dazu:	Körnerbrot, Mikrowellenherd und Blumenerde
	mehr als 30 gestrichen:	Spaghetti, Diarahmen und Unkrautvernichter
2000:	neu:	Scanner, Laserdrucker, CD-Rohlinge, Digitalkameras, Essen auf Rädern
	gestrichen:	Schreibmaschinen
2005:	neu:	Festlegung voraussichtlich im Jahr 2008
	gestrichen:	...

3.3.2.2 Feststellung der Preise der Güter

Rund 560 Mitarbeiter des Statistischen Bundesamtes besuchen monatlich fast 190 Berichtsgemeinden, gehen in die dortigen Geschäfte und erfragen für rund 750 Waren und Dienstleistungen die jeweiligen Preise. Insgesamt werden 350.000 Einzelpreise ermittelt.

Für die Ermittlung der Preise der einzelnen Waren und Dienstleistungen wird ein erheblicher Aufwand betrieben. Zu den Maßnahmen gehören:

- Notierung von ca. 200.000 Preissteigerungen von rund 750 Waren und Dienstleistungen privater Haushalte.
- Laufende Neubewertungen und Neuberechnungen des Warenkorbs.
- Einkommens- und Verbrauchsstichproben (EVS) bei 40.000 bis 50.000 Haushalten alle fünf Jahre.
- Laufende Warenrechnungen (Panels): 950 Haushalte führen Haushaltsbücher.
- Ermittlung laufender Preise durch Interviews in ca. 100 Gemeinden.

3.3.2.3 Berechnung des Warenkorbwertes

Nachdem die Güter, deren Mengen und deren Preise bestimmt sind, kann der Wert des Warenkorbes insgesamt berechnet werden. Dazu werden die Preise des jeweiligen Gutes mit der entsprechenden Menge multipliziert.

> **Wert des Warenkorbes für einen repräsentativen Haushalt**:
> - Preise mal jeweilige Mengen
> - Warenkorb: $x_1 \cdot p_1 + x_2 \cdot p_2 + \ldots + x_n \cdot p_n = X \cdot P$

3.3.2.4 Berechnung der Preisindizes

Grundlage für die Berechnung der Inflationsrate in Deutschland ist der Verbraucherpreisindex (VPI), genauer der „Preisindex für die Lebenshaltungskosten aller privaten Haushalte". Der Verbraucherpreisindex ist eine Kennziffer zur Messung der durchschnittlichen Preisentwicklung.[30]

> **Preisindex zur Berechnung der Inflationsrate in Deutschland**:
> - „Preisindex für die Lebenshaltungskosten aller privaten Haushalte"; kurz: Verbraucherpreisindex (VPI)

Der Verbraucherpreisindex seinerseits fließt in die Berechnungen des Harmonisierten Verbraucherpreisindex (HVPI) des Euro-Währungsraumes ein. Der HVPI gilt als Maßstab für die Preisstabilität im Euro-Währungsraum. Ein Wert von unter 2 Prozent gegenüber dem Vorjahr (Referenzwert) wird von der Europäischen Zentralbank als preisstabil betrachtet.

> **Preisindex zur Berechnung der Inflationsrate im Euro-Währungsraum**
> - Harmonisierter Verbraucherpreisindex (HVPI), Referenzwert: 2 % gegenüber dem Vorjahr.

---

30 Da viele Bundesbürger nach der Euroumstellung eine höhere Inflation, als die nach dem Verbraucherpreisindex bestimmte offizielle Inflationsrate wahrnahmen und fühlten, wurde im Rahmen eines Forschungsprojektes des Statistischen Bundesamtes der „Indikator der wahrgenommenen Inflation" (IWI) entwickelt. Dass viele Bürger Inflation höher wahrnehmen als sie tatsächlich ist, liegt zum Beispiel daran, dass Preiserhöhungen („Verluste") deutlicher wahrgenommen als Preissenkungen („Gewinne"). Je nach Berechnungsmethode liegen aber auch die IWI-Werte nicht viel höher als die VPI-Werte. [Vgl. Jörg Hinze: „Wahre" Teuerungsrate – Divergenzen zwischen Preismessung und Inflationswahrnehmung. In: Wirtschaftsdienst 2006, 2; HWWA-Konjunkturforum]

Indexbildung:

Um Preisindizes zu bilden, bedient man sich üblicherweise zweier mathematischer Verfahren: Methode nach dem Laspeyres-Index oder nach dem Paasche-Index. Der Unterschied besteht in der Wahl des Referenzjahres:

- **Laspeyres-Index**: Verbrauchszahlen (Mengen) beziehen sich auf das Basisjahr 0.
- **Paasche-Index**: Verbrauchszahlen (Mengen) beziehen sich auf das aktuelle Jahr t (Berichtsjahr).

Der Wert des Referenzjahres – sei es das Basisjahr oder das Berichtsjahr – wird dann auf 100 gesetzt.

Die bei uns übliche Berechnung der Inflationsrate erfolgt anhand des Laspeyres-Index.

$$\textbf{Laspeyres-Index} = P_{0,t}^{L} = \frac{\sum_{i=1}^{n} p_i^t \cdot x_i^0}{\sum_{i=1}^{n} p_i^0 \cdot x_i^0}$$

3.3.2.5 Berechnung der Inflationsraten

Die Berechnung der Inflationsrate definiert sich als Veränderung des Preisindex, gemessen als prozentuale Preisänderung im Vergleich zum Vorjahr.

Jahr	Warenkorb	Preisindex	Inflationsrate
2003	3000	100	
2004	3060	102	2,00 %
2005	3180	106	3,92 %
2006	3300	110	3,77 %

Hinweis: So berechnet sich beispielsweise die Inflationsrate von 3,77 Prozent im Jahr 2006 wie folgt: $[(110/106) - 1]\cdot 100 = 3{,}77\ \%$

Exkurs: BIP-Deflator

Ein weiteres Maß für die Erfassung des allgemeinen Preisniveaus ist der BIP-Deflator.

BIP-Deflator:

- Verhältnis von nominalem zu realem Bruttoinlandsprodukt.

Nominales BIP: Inlandsprodukt zu laufenden Preisen bewertet.
Reales BIP: Inlandsprodukt zu den Preisen des Basisjahres bewertet.

Statistisch besteht kaum ein Unterschied zwischen dem Preisindex für die Lebenshaltung und dem BIP-Deflator. Ein methodischer Unterschied besteht darin, dass dem Preisindex für die Lebenshaltung ein fester Warenkorb (alle fünf Jahre) zugrunde liegt, während beim BIP-Deflator eine automatische Änderung im Zeitablauf erfolgt.[31]

3.4 Inflationsursachen

Angenommen der Staat druckt Geld und schenkt jedem Bundesbürger 1 Million Euro! Was passiert dann – mit den Preisen für Immobilien, Autos, Restaurant- und Friseurbesuche? Sie werden steigen!

3.4.1 Notenpresse, Ölpreiskrise und Gemüseknappheit

Eine Inflationsursache haben wir schon kennen gelernt und zwar im Zusammenhang mit der Hyperinflation – die „Notenpresse" der Regierung, also das Gelddrucken. Nun sollte diese spezielle Ursache – so interessant sie auch für die Wirtschaftstheorie ist – nicht zum alltäglichen wirtschaftspolitischen Instrumentarium werden. Doch auch mit Abschaffung der Notenpresse muss man nicht auf praktische Beispielsfälle für inflationäre Preisentwicklungen verzichten. So gab es in den siebziger Jahren Inflation durch Ölpreissteigerungen. Und auch heute stößt man immer wieder auf spezielle Ursachen für Preissteigerungen. So hieß es in der Überschrift eines Zeitungsartikels nach einer Frostperiode im Winter 2002: „Preise für Gemüse ziehen kräftig an. Wegen Kälte in ganz Deutschland knappes Angebot in Baden Württemberg."[32]

So unterschiedlich und vielfältig sich diese Ursachen und Anlässe auch präsentieren, ist ihnen allen doch eines gemeinsam, nämlich ein Ungleichgewicht zwischen Angebot und Nachfrage auf den Gütermärkten – und zwar ein Ungleichgewicht derart, dass in allen Fällen die Nachfrage größer ist als das Angebot. Diese Tatsache, dass die Nachfrage größer ist als das Angebot, gilt als generelle Ursache für Inflation.

Inflationsursache:

- Ungleichgewicht zwischen Angebot und Nachfrage:
  Nachfrage > Angebot!

[31] Vgl. Mankiw, 2004, S. 551.
[32] Im klassischen Sinne handelt es sich hier nicht um Inflation, sondern um eine Teuerung, da sich der Preisanstieg auf eine Produktgruppe und nicht den ganzen Warenkorb bezieht.

Alle Arten von Inflation sind vom Ergebnis her „Nachfrageüberhänge“, nur die Ursachen für diese Ungleichgewichte sind unterschiedlich. Je nachdem, worin die Ursache für einen Nachfrageüberhang liegt, lassen sich unterschiedliche Inflationsursachen klassifizieren:

Inflationsursachen und -arten:

- Nachfrageinflation
- Angebotsinflation:
  - Angebotslückeninflation
  - Kostendruckinflation (Sonderfall: Lohndruckinflation)
- Geldmengeninflation

Nachfrageinflation: Ist die Ursache für ein Ungleichgewicht von Angebot und Nachfrage auf der Nachfrageseite zu suchen, handelt es sich um eine Nachfrageinflation (demand-pull-inflation). Die Nachfrage erhöht sich, während das Angebot als konstant betrachtet wird.

Angebotsinflation: Ein Ungleichgewicht zwischen Angebot und Nachfrage kann auch durch einen Rückgang des Angebots bei gleich bleibender Nachfrage entstehen. In diesem Fall spricht man von einer Angebotsinflation. Je nachdem woher die Veränderungen auf der Angebotsseite herrühren, definiert man die Angebotslückeninflation, die Kostendruckinflation (cost-push-inflation) mit dem Sonderfall der Lohndruckinflation und die Gewinndruckinflation.

Geldmengeninflation: Auch die Geldmengeninflation ist letztlich nur eine Modifikation des Nachfrage-größer-Angebots-Modells. Die Geldmengeninflation wird im Unterschied zu den vorigen Modellen nicht allein mit güterwirtschaftlichen Variablen erklärt, sondern mit monetären Größen. Doch auch hier gilt, dass die Nachfrage größer ist als das Angebot.

3.4.2 Nachfrageinflation

Die Nachfrageinflation beschreibt eine Inflation, die sich aus einem Ungleichgewicht zwischen Angebot und Nachfrage auf dem Gütermarkt ergibt, wobei die Ursache für dieses Ungleichgewicht der Nachfrageseite entspringt. Die Nachfrage steigt, während das Angebot konstant bleibt. Modelltheoretisch entspricht dies einem Nachfrageüberhang, wie er in Band 1 (Kapitel 4) im Rahmen des Markt- und Preismechanismus behandelt wurde. Diese Zunahme der Nachfrage mit Folge eines Nachfrageüberhang beziehungsweise einer Übernachfrage bedingt eine so genannte inflatorische Lücke. Je nachdem wie starr oder flexibel die Angebotsfunktion ist, wird die Lücke beziehungsweise inflatorische Wirkung größer oder kleiner sein.

3.4.2.1 Nachfrageinflation als Nachfrageüberhang

Eine Zunahme der Nachfrage bedeutet grafisch eine Rechtsverschiebung der Nachfragefunktion. Die Angebotsfunktion wird ceteris paribus als fix betrachtet.

Nachfrageinflation:

- N > A (Nachfrageüberhang)
- Rechtsverschiebung der Nachfragefunktion

➔ Erhöhung des Preisniveaus

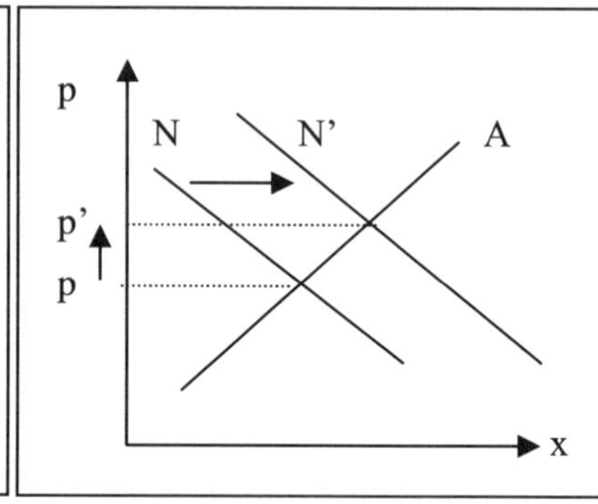

Abbildung 5.25: Funktionsweise der Nachfrageinflation.

Angebotsstarrheit: Dass die Angebotsfunktion als fix betrachtet wird, bedeutet, dass auf die erhöhte Nachfrage nicht mit einer Produktionsausweitung oder einer Erhöhung des Dienstleistungsangebot reagiert wird, was das Preisniveau konstant halten würde.

Die Gründe für ein fixes Angebot können vielfältig sein. Die Zeit ist zu kurz, um mengenmäßig reagieren zu können. Die Produktionskapazitäten sind ausgelastet (Vollbeschäftigung), so dass zuerst einmal investiert werden müsste und neue Arbeitskräfte einzustellen wären, was lange dauern kann. Die erhöhte Nachfrage könnte auch als kurzfristiger Strohfeuereffekt betrachtet werden, so dass eine langfristig angelegte Angebotsausweitung nicht sinnvoll wäre.

Schließlich bedeuten höhere Preise durch eine erhöhte Nachfrage auch höhere Gewinnspannen, so dass eine mengenmäßige Reaktion seitens der Unternehmen nicht unbedingt angestrebt wird.

3.4.2.2 Ursachen für Nachfragesteigerungen

Privatnachfrage: Während das Angebot konstant bleibt, erhöht sich die Nachfrage. Gründe können darin liegen, dass private Haushalte mehr Einkommen zur Verfügung haben oder aus bestimmten Gründen mehr ausgeben möchten oder müssen. Mehr Einkommen kann durch eine Erhöhung der Löhne der Arbeitnehmer oder der Gewinne der Unternehmer resultieren.

Grund für eine Zunahme des Konsums der privaten Haushalte und der Investitionen der Unternehmen kann aber auch eine Abgabensenkung sein. Steuerreduzierungen beispielsweise erhöhen das verfügbare Einkommen und können somit ebenfalls die Nachfrage ankurbeln.

Viele Marktteilnehmer finanzieren ihre Einkäufe über Kredite. Wenn das Zinsniveau sinkt, wird man eventuell eher mal die Wohnzimmereinrichtung kaufen, beziehungsweise bei niedrigen Hypothekenzinsen das Haus bauen.

Staatsnachfrage: Als Nachfrager kann neben den privaten Haushalten und den Unternehmen auch der Staat auftreten. Eine Erhöhung der Staatsausgaben bedeutet ebenfalls eine Erhöhung der Nachfrage, sofern dadurch nicht die Nachfrage der privaten Akteure verdrängt wird – zum Beispiel durch höhere Steuerbelastungen. Sollten die öffentlichen Haushalte ihre Staatsausgabenerhöhungen über Kredite finanzieren, könnte das zu höheren Zinsen führen und die Privatwirtschaft mit Zeitverzögerung ebenfalls wieder belasten.

Ursachen für Nachfrageerhöhungen:

- Lohnerhöhung
- Steuer- und Sozialabgabensenkung
- Gewinnsteigerungen
- Zinssenkung
- Staatsausgabenerhöhung
- Bevölkerungswachstum
- Hamsterkäufe
- Anstieg der Exportnachfrage

Kompensationseffekte: Die bisher angeführten Ursachen für Nachfrageinflationen beruhen auf einer Erhöhung der Ausgaben für Konsum, Investitionen und Staatstätigkeit. Schaut man sich diese Mechanismcn an, wird man feststellen, dass sie sich zum Teil kompensieren. Angenommen der Staat will die Wirtschaft durch Steuersenkungen ankurbeln, kann das zur Folge haben, dass Konsumenten und Unternehmer durch ihre höhere Kaufkraft tatsächlich mehr nachfragen und einkaufen. Gleichzeitig kann aber auch kurzfristig die Nachfrage des Staates infolge verminderter Steuereinnahmen zurückgehen.

Demografie: Die Nachfrage muss nicht unbedingt dadurch zunehmen, dass die einzelnen Nachfrager mehr ausgeben. Es kann auch sein, dass insgesamt die Zahl der Nachfrager zunimmt, ausgelöst durch ein Bevölkerungswachstum oder durch Zuzug (zahlungskräftiger) Einwanderer. In Krisensituationen kann es zu Hamsterkäufen kommen, die ebenfalls einen Nachfragesog bewirken.

Auslandsnachfrage: Bezieht man das Ausland in die Analyse mit ein, kann man eine auslandsnachfragebedingte Inflation definieren. Wenn der Export stark ansteigt – in diesem Fall fragen die ausländischen Importeure mehr nach – kann das ebenfalls eine Nachfrageerhöhung bedeuten. In diesem Fall spricht man von einer importierten Nachfrageinflation (Importpreiseffekt).

3.4.3 Angebotsinflation

Die Angebotsinflation lässt sich als Angebotslückeninflation oder als Kostendruckinflation beschreiben.

3.4.3.1 Angebotslückeninflation

Die Angebotslückeninflation beschreibt den prinzipiell gleichen Zusammenhang wie bei der Nachfrageinflation. Die Nachfrage ist größer als das Angebot – mit dem Unterschied, dass die Ursache dieses Ungleichgewichts auf der Angebotsseite liegt. Es handelt sich also um einen Rückgang des Angebots bei modelltheoretisch gleich bleibender Nachfrage.

Wenn das Angebot zurückgeht und somit bei gleich bleibender Nachfrage die Nachfrage nach Gütern größer ist als die angebotene Menge, führt dies zu Preissteigerungen. Man denke an ein Popkonzert, wo auf dem Schwarzmarkt für wenige Karten sehr hohe Preise bezahlt werden.

Angebotslückeninflation

- A < N (Angebotslücke)
- Linksverschiebung der Angebotsfunktion

➔ Erhöhung des Preisniveaus

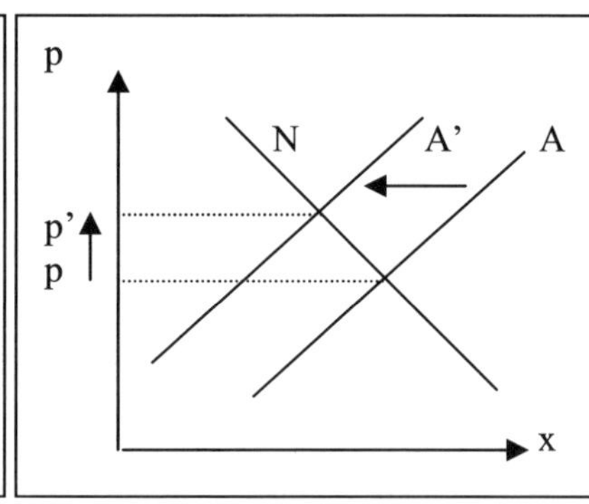

Abbildung 5.26: Funktionsweise einer Angebotslückeninflation.

Die Ursachen für einen Rückgang des Angebots können in Produktionsausfällen liegen. Produktionsausfälle kann es durch Krisen und Katastrophen wie Krieg, Missernten, Naturkatastrophen und Streiks geben. In Kriegs- und Krisenzeiten, die sich ja oft durch eine Güterknappheit auszeichnen, haben immer wieder Menschen solche Engpässe ausgenutzt und Waren zu überhöhten Preisen auf den „Markt" gebracht, um dadurch zu Kriegsgewinnlern zu werden. Auch Teilmärkte wie der Markt für Rauschgift sind letztlich hoch inflationäre Märkte. Eine relativ große Nachfrage trifft auf ein kleines Angebot, das es offiziell überhaupt nicht geben dürfte. Je schwieriger ein Produkt zu erhalten ist, desto knapper und teurer wird es.

Um höhere Preise durchsetzen zu können, ist auch eine künstliche Verknappung vorstellbar. Insbesondere in einer Monopolsituation ist das durchführbar. Die OPEC dient als bekanntes Beispiel. Durch eine Reduzierung des Fördervolumens von Öl können die Preise nach oben getrieben werden.

Einen Angebotsrückgang kann es auch infolge ausbleibender Importlieferungen aus dem Ausland geben (importierte Inflation).

Ursachen für Angebotsrückgänge:

- Produktionsausfälle durch Streik, Krieg, Missernten, Naturkatastrophen
- Künstliche Verknappung des Angebots
- Ausbleibende Lieferungen aus dem Ausland

3.4.3.2 Kostendruckinflation und Lohndruckinflation

Die Kostendruckinflation (cost-push-inflation) basiert auf steigenden Kosten für den Einsatz der Produktionsfaktoren. Das können steigende Preise für Stahl auf dem Weltmarkt als Rohstoff für viele Produktionsunternehmen sein. Das können steigende Energiepreise sein, seien es die Kosten für den Energieträger Öl oder für Strom. Das können steigende Löhne sein oder auch zunehmende Lohnnebenkosten wie Rentenbeiträge, die vom Arbeitgeber anteilig zu entrichten sind. Betrifft die Erhöhung der Kosten den Faktor Arbeit, also steigende Lohnkosten, spricht man von einer Lohndruckinflation. Generell höhere Löhne können in einer Volkswirtschaft einen Druck auf die Preise ausüben – eben die Lohndruckinflation.

Ursachen der Kostendruckinflation:

- Lohn(neben)kostensteigerung → Lohndruckinflation (Lohn-Preis-Spirale)
- Steuern- und Gebührenerhöhungen
- Zinserhöhungen
- Preissteigerungen bei importierten Produktionsfaktoren (Importpreiseffekt), z. B. durch Ölpreissteigerungen

Hinweis: Steigende Produktionskosten müssen nicht automatisch zu höheren Verkaufspreisen führen. Ist eine größere Gewinnspanne im Unternehmen vorhanden, können die höhere Preise auch zu Lasten der Gewinnspanne kompensiert werden. Ist das Unternehmen nicht in der Lage, die höheren Kosten zu Lasten der Gewinnspanne zu kompensieren, weil keine Gewinnspanne vorhanden ist – was öfters vorkommen soll, oder ist das Unternehmen nicht bereit dazu die Gewinnspanne zu schmälern, kann der erhöhte „Dampfdruck" nur über höhere Verkaufspreise abgegeben werden.

Will man eine Kostendruckinflation grafisch darstellen, ergibt sich prinzipiell das gleiche Bild wie bei der Angebotslückeninflation – mit einem wesentlichen Unterschied in der Darstellung. Bei der Angebotslückeninflation verschiebt sich die Angebotsfunktion nach *links*. Auf einer bestimmten Höhe des Preisniveaus wird weniger angeboten. Bei der Kostendruckinflation erfolgt eine Verschiebung der Angebotsfunktion nach *oben*. Eine bestimmte Menge wird zu einem höheren Preis angeboten. Die neue Angebotsfunktion A' ist in beiden Fällen jedoch vom Ergebnis her identisch.

Kostendruckinflation:

- A < N (Angebotslücke)
- Nachobenverschiebung der Angebotsfunktion

➔ Erhöhung des Preisniveaus

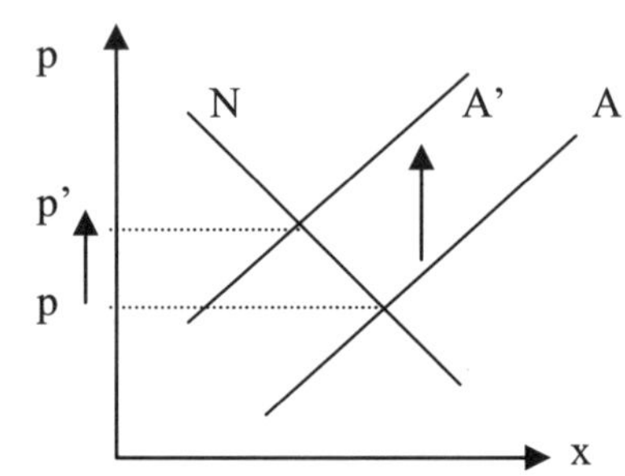

Abbildung 5.27: Funktionsweise einer Kostendruckinflation.

3.4.3.3 Sonderfall Gewinndruckinflation

Neben den bisher erwähnten Inflationsursachen existiert als Sonderfall die Gewinndruckinflation. Eine Gewinndruckinflation lässt sich aus verschiedenen Argumentationen ableiten. Unternehmen können infolge einer marktbeherrschenden Stellung (Monopolsituation) höhere Preise am Markt durchsetzen, die sie sonst in einer wettbewerbstarken Situation nicht halten könnten. Durch die Preiserhöhung soll die Gewinnspanne maximal ausgereizt werden.

Gewinndruckinflation:

➢ Die Maxime der Gewinnmaximierung führt zu einem inhärenten Anstieg der Preise (Gewinnspannenausweitung), insbesondere in Monopolsituationen.

Unabhängig von einer Monopolsituation sind Unternehmen per se bedacht, den Gewinn zu maximieren. Wenn es der Markt ermöglicht, werden sie im Rahmen einer Stückkostenkalkulation einen möglichst hohen Gewinnaufschlag einkalkulieren, der somit ebenfalls preiserhöhend wirken kann (mark-up-pricing).

Grundsätzlich kann das ökonomisch nachvollziehbare Bestreben der Unternehmen, ihren Gewinnanteil am Gesamteinkommen zu erhöhen. als preistreibend wirken (profit-push-inflation). Die Annahmen zur Gewinndruckinflation sind allerdings umstritten. Betrachtet man die heutige Situation, liefern sich viele Unternehmen einen teils ruinösen Preiswettbewerb („Geiz ist geil" oder „Ich bin doch nicht blöd“). Hier geht es nicht mehr um höhere Gewinne, sondern um Überleben und Marktanteilssicherung. Werden die Zeiten besser und sind die Wettbewerber ausgeschaltet, kann man über eine Erhöhung der Preise eventuell verlorenes Terrain wiedergutmachen.

3.4.4 Geldmengeninflation

Die Nachfrage- und die Angebotsinflation lassen sich durch Ungleichgewichte auf dem Gütermarkt erklären. Das Konzept der Geldmengeninflation erweitert den Blickwinkel, indem der Faktor Geld in die Ursachenanalyse von Inflation integriert wird. Letztlich läuft es ebenfalls wieder auf ein Nachfrageübergewicht im Verhältnis zum Angebot hinaus, der Begründungs- und Ursachenansatz ist jedoch ein anderer.

Die Geldmengeninflation lässt sich am besten und elegantesten anhand der Quantitätsgleichung erläutern.

Quantitätsgleichung des Geldes: $X \cdot P = M \cdot v$

X	=	Gütermenge
P	=	Preisniveau
M	=	Geldmenge
v	=	Umlaufgeschwindigkeit des Geldes

Quantitätsgleichung: Die Quantitätsgleichung stellt einen Zusammenhang zwischen bewerteter Gütermenge (Sozialprodukt) und dem entsprechenden Geldvolumen her. Wenn in einer Volkswirtschaft in einem Jahr 10 Autos a 20.000 Euro produziert und verkauft werden, muss die der Volkswirtschaft zur Verfügung stehende Geldmenge 50.000 Euro betragen, wenn man davon ausgeht, dass in einem Jahr die Geldmenge vier mal ausgeben wird (Umlaufgeschwindigkeit = 4).

Preisniveauanstieg durch Geldmengenerhöhung: Inflation liegt vor, wenn sich das Preisniveau (P) erhöht. Das Preisniveau seinerseits nimmt zu, wenn die Geldmenge (M) steigt. Die Umlaufgeschwindigkeit des Geldes (v) kann als relativ konstant betrachtet werden. Die Produktionsmenge einer Volkswirtschaft (X) kann kurzfristig ebenfalls als relativ konstant betrachtet werden. So muss eine Erhöhung der Geldmenge unter der Annahme der Konstanz der Umlaufgeschwindigkeit und der Gütermenge zu einer Erhöhung des Preisniveaus führen. Die Erhöhung des Preisniveaus basiert auf der Erhöhung der Geldmenge – die Geldmengeninflation.

Inflation: $X \cdot P\uparrow = M\uparrow \cdot v$

Annahme: X, v = konstant

Ergebnis: Geldmengenerhöhung M↑ => Preisniveauerhöhung P↑

Eine Erhöhung der Geldmenge erfolgt durch den Einsatz geldpolitischer Instrumente wie die Offenmarktpolitik und Zinspolitik seitens der Zentralbank. Eine Zinssenkung beispielsweise erhöht die Geldmenge, verbilligt Kredite und steigert die Nachfrage nach Investitions- und Konsumgütern. Insofern entspricht die Geldmengeninflation vom Ergebnis her einer Nachfrageinflation.

Geldmengeninflation ≡ Nachfrageinflation: $\underline{N} > A$

3.5 Inflationswirkungen und -probleme

Die negativen Wirkungen infolge Inflation – man spricht auch von Kosten der Inflation – sind vielfältig. Sie reichen vom Kaufkraftverlust mit der möglichen Folge der Verarmung bis hin zu ordnungspolitischen Problemen und völligem Vertrauensverlust und Destabilisierung eines politischen Systems.

Negative Wirkungen einer Inflation (Kosten der Inflation):

- Kaufkraftverlust
- „Schuhsohlenkosten" und „Speisekartenkosten"
- Inflationsbedingte Steuer- und Zinsverzerrungen, Besteuerung inflationsbedingter Scheingewinne
- Vermögensumverteilungen und Kapitalflucht
- Lohn-lag-Hypothese
- Wertverlust und ordnungspolitische Probleme

3.5.1 Kaufkraftverlust durch Inflation

Inflation bedeutet Kaufkraftverlust. Geld verliert an Wert, so dass man mit dem gleichen Geldbetrag weniger Güter erhält wie das zuvor der Fall war. Zu Kindheitszeiten kostete eine Brezel 10 Pfennig, heute kostet eine Brezel 50 Cent – eine Verzehnfachung des Preises. Mit demselben Betrag von 50 Cent hätte man früher umgerechnet 10 Brezeln konsumieren können.

Zu beachten ist jedoch, dass Preiserhöhungen und Geldwertverlust zwar einen absoluten Kaufkraftverlust darstellen, aber relativ gesehen unproblematisch sein können. Wenn man – um beim Brezelbeispiel zu bleiben – mehr als das Zehnfache an Geld gegenüber früher zur Verfügung hat, hat die Kaufkraft insgesamt nicht abgenommen.

Um einen relativen Kaufkraftvergleich im Hinblick auf verschiedene Zeitpunkte zu ermöglichen, ist die Kaufkraft pro Zeiteinheit ein hilfreiches Mittel.

Kaufkraft der Lohnminute:

➢ Arbeitszeit, um einen bestimmten Geldbetrag zu verdienen.

Während absolut betrachtet, die Preise der meisten Güter in Deutschland die letzten Jahrzehnte deutlich zugenommen haben, ist der Anstieg der Kaufkraft pro Lohnminute weitaus stärker gewesen. Das heißt, dass wir heute weniger lang arbeiten müssen um 1 Brot kaufen zu können (10 Minuten), als das 1960 der Fall war (20 Minuten). In Abbildung 5.28 sind weitere Produkte und deren Kaufkraft aufgeführt.

		1960			1991			2005		
	Einheit	Preis	Arbeitszeit		Preis	Arbeitszeit		Preis	Arbeitszeit	
		Euro	Std.	Min.	Euro	Std.	Min.	Euro	Std.	Min
Mischbrot	1 kg	0,41	0	20	1,82	0	11	2,28	0	10
Brathähnchen	1 kg	2,82	2	13	2,60	0	15	2,42	0	11
Bohnenkaffee	250 g	2,25	1	46	1,97	0	12	2,09	0	9
Normalbenzin	1 l	0,31	0	14	0,65	0	4	1,20	0	5
Waschmaschine	1 St.	285,30	224	30	542,99	53	27	532,68	39	36
Briefporto	1 Brief	0,10	0	5	0,51	0	3	0,55	0	2

Abbildung 5.28: Kaufkraft der Lohnminute [Quelle: Deutschland in Zahlen 2006, Tabelle 6.5, S. 57; Deutscher-Instituts-Verlag Köln]

3.5.2 „Schuhsohlen-“ und „Speisekartenkosten“

Schuhsohlen- und Speisekartenkosten sind Kosten, die dadurch entstehen, dass man mit Inflation „mehr Arbeit und Umstände hat“. Im wissenschaftlichen Sprachgebrauch bezeichnet man das als eine Erhöhung der Transaktionskosten Was ist damit gemeint?

3.5.2.1 Schuhsohlenkosten

Beginnen wir mit den Schuhsohlenkosten. Angenommen, jemand hebt sein Gehalt von 3.000 Euro am Monatsanfang komplett ab, um damit über den Monat verteilt Einkäufe zu erledigen. Wenn nun eine hohe Inflation herrscht, hätte das zur Folge, dass das Geld immer weniger wert wird, je länger man es als Bargeld im Geldbeutel mit sich herumträgt. Um diese Wertverluste wenigstens zum Teil zu kompensieren, müsste man das Geld Zins bringend auf der Bank deponieren und bei Bedarf kleinere Beträge abheben, bevor es als zu lang aufbewahrtes Bargeld an Wert verliert.

Schuhsohlenkosten:

- fachlich gesprochen: Höhere Transaktionskosten zur Vermeidung von Verlusten der Bargeldhaltung.
- bildlich gesprochen: Um kleinere Bargeldbeträge abzuheben, muss man häufiger zur Bank gehen, was zu einer schnelleren Abnutzung der Schuhsohlen führt.

Die konkreten Kosten dieses Verhaltens liegen darin, dass Zeit Geld ist. Man muss häufiger zur Bank gehen, was Zeit kostet, muss eventuell Geld für die Fahrt zum Bankschalter investieren und wenn man zu Fuß geht, kostet es tatsächlich „Schuhsohlen".

3.5.2.2 Speisekartenkosten

Die Speisekartenkosten beschreiben ein ähnliches Problem wie das der Schuhsohlenkosten. Wenn man in preisstabilen Zeiten ins Restaurant zum Essen geht, werden die Preise auf den Speisekarten für Pils und Schweinerückensteak konstant bleiben. Die letzte Änderung der Preise, meist eine Erhöhung, liegt vielleicht sogar Jahre zurück, zuletzt bei der DM- auf die Euroumstellung.

In Zeiten ausgeprägter Inflation würden sich die Restaurantbesitzer gezwungen sehen, die Speisekartenpreise öfters zu ändern, vielleicht sogar monatlich oder wöchentlich. In Hyperinflationszeiten könnte das täglich, wenn nicht stündlich der Fall sein. Tritt dieser Fall ein, findet man kaum mehr Zeit für die eigentliche Tätigkeit des Kochens und Servierens. Stattdessen ist man ständig mit dem Thema „Geld" beschäftigt. Was für die Restaurantbesitzer gilt, trifft auch für alle Einzelhändler, ja für alle die irgend etwas verkaufen, zu. Ständig müssten im Schaufenster die Preisschilder ausgewechselt werden; auf der Homepage müssten die Preise geändert werden; in den Angebotsunterlagen müssten sie immer wieder erneuert werden.

Speisekartenkosten:

- fachlich gesprochen: Höhere Transaktionskosten zur Anpassung der Preise (Kosten der laufenden Preisanpassung).
- bildlich gesprochen: In Restaurants müssen wegen laufender Preiserhöhungen die Speisekarten ständig neu geschrieben werden.

Generell kann man sagen, dass Menschen immer häufiger damit beschäftigt sind, die Folgen dieser ständigen Preiserhöhungen zu kompensieren, je höher die Inflation ausfällt. Und das führt dazu, dass man immer weniger Zeit für die eigentliche Arbeit des Produzierens und des Anbietens von Dienstleistungen hat. Eine Volkswirtschaft wird einen enormen Produktivitätsverlust erleiden. Es wird immer weniger produziert und das „immer-weniger" wird immer teurer.

3.5.3 Inflationssteuer, kalte Progression und Zinsverzerrungen

Schuhsohlen- und Speisekartenkosten sind typische Transaktionskosten die durch vermehrte Aktivitäten in Folge von Inflation entstehen. Neben diesen offensichtlichen Transaktionskosten existieren unscheinbare und versteckte aber nicht minder nachteilige Wirkungen von Inflation.

3.5.3.1 Die Inflationssteuer – Kosten der Bargeldhaltung

Unter dem Begriff der Inflationssteuer versteht man, dass Inflation die Bargeldhaltung „besteuert“. Je höher die Inflation und je länger man Bargeld hält, desto weniger wird dieses Bargeld wert. Inflation benachteiligt Bargeldhaltung[33], indem sie wie eine Besteuerung auf Bargeld wirkt.

> **Inflationssteuer**:
> - Inflation wirkt wie eine Steuer auf die Bargeldhaltung (Kassenhaltung). Inflation „besteuert“ Kassenhaltung, mit der Folge, dass Bargeld weniger wert wird.

Beispiel: Angenommen zu Beginn eines Monats hebt man 2.000 Euro ab, um dann nach einem Monat ein Fahrrad dafür zu kaufen. Wenn die Inflationsrate 5 % pro Monat beträgt, werden diese 2.000 Euro entsprechend weniger wert sein, beziehungsweise das Fahrrad, das zu Beginn des Monats mit 2.000 Euro ausgezeichnet war, wird nun 2.100 Euro kosten.

3.5.3.2 Einkommensverluste durch kalte Progression

Kalte Progression bedeutet, dass man trotz oder wegen einer Gehaltserhöhung einen Kaufkraftverlust erleidet. Das kann dann der Fall sein, wenn im Falle einer Inflation eine Erhöhung des Nominaleinkommens infolge eines progressiven Steuersystems zu einem abnehmenden Realeinkommen führt.

> **Kalte Progression**:
> - Ein Anstieg der Nominallöhne aufgrund von Preissteigerungen kann durch die höhere progressive Besteuerung zu einer realen Einkommensverschlechterung führen.

Kalte Progression nennt sich die negative Auswirkung einer Nominallohnerhöhung aufgrund von Inflation deshalb, weil keine direkte und offensichtliche Minderung der Kaufkraft stattfindet. Der Kaufkraftverlust kommt indirekt über die Einstufung in eine höhere Progressionsstufe der Einkommensteuer zustande. Es erwischt einen „kalt“.

Das Einkommen betrage 5.000 EUR. Der Steuersatz 20 %. Das verfügbare Einkommen beläuft sich somit nach Steuerzahlung (20 % auf 5.000 Euro sind 1.000 Euro) auf 4.000 EUR. Die Inflation steigt nun von 0 auf 10 %. Die Gewerkschaft fordert eine Lohnerhöhung um 10%, um die Preissteigerungsrate von 10 % auszugleichen. Sie erhalten die Lohnerhöhung um die geforderten 10 %. Durch die Erhöhung des Nominallohnes auf 5.500 Euro sind Sie jedoch in eine höhere Pro-

[33] Man spricht auch von Realgeld- oder Kassenhaltung.

gressionsstufe gerückt. Ihr Einkommen wird nun mit 22 % besteuert. Ihr verfügbares Einkommen beträgt nun abzüglich der Steuer (22 % auf 5.500 Euro sind 1.210 Euro) 4.290 Euro. Das ist zwar ein höheres Nettogehalt gegenüber dem ursprünglichen Wert von 4.000 Euro. Die Kaufkraft der 4.290 Euro ist jedoch geringer als die ursprüngliche von 4.000 Euro ohne Inflation. Bei einer Inflationsrate von 10 % hätten es mindestens 4.400 Euro Nettoeinkommen sein müssen, um die Kaufkraft konstant zu halten. Absolut bedeutet dies einen Kaufkraftverlust von 110 €.

Fallbeispiel für eine Einkommensverminderung durch kalte Progression

Bruttoeinkommen:		=	5.000 €.
Steuersatz		=	20 %.
Steuerbetrag:	0,2 mal 5.000 €	=	1.000 €
Nettoeinkommen:	5.000 € minus 1.000 €	=	4.000 €
Inflation		=	10 %.
Lohnerhöhung		=	10 %
Bruttoeinkommen:		=	5.500 €
Steuersatz:		=	22 %
Steuerbetrag:	0,22 mal 5.500 €	=	1.210 €
Nettoeinkommen:	5.500 € minus 1.210 €	=	4.290 €
Kaufkraftausgleich:	Nettoeinkommen:	=	4.400 €
Kaufkraftverlust:		=	110 €.

Kaufkraftausgleich: Bruttoeinkommen: 5.641,03 (= 12,82 %)
Berechnung: $E - 0{,}22 \cdot E = 4.400 \Rightarrow E = 5.641{,}03$ €

(Annahme: Steuersatz t = 22 % ist konstant)

3.5.3.3 Besteuerung inflationsbedingter Scheingewinne

Um die Besteuerung inflationsbedingter Scheingewinne zu erläutern, sind zwei Beispiele zur Abschreibungspraxis und zum Wertpapierverkauf gewählt.

Erstes Beispiel: Unternehmer und Gewinnermittlung

Ein Unternehmen erzielt einen Jahresumsatz von 200.000 €. Diesem Umsatz stehen Aufwendungen in Höhe von 50.000 € gegenüber. Diese Aufwendungen ergeben sich aus Abschreibungen, die sich steuerrechtlich nach dem Anschaffungswert der abzuschreibenden Maschine (500.000 €) ergeben. Zu versteuern ist ein Gewinn von 150.000 €. Im Folgejahr erhöht sich der Gewinn aufgrund von Preissteigerungen auf 250.000 €. Der Aufwand wird jedoch weiterhin mit 50.000 € angesetzt. Zu versteuern ist nun ein Gewinn von 200.000 €.

Würde man statt dem steuerrechtlichen einen kalkulatorischen Abschreibungswert ansetzen, müsste dieser analog der Preissteigerung beim Umsatz ebenfalls höher angesetzt werden (62.500 €) und zwar deshalb weil bei der kalkulatorischen Abschreibung der Wiederbeschaffungswert und nicht der Anschaffungswert festgesetzt wird. Und in Folge von Inflation wäre der Wiederbeschaffungswert deutlich höher anzusetzen als die Anschaffungskosten. Insofern kann man argumentieren, dass der neue Gewinn von 200.000 € zum Teil auf inflationsbedingten Scheingewinnen beruht und diese zu Unrecht besteuert werden.

Besteuerung inflationsbedingter Scheingewinne:

- Da Aufwendungen für Abschreibungen nach dem Anschaffungswertprinzip und nicht kalkulatorisch nach dem Wiederbeschaffungswert angesetzt werden, Umsätze jedoch durch die inflationäre Anpassung „aufgebläht" werden, ergeben sich Scheingewinne, die besteuert werden (Steuern auf „unrichtige" Gewinne).

Zweites Beispiel: Aktionär und Wertpapierverkauf

Im Jahr 1990 hat ein Aktionär Papiere im Wert von 10.000 € gekauft. 2005 wird das Aktienpaket zu einem Wert von 30.000 € veräußert. Auf den Gewinn von 20.000 € sind 25 % Steuer anzusetzen, so dass eine Steuerzahlung von 5.000 € zu leisten ist. Angenommen in den 15 Jahren des Aktienbesitzes hätte eine Verdoppelung des Preisniveaus stattgefunden. Wie hoch wäre dann die Steuer, wenn statt des Nominalgewinns von 20.000 € der Realgewinn als inflatonsbereinigter Gewinn besteuert wird? Der Aufwand in Höhe von 10.000 € im Anschaffungsjahr 1990 wären im Jahr 2005 der Abrechnung mit 20.000 € zu bewerten (das Doppelte von 10.000 €). Der Realgewinn hätte dann nur noch eine Höhe von 10.000 € (30.000 € - 20.000 €) und die Steuer würde 2.500 € betragen.

3.5.4 Vermögensumverteilung und Kapitalflucht

Inflation führt zu Vermögensumverteilung im Sinne der Gläubiger-Schuldner-Hypothese und zu Kapitalflucht.

3.5.4.1 Gläubiger-Schuldner-Hypothese

Änderungen des Preisniveaus können zu Vermögensumverteilungen führen, die entweder die Gläubiger (Kreditgeber) oder die Schuldner (Kreditnehmer) begünstigen. Inflation begünstigt üblicherweise die Schuldner und Deflation die Gläubiger.

Beispiel: Klaus leiht seiner Freundin Inge 10.000 Euro aus. Zinsen verlangt er keine, denn seiner Freundin gegenüber will er nicht als Wucherer dastehen. Nach einem Jahr erhält er den Betrag wie vereinbart zurück. Die Preissteigerung betrug in diesem Zeitraum 10 Prozent. Die 10.000 Euro, die Klaus zurück erhalten hat, sind also nur noch 9.000 Euro (10.000

minus 0,1 mal 10.000) wert. Insofern hätte Klaus als Gläubiger einen Wertverlust erlitten, während Inge einen Vorteil genossen hätte. Eventuell hat sie zwischenzeitlich eine inflationsbedingte Gehaltserhöhung erhalten, so dass die Rückzahlung der 10.000 Euro „leichter“ fällt. Denn die 10.000 Euro sind nun weniger wert.

Da Inflation zu Wertverlusten für den Gläubiger führen kann, werden sich die Gläubiger versuchen abzusichern. Dies machen sie, indem sie eine Verzinsung verlangen, die über die Inflationsrate hinausgeht (Zinsgewinnspanne plus Inflationsrate). Bei einer antizipierten (vorhergesehenen)[34] Inflation von 10 %, hätte Klaus ohne schlechtes Gewissen 10 % Kreditzinsen verlangen und den Rückzahlungsbetrag auf 11.000 Euro festsetzen können.

Während tendenziell die Schuldner in Inflationszeiten im Vorteil sein können, sind Schuldner in Deflationszeiten die Benachteiligten. Wenn jemand 20.000 € Schulden aufgenommen hat, um diese in fünf Jahren zurückbezahlen und in dieser Zeit das Preis- und Lohnniveau massiv gesunken ist, wird die Rückzahlung ungleich schwerer fallen, als wenn es eine allgemeine Lohn- und Preissteigerung gegeben hätte.

3.5.4.2 Kapitalflucht

Vermögensumverteilungen in Zeiten von Inflation finden nicht nur zwischen Gläubigern und Schuldnern statt, sondern auch zwischen Inland und Ausland sowie zwischen monetären Werten und Sachwerten.

Kapitalflucht ins Ausland: Geld- und Kapitalbesitzer „retten“ ihre Besitzmittel ins preisstabile Ausland.

Kapitalflucht in Sachwerte: Je höher der potentielle Geldverlust ist, desto größer sind die Anreize, Geld in Sachwerte wie Schmuck oder Immobilien anzulegen. Eine extreme Form der Sachwertflucht wäre auch die Ersetzung der Geldwährung durch eine Güterwährung wie zum Beispiel die Zigarettenwährung.

3.5.5 Lohn-Lag-Hypothese

Die Lohn-lag-Hypothese beschreibt das Dilemma von Lohnbeziehern, in Zeiten von Inflation trotz Lohnerhöhungen hinter den allgemeinen Preissteigerungen herzuhinken und mit Realeinkommensverlusten zu kämpfen. Grund für dieses Manko ist die Lohn-Preis-Spirale.

---

[34] Grundsätzlich gilt, dass Inflationswirkungen im Hinblick darauf unterschieden werden können, ob sie antizipiert werden oder nicht. Inflation antizipieren heißt, negative Inflationswirkungen vorwegzunehmen und zu kompensieren. Typisches Beispiel ist das Einkalkulieren von Zinsen.

Lohn-Preis-Spirale: Im Angesicht oder in Erwartung steigender Preise machen die Arbeitnehmer höhere Löhne geltend. Werden Lohnsteigerungen, die über der Produktivität liegen, durchgesetzt, erhöhen die Unternehmen aufgrund der höheren Lohnkosten ihre Güterpreise mit der Folge, dass das Preisniveau steigt. Die Arbeitnehmer werden sich in ihrer Lohnpolitik bestätigt sehen und wieder höhere Löhne fordern, um den Preisauftrieb wett zu machen. Die Löhne steigen – die Preise steigen – die Löhne steigen – die Preise steigen – und so fort: Die Lohn-Preis-Spirale ist im Gange und kann sich eventuell sogar beschleunigen.

Folge für die Arbeitnehmer ist, dass das Realeinkommen nicht zunimmt, eventuell sogar abnimmt (bei festem Einkommen), wenn die Lohnsteigerungen geringer ausfallen als die Preissteigerungen beziehungsweise zeitlich hinterherhinken. Analoges gilt für Transfereinkommensbezieher wie Kindergeld- oder Rentenbezieher. Je nach dem spricht man von wage lag oder von transfer lag:

- wage lag: verzögerte Lohnanpassung
- transfer lag: verzögerte Rentenanpassung

3.5.6 Wertverlust und ordnungspolitische Probleme

Inflation beeinträchtigt die Informationseffizienz des Preissystems. Preise funktionieren wie eine Sprache die uns mitteilt, ob ein Produkt teuer oder billig ist. Wenn man ins Ausland fährt und sich mit einer fremden Währung anfreunden muss, muss man einschätzen lernen, ob ein Kleidungsstück für 1.000 Yuan teuer oder billig ist. Normalerweise sind uns die Preise in der eigenen Währung geläufig und helfen uns, Güter, Löhn, Aktien und Immobilien anhand der Preise zu vergleichen und zu bewerten. Eine ausgeprägte Inflation mit ständigen Preisänderungen kann dazu führen, dass der Informationsgehalt von Preisen beeinträchtigt wird. Sind 100 Euro nun viel wert oder nicht viel wert.[35]

Abschließend lässt sich feststellen, dass durch Inflation der Wertmaßstab des Preissystems beeinträchtigt wird oder verloren geht. Das ist sowohl technisch gemeint als auch im übertragenen Sinne. Der Wert im Sinne von Verlässlichkeit und Vertrauen in die Wirtschaft eines Staates geht verloren. Schwarzarbeit nimmt zu. Staatseingriffe wie Lohn- oder Preisstopps, Kapital- oder Devisenkontrollen nehmen zu. Die Staatsverschuldung nimmt zu. Der Vertrauensverlust der Bürger in den Staat nimmt zu. Schließlich sind Stabilität und Demokratie in Gefahr.

3.6 Inflationsvermeidung und -bekämpfung

So komplex sich Inflationsursachen und Inflationswirkungen darstellen, so einfach gestalten sich im Prinzip Inflationsvermeidung und Inflationsbekämpfung.

[35] Das prinzipiell gleiche Problem besteht, wenn in Sachbüchern oder Romanen von Dukaten und Talern die Rede ist und man nicht einschätzen kann, wie reich ein Verdienst oder ein Vermögen verglichen mit heute nun wirklich ist.

Auf einen Nenner gebracht heißt Inflationsvermeidung und -bekämpfung Einhaltung der vierten Kardinaltugend, die besagt, dass man im Leben das Gebot des rechten Maßes befolgen soll. Doch wer ist angesprochen, wenn eine maßvolle Wirtschaftspolitik gefordert ist? Vier Akteure sind es, die Gutes oder Schlechtes bewirken können, nämlich die Zentralbank, der Staat, die Arbeitgeber und die Arbeitnehmer. Die Zentralbank ist für eine moderate Zinspolitik und der Staat für eine moderate Abgabenpolitik zuständig, während Arbeitgeber für moderate Preise und Arbeitnehmer für moderate Löhne verantwortlich sind.

Inflationsvermeidung und -bekämpfung:

➢ maßvolle bzw. moderate Wirtschaftspolitik

- Zentralbank: maßvolle Zinspolitik
- Staat: maßvolle Abgabenpolitik
- Arbeitgeber: maßvolle Preispolitik
- Arbeitnehmer: maßvolle Lohnpolitik

Eine maßvolle Politik ist deshalb wichtig, weil die Wirtschaft Zeit braucht, sich an veränderte Gegebenheiten anzupassen. Inflation ist letztlich Ausdruck dessen, dass Störungen und Ungleichgewichte im Wirtschaftssystem vorhanden sind, deren Ursachen, wie beschrieben, sehr vielschichtig sein können.

4 Konjunktur- und Wachstumspolitik

"An economist is an expert
who will know tomorrow
why the things he predicted yesterday
didn't happen today."

4.1 Konjunktur und Wirtschaftswachstum

Konjunktur beschreibt die Entwicklung und den Verlauf der Wirtschaft. Zeigt der Verlauf der wirtschaftlichen Entwicklung nach oben, sind wir mit Wachstum gesegnet. Insofern könnte Wachstum als eine (positive) Teilmenge der Konjunktur beschrieben werden und wir müssten keine Unterscheidung in Konjunkturpolitik und in Wachstumspolitik vornehmen. Die Unterscheidung wird trotzdem vorgenommen, weil sich im Hinblick auf die zwei Begriffe unterschiedliche Ansätze entwickelt haben:

Erstens, Konjunktur wird eher kurzfristig und Wachstum eher langfristig betrachtet.

Zweitens, Konjunktur wird eher nachfrageorientiert (Einkommen und Konsum) und Wachstum eher angebotsorientiert (Sache der Investition und Produktion) verstanden.

	Konjunktur	**Wachstum**
Zeithorizont	kurzfristig	langfristig
Perspektive	nachfrageorientiert	angebotsorientiert
Variablen	Einkommen und Konsum	Investitionen und Produktion

Inhalte der Konjunkturtheorie und -politik sind die Beschreibung von Konjunkturverläufen sowie die Vorhersage und die Erklärung von Konjunkturzyklen im Rahmen verschiedener Konjunkturtheorien.

Die Wachstumstheorie und -politik stellt Zusammenhänge zwischen Investitionen, Produktivität, Wachstum und Wohlstand in den Vordergrund.

4.1.1 Definition von Konjunktur

Konjunktur gehört zu einem der am meisten gebrauchten Begriffe in der Wirtschaftspolitik: „Die Binnenkonjunktur läuft zu schlecht". „Der konjunkturelle Aufschwung lässt auf sich warten". „Die Konjunktur zieht an." „Die Konjunkturprognosen verheißen Gutes."

4.1.1.1 Begriff der Konjunktur

Spricht man von der Konjunktur, ist allgemein die wirtschaftliche Entwicklung einer Volkswirtschaft gemeint.

> Konjunktur: → **Verlauf und Entwicklung der Wirtschaft.**

Konjunkturelle Erholung oder ein Anziehen der Konjunktur bedeutet zum Beispiel, dass es der Wirtschaft besser geht. Ein konjunktureller Abschwung ist als Nachlassen und Rückgang der Wirtschaft zu verstehen.

Doch woran ist eigentlich zu erkennen, wie sich die Wirtschaft entwickelt. Wie ist Konjunktur zu definieren und zu messen? Misst man Konjunktur an der Quote der Arbeitslosen, an der Bautätigkeit, an der Konsumquote der Verbraucher oder am Bruttoinlandsprodukt? Letzteres bietet sich an, doch so selbstverständlich und einfach ist die Bestimmung der Konjunktur nicht. Es existieren tatsächlich unterschiedliche Möglichkeiten, Konjunktur zu definieren.

Definitionsmöglichkeiten von Konjunktur:

Zu den bekanntesten Möglichkeiten, Konjunktur konkret zu erfassen und zu definieren (auch als Indikatoren bezeichnet) gehören:

- Wachstumsrate des Bruttoinlandsproduktes
- Auslastungsgrad des gesamtwirtschaftlichen Produktionspotentials
- Abweichungen des tatsächlich erzielten Volkseinkommens von einem mehrjährigen Trend

4.1.1.2 Konjunktur und Bruttoinlandsprodukt

Die wirtschaftliche Leistungsfähigkeit eines Landes wird mit Hilfe des Sozialprodukts, genauer des Bruttoinlandsproduktes, bestimmt. Insofern bietet es sich an, den Verlauf und die Entwicklung der Wirtschaftskraft eines Landes durch die Entwicklung des Bruttoinlandsproduktes zu bestimmen. Man könnte absolute Werte des Bruttoinlandsproduktes, zum Beispiel 2.250 Milliarden Euro, oder relative Werte, zum Beispiel 2,5 Prozent Wachstum, verwenden. Letzteres ist der Fall.

> **Erste Definition von Konjunktur:**
> ➢ Wachstumsrate des realen Bruttoinlandsproduktes [in Prozent].

Die Wachstumsrate des Bruttoinlandsprodukts wird in Prozent gegenüber dem Vorjahreswert gemessen. Wenn das Bruttoinlandsprodukt 2.129,2 Milliarden Euro im Jahr 2003 und 2.161,1 Milliarden Euro in 2004 betrug, hat das Bruttoinlandsprodukt um 1,5 Prozent zugenommen. So werden schließlich für die einzelnen Jahre die entsprechenden Wachstumsraten des Bruttoinlandsprodukts (Δ BIP) dargestellt (Abbildung 5.29).

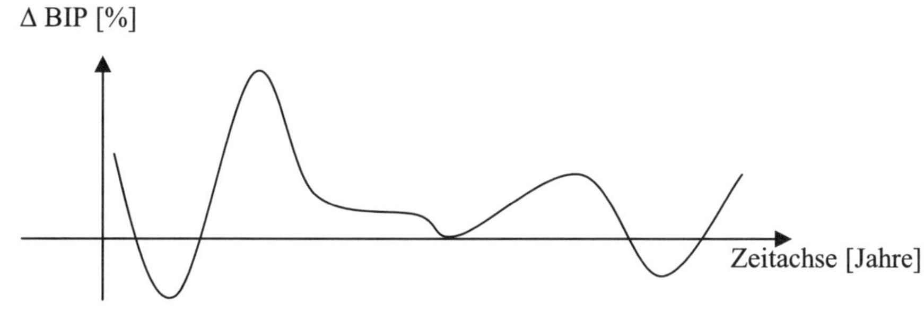

Abbildung 5.29: Darstellung eines Konjunkturverlaufs.

Die Darstellung der Konjunktur anhand der Wachstumsraten des BIP ist eine sehr häufige und insbesondere auch für den internationalen Vergleich von Konjunkturdaten übliche Form.

4.1.1.3 Konjunktur und Produktionspotential

Die Beschreibung der Konjunktur anhand der Wachstumsrate des Bruttoinlandsprodukts bildet den tatsächlichen Verlauf der Wirtschaft ab. Sie enthält aber keine Aussage darüber, wie diese Entwicklung zu bewerten ist. Sind beispielsweise zwei Prozent Wachstum viel oder wenig. Die Bestimmung der Konjunktur anhand des Auslastungsgrades des gesamtwirtschaftlichen Produktionspotentials geht hier einen Schritt weiter. Es wird nicht nur dargelegt, was tatsächlich „ist", sondern auch was „sein könnte oder sollte".

Produktionspotential: Wenn eine Volkswirtschaft „brummt", kann man davon ausgehen, dass alle Produktionsfaktoren im Einsatz sind, Menschen und Maschinen. Alle sind vollbeschäftigt, die Kapazitäten sind voll ausgelastet. Man spricht vom Produktionspotential einer Volkswirtschaft.

Produktionspotential:
- Maximal möglicher Output, wenn alle Einsatzfaktoren beschäftigt sind und die Kapazitätsgrenze erreicht ist.

Dieses Produktionspotential in einer Volkswirtschaft kann errechnet werden, so dass man eine Sollgröße für die Wirtschaftskraft eines Landes erhält. Dieser Sollgröße stellt man dann die tatsächliche Größe, also das Bruttoinlandsprodukt als Ist-Größe, gegenüber und berechnet nun den prozentualen Anteil der Ist-Größe an der Soll-Größe. Dieser Anteil beschreibt den Auslastungsgrad der gesamtwirtschaftlichen Produktionspotentials in Prozent. Angenommen das Produktionspotential liegt im Jahr 2005 bei 4.000 Mrd. Euro und das tatsächliche Bruttoinlandsprodukt beträgt 3.200 Mrd. Euro, dann beträgt der Auslastungsgrad 80 Prozent.

Zweite Definition von Konjunktur:
- Auslastungsgrad des gesamtwirtschaftlichen Produktionspotentials [in Prozent].

Der Auslastungsgrad des gesamtwirtschaftlichen Produktionspotentials lässt sich also in Form eines Soll-Ist-Vergleiches darstellen. Grafisch wird die Linie des Produktionspotentials und darunter liegend die meist kurvige Linie des Bruttoinlandsprodukts eingezeichnet (Abbildung 5.30). Je näher die Kurve des Bruttoinlandsproduktes an die Produktionspotential-Linie herankommt, desto ausgelasteter und vollbeschäftigter ist eine Volkswirtschaft.

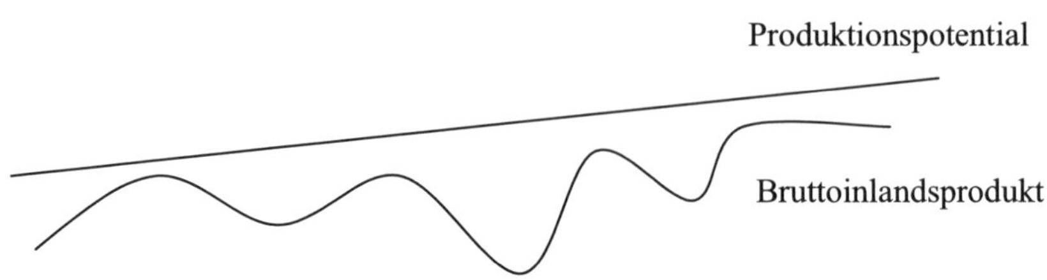

Abbildung 5.30: Produktionspotential und Bruttoinlandsprodukt.

Die Konjunktur anhand des Auslastungsgrades des Produktionspotentials zu bestimmen ist im Übrigen eine Vorgehensweise, die sich der Sachverständigenrat, also die fünf Weisen, zu Eigen gemacht hat.[36]

4.1.1.4 Konjunktur und Volkseinkommen

Eine dritte Möglichkeit Konjunktur zu bestimmen, liegt darin, das Volkseinkommen statt des Bruttoinlandsproduktes als Bestimmungsfaktor zu verwenden. Hier wird das Augenmerk nicht auf das „Produzierte" gelegt, sondern auf das durch den Produktionsprozess erzielte Einkommen. Das Volkseinkommen liegt unter dem Wert des Bruttoinlandsproduktes, da beispielsweise Einkommens mindernde Größen wie Abschreibungen und indirekte Steuern abgezogen werden.

Die Wahl des Volkseinkommen als Bestimmungsfaktor der Konjunktur heißt nun aber nicht allein, den Wert des Volkseinkommens im Zeitablauf zu beobachten, sondern diesen Wert ebenfalls in Beziehung zu einem anderen Wert zu setzten. Und dieser andere Vergleichswert ist die so genannte Trendwachstumsrate oder langfristige Wachstumsrate des Volkseinkommens. Im Gegensatz zum Auslastungsgrad des Produktionspotentials wird hier allerdings keine Soll-Größe als Vergleichsmaßstab verwendet, sondern das tatsächliche Volkseinkommen wird zu einer „Durchschnittsgröße" (Trendgröße) der tatsächlichen Werte ins Verhältnis gesetzt.

[36] Vgl. Siebert, 2003, S. 336; Bartling/Luzius, 2004, S. 216.

> **Dritte Definition von Konjunktur**:
> - Abweichungen des tatsächlich erzielten Volkseinkommens von einem mehrjährigen Trend (Trend-Wachstumsrate beziehungsweise langfristige Wachstumsrate).

Resümee: Die gebräuchlichste Definition von Konjunktur ist die Beschreibung der Konjunktur durch die Wachstumsrate des realen Bruttoinlandsprodukts. Diese Definition liegt auch den folgenden Ausführungen zu Grunde.

4.1.2 Konjunkturverläufe in der Praxis

Wenn wir einen Konjunkturverlauf darstellen möchten, benötigen wir als Datengrundlage die Veränderungswerte des Bruttoinlandsproduktes gegenüber dem Vorjahr für den relevanten Betrachtungszeitraum. Die x-Achse bildet die Zeitachse mit den Einheiten „Kalenderjahre" ab. Auf der y-Achse werden die Veränderungsraten des Bruttoinlandsproduktes abgetragen. Wichtig ist, dass die realen, also die inflationsbereinigten Werte genommen werden. (Abbildung 5.31).

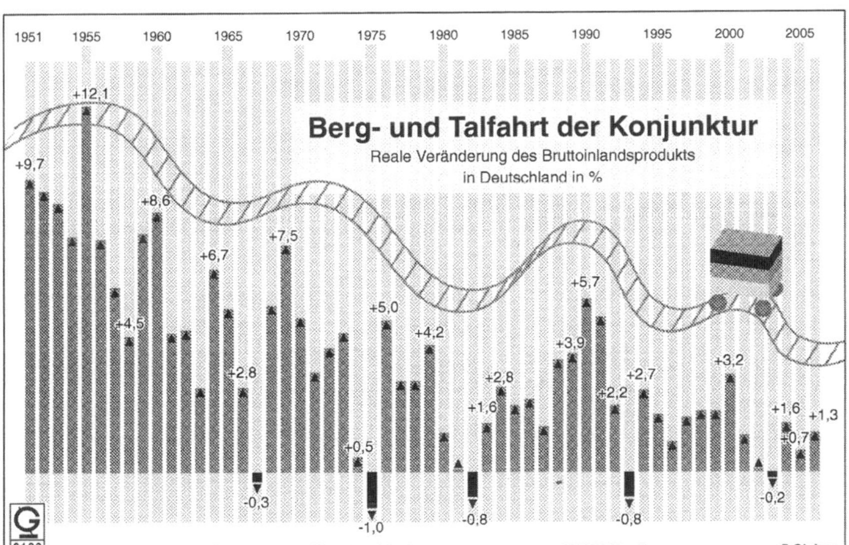

Abbildung 5.31: Konjunkturverlauf in Deutschland [Quelle: Globus 26.09.2005]

Auffällig ist, dass die Konjunktur nicht stetig, sondern zyklisch verläuft. Dass dieses Phänomen der Konjunkturzyklen nicht auf Deutschland beschränkt ist, zeigt Abbildung 5.32. Hier sind die Wachstumsraten der Weltwirtschaft seit den siebziger Jahren dargestellt und auch diese verlaufen wellenförmig.

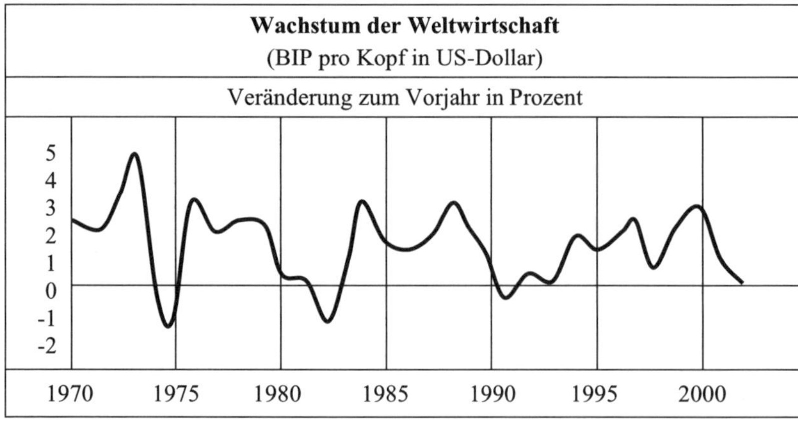

Abbildung 5.32: Konjunktur und Wachstumsraten der Weltwirtschaft. [Quelle: OECD, Weltbank]

4.2 Der Konjunkturzyklus

Schaut man sich die konjunkturellen Verläufe an, wird man feststellen, dass die Wirtschaft in Wellenbewegungen oder Zickzackbewegungen verläuft. Die Wirtschaft stellt sich als ein oszillierendes Auf und Ab dar. Die Wirtschaft verläut zyklisch.

4.2.1 Phasen des Konjunkturzyklus

Ein Konjunkturzyklus lässt sich durch verschiedene Phasen, die ein solcher Zyklus durchläuft, charakterisieren. Der Aufschwung als Zunahme des Wirtschaftswachstums markiert den Start und die erste Phase des Konjunkturzyklus. Die dem Aufschwung folgende Phase kann dann als Boom oder Hochkonjunkturphase beschrieben werden. Die dritte Phase des Abschwungs zeichnet sich durch abnehmende Wachstumsraten und eventuell eine Rezession aus. Schließlich kann der Abschwung sogar in eine Depression und Krise übergehen.

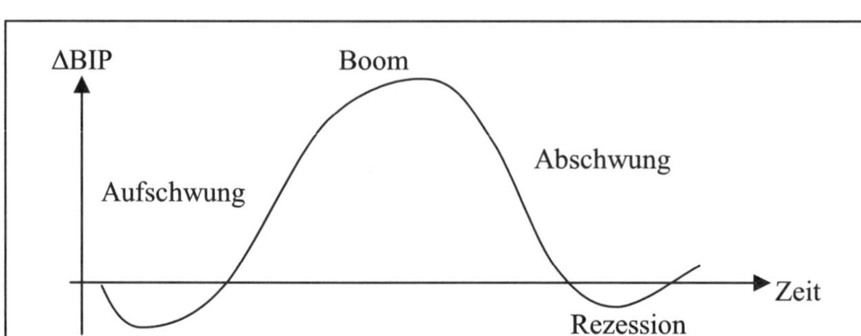

Abbildung 5.33: Phasen des Konjunkturzyklus.

Phasen des Konjunkturzyklus:

- Aufschwung oder Expansion
- Boom oder Hochkonjunktur
- Abschwung oder Rezession
- Depression oder Krise

Definieren lassen sich diese unterschiedlichen Phasen durch den Wert (positiv oder negativ) und die Entwicklung (Zu- oder Abnahme) der Wachstumsrate des Bruttoinlandsproduktes.

Phase	Beschreibung
Aufschwung	**Zunahme der Wachstumsraten** Die Aufschwungphase bedeutet steigendes Wachstum der Wirtschaft. Man spricht auch von Expansion, also einer Ausdehnung und Zunahme der wirtschaftlichen Leistungskraft eines Landes. Die Veränderungsraten des BIP sind positiv und zunehmend (eine zunehmende Zunahme).
Boom	**Lang anhaltend hohe Wachstumsraten** Die Boom- beziehungsweise Hochkonjunkturphase lässt sich durch länger andauernde hohe Wachstumsraten charakterisieren. Das können je nach Volkswirtschaft Wachstumsraten von über 3 Prozent, 5 Prozent oder sogar über 10 Prozent über mehrere Jahre hinweg sein.
Abschwung	**Abnahme der Wachstumsraten** Abschwung und Rückgang der Konjunktur bedeuten abnehmende Wachstumsraten. Hier muss man aufpassen, denn ein Rückgang in diesem Sinne heißt nicht, dass das BIP an sich zurückgeht, sondern die Wachstumsraten sind zurückgehend. Es handelt sich zwar weiterhin um eine Zunahme des BIP, diese Zunahme ist aber abnehmend.
Rezession	**Rückgang der Wirtschaftsleistung („Minuswachstum")** Eine Rezession im engeren Sinne bedeutet tatsächlich einen absoluten Rückgang der Wirtschaftsleistung. Die Wachstumsraten sind nicht nur nicht abnehmend, sondern sogar zurückgehend also negativ. Im engeren Sinne spricht man von einer Rezession, wenn in zwei oder drei aufeinander folgenden Quartalen die Veränderungsrate des Bruttoinlandsproduktes negativ ist.
Depression	**Lang anhaltender Rückgang der Wirtschaftsleistung** Ist über einen längeren Zeitraum von mehreren Jahren einen Rückgang des BIP zu verzeichnen (negative Wachstumsraten), kann man von einer Depression („niedergedrückte" Wirtschaft) sprechen. Eine Depression bedeutet Wohlstandsverlust und zunehmende Armut. Die Weltwirtschaftskrise von 1929 bis in die dreißiger Jahre wird dementsprechend auch die „Große Depression" genannt.
Stagnation	**Nullwachstum" oder Stillstand** Stagnation bedeutet Nullwachstum und wirtschaftlicher Stillstand. Das BIP nimmt weder zu noch ab. Es herrscht bildlich gesprochen Flaute. Die Veränderungsrate des BIP hat den Wert Null.

Abbildung 5.34: Beschreibung der Konjunkturphasen.

Hinweis: Begriffsabgrenzung zwischen absoluter und relative Veränderung

Die hier vorgestellten Begriffsabgrenzungen sind weder in der Theorie noch in der wirtschaftspolitischen Öffentlichkeit klar abgegrenzt. Das mag auch damit zu tun haben, dass keine klare Unterscheidung zwischen Wert und Grenzwert getroffen wird. Ein Abschwung der Wirtschaft kann absolut oder relativ interpretiert werden. Absolut bedeutet, dass der Wert des BIP im Vergleich zum Vorjahr kleiner wird. Relativ bedeutet, dass der Grenzwert kleiner wird, das heißt, dass die Wirtschaft absolut weiterhin zunimmt, diese Zunahme jedoch immer geringer wird (zum Beispiel Rückgang des Wachstums von 3 Prozent auf 1 Prozent).

Konjunktur-phasen	**Wert der Rate (absolut)**	**Verlauf der Rate (relativ)**
Aufschwung	positiv	zunehmend
Boom	positiv	konstant hohes Niveau
Abschwung	positiv	abnehmend
Rezession	negativ	abnehmend
Depression	negativ	konstant hohe Minusraten
Stagnation	Null	konstant

4.2.2 Konjunkturindikatoren

„Prognosen sind schwierig, vor allem wenn sie die Zukunft betreffen."

Indikatoren (lat. indicare anzeigen) sind Daten und Werte, die Auskunft über die Richtung und Intensität einer ökonomischen Variablen, zum Beispiel der Konjunktur, geben können. Um die Konjunktur prognostizieren, bestimmen und bestätigen zu können, bedient man sich also entsprechender Indikatoren. Diese Indikatoren können ihrerseits in die Frühindikatoren, die Präsenzindikatoren und die Spätindikatoren unterschieden werden.

Konjunkturindikatoren:
- Frühindikatoren
- Präsenzindikatoren
- Spätindikatoren

Die Anzeige des wirtschaftlichen Klimas ist im übertragenen Sinne mit der Bestimmung des meteorologischen Klimas und der Wettervorhersage vergleichbar. Auch hier gibt es Instrumente und Werte, die Auskunft über das Klima geben. Ein Druckabfall, der sich mit Hilfe des Barometers anzeigen lässt, könnte auf ein Unwetter hindeuten. Ein schneller Temperaturanstieg, gemessen anhand des Thermometers, könnte einen Fön anzeigen. Und die Feuchtigkeitsmessung durch das Hygrometer könnte zeigen, dass der vergangene Sommer viel zu trocken war.[37]

[37] In Japan will man einen Minirock-Index ausgemacht haben. Je besser die wirtschaftliche Lage, desto kürzer sind die Röcke. [Stuttgarter Zeitung, 15.11.2004]

a) Frühindikatoren

Frühindikatoren sind Daten, die auf die zukünftige Entwicklung der Wirtschaft schließen lassen. Zu diesen Daten gehören:

- Auftragseingänge und -bestände
- Baugenehmigungen
- Investitionen

Wenn Firmen über zunehmende Auftragseingänge berichten und angeben, dass sie ihre Investitionstätigkeit ausweiten werden und wenn bei Ämtern eine Zunahme der Baugenehmigungen zu verzeichnen ist, können das Indikatoren für ein „Anziehen" der Konjunktur sein.

b) Präsenzindikatoren

Präsenzindikatoren beschreiben den momentanen und aktuellen Zustand der Wirtschaft. Dazu gehören:

- Lagerbestandsveränderungen
- Auslastung der Produktionskapazitäten
- Lieferzeiten

Lange Lieferzeiten können Ausdruck dafür sein, dass die Wirtschaft floriert, zumindest, dass die Nachfrage nach Gütern größer ist als erwartet. Produktionskapazitäten sind ausgelastet, die Lagerbestände sind reduziert und die Kunden „müssen" auf ihre Produkte warten.

c) Spätindikatoren

Spätindikatoren zeigen rückblickend das Konjunkturklima an. Ein starker Aufschwung wird mit einer Zeitverzögerung dazu führen, dass die Preise der Güter und die Einkommen, also die Löhne und Gehälter für die Arbeitnehmer und die Gewinne für die Unternehmer, zunehmen. Eine Zunahme der Preise und Einkommen ist rückblickend ein Indikator für eine Expansionsphase der Wirtschaft.

- Preise
- Löhne und Gewinne
- Zahl der Erwerbstätigen und der Arbeitslosen, offene Stellen und Kurzarbeit.

Zu den Spätindikatoren können auch Daten gezählt werden, die sich durch Verschiebungen auf dem Arbeitsmarkt ergeben. Dazu gehören die Zahl der Erwerbstätigen und der Arbeitslosen, offene Stellen und Kurzarbeit.

4.3 Arten von Konjunkturzyklen

Die Beobachtung und Beschreibung der wirtschaftlichen Entwicklung von Volkswirtschaften hat gezeigt, dass Konjunkturen zyklisch verlaufen. Diese Zyklen können „mikroskopisch" und „makroskopisch" analysiert werden. Im Rahmen der mikroskopischen Betrachtung wird die kleinste Einheit eines konjunkturellen Verlaufes, nämlich die Amplitude eines Zyklus, analysiert, so wie das im vorangegangen Kapitel der Fall war.

Betrachtet man jedoch nicht nur eine „Welle“, sondern den Verlauf der Wellenbewegungen über einen längeren Zeitraum, wird sich die Frage stellen, ob sich Regelmäßigkeiten in den einzelnen Zyklen feststellen lassen. Sind die Wellen unregelmäßig, mal groß oder klein, oder sind die Wellen der wirtschaftlichen Entwicklung einigermaßen gleich bleibend und regelmäßig?

Eine umfassende Analyse von Konjunkturzyklen stammt von Joseph Schumpeter.

Joseph Schumpeter

Schumpeter wurde am 8. Februar 1883 in Österreich geboren und wollte „der größte Nationalökonom der Welt, der größte Reiter in Österreich und der größte Liebhaber in Wien“ werden. An der Universität Graz hielt er anscheinend Vorlesungen im Reiterkostüm. Nach dem ersten Weltkrieg wurde der 36jährige Schumpeter Finanzminister, konnte aber den Bankrott des öffentlichen Finanzwesens nicht verhindern. Schließlich wurde er Präsident einer Wiener Privatbank (ebenfalls Bankrott?), um dann als Professor an den Universitä-ten Bonn und Harvard zu lehren und zu forschen. Schumpeter starb 1950 in Connecticut, USA. [38]

Veröffentlichungen:

- Theorie der wirtschaftlichen Entwicklung, München 1926.
- Business Cycles, New York 1939.
- Capitalism, Socialism and Democracy, New York 1942; (Kapitalismus, Sozialismus und Demokratie, Münden 1950).

Schumpeter unterscheidet drei Zyklen: → Kitchin-Zyklus
→ Juglar-Zyklus
→ Kondratieff-Zyklus[39]

4.3.1 Kitchin-Zyklus

Der Kitchin-Zyklus ist nach Joseph Kitchin, einem südafrikanischen Unternehmer, benannt und beschreibt eine Dauer von 40 Monaten. Kitchin „entdeckte“ und ermittelte diese Konjunkturzeitspanne im Jahr 1923 bei der Untersuchung von Großhandelspreisen und Zinssätzen in Großbritannien und den USA für die Jahre 1890 bis 1922.

---

[38] Quelle: Hesse 2003 und Strathern 2003.

[39] Manchmal wird auch ein vierter Zyklus, der Kuznets-Zyklus mit 15 bis 25 Jahren, unterschieden.

Kitchin-Zyklus (1923):

- kurzfristiger Zyklus mit einer Dauer von 40 Monaten (originär) bzw. 3 bis 4 Jahren (modifiziert).

Heutzutage werden die Kitchin-Zyklen zur Beurteilung der betriebswirtschaftlichen Produktions- und Absatzplanung sowie Lagerbestandshaltung herangezogen. Für den steigenden Verkauf werden die Lager aufgestockt, um dann bei sich abzeichnendem langsameren Wachstum die Produktion zu drosseln. Diese Phase wird auf etwa drei Jahre definiert (Lagerbildung als Konjunkturpuffer).

Betrachtet man Zeitreihen in Deutschland, lässt sich empirisch ein Phasenverlauf von drei bis fünf Jahren nachweisen.

4.3.2 Juglar-Zyklus

Der Juglar-Zyklus ist nach dem französischen Arzt und Wirtschaftstheoretiker Clément Juglar benannt. Juglar lieferte 1862 (Des crises commerciales...) die wissenschaftliche Fundierung dieses wichtigsten Wirtschaftszyklus. Vermutlich ließ sich Juglar wie auch Quesnay durch den Vergleich des Wirtschaftskreislaufs mit dem menschlichen Blutkreislauf inspirieren. Eine empirische Erklärung für Konjunkturzyklen im 19. Jahrhundert lieferte unter anderem ein unstetiges Wachstum von Geld- und Wechselbeständen.

Juglar-Zyklus (1862/89):

- mittelfristiger Zyklus mit einer Dauer von 6 - 10 bzw. 7 - 11 Jahren und einem Durchschnittswert von 8 Jahren.

Der Juglar-Zyklus gilt als mittelfristiger Zyklus mit einer Dauer von sechs bis zehn Jahren. Die Namensgebung „Juglar" stammt von Schumpeter; Unter dem Begriff der Juglar-Zyklen werden heutzutage Investitionszyklen charakterisiert.

4.3.3 Kondratieff-Zyklus

Der Kondratieff-Zyklus ist nach dem russischen Wirtschaftsgenie Nikolai Kondratieff benannt und datiert von 1926. Dieser Zyklus repräsentiert einen langfristigen Verlauf mit einer Dauer von 50 bis 60 Jahren. Ursache und Auslöser für diese langen Zyklen sollen technologische Erfindungen und Innovationen sein.[40]

[40] Paul Samuelson, amerikanische Nobelpreisträger und Autor eines VWL-Standardwerkes hält Kondrattief-Zyklen für Unsinn. [Quelle: unbekannt]

> **Kondratieff-Zyklus** (1926):
> - Langfristiger Zyklus mit einer Dauer von 50 bis 60 Jahren.

Die Klassifizierung der Kondratieff-Wellen ist nicht einheitlich. Für bestimmte Erfindungen lassen sich zwar Termine festlegen – wie zum Beispiel das elektromagnetische Telefon durch Graham Bell im Jahr 1876. Die Abgrenzung der Phasen erweist sich jedoch als schwierig. Hinzu kommen exogene „Schocks“ wie die beiden Weltkriege, welche die Phasen „durcheinander bringen“.

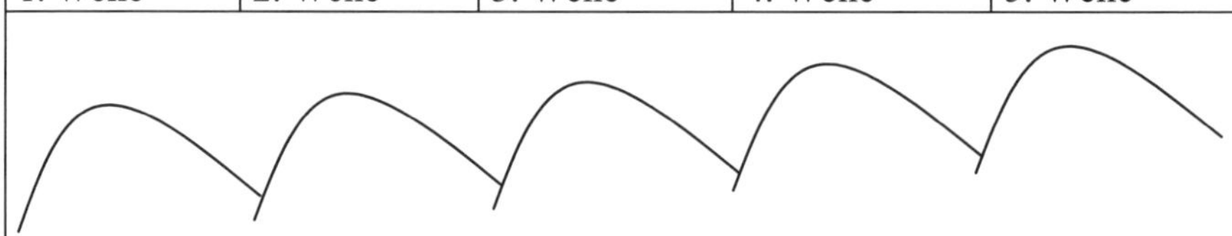

1. Welle	2. Welle	3. Welle	4. Welle	5. Welle
1780-1840	1841-1897	1898-1939	1940-1980	seit 1980
Industrielle Revolution: Dampfmaschine Maschinelle Webstühle	**„Steam and Steal“:** Eisenbahn Dampfschifffahrt Stahl	**Elektrizität** (Strom) und **Auto** (Motorisierung) Telefon **Chemie**	**Elektronik** Fernseher Kühlschrank Haushaltsgeräte	**Informationstechnologie** Computer, Internet, Nanotechnologie, Bio- und Gentechnologie

Abbildung 5.31: Der Kondratieff-Zyklus.

4.4 Konjunkturtheorien

Der Verlauf der Konjunktur in Zyklen stellt ein Phänomen dar und entsprechend zahlreich sind die Erklärungsversuche für dieses Phänomen.

4.4.1 Stand der Konjunkturforschung

Die Konjunktur eines Landes verläuft selten stetig und gleichmäßig; und wenn sie gleichmäßig verläuft, dann gleichmäßig in ihrer Unregelmäßigkeit, in ihrem Auf und Ab, in ihren Wellenbewegungen und in ihrer zyklischen Wiederkehr. Diesen zyklischen Verlauf zu beschreiben und zu klassifizieren ist ein Teil der Konjunkturtheorie. Der weitaus anspruchsvollere Teil besteht darin, Konjunkturverläufe zu erklären. Allein die Tatsache, dass zwischenzeitlich über 230 Theorien und Erklärungsversuche zur Konjunktur vorliegen, verdeutlicht die Problematik, aber auch das Forschungspotential dieses Themenbereiches. Von einer systematischen Konjunkturforschung kann man seit den 30er Jahren des letzten Jahrhunderts sprechen.

Stand der Konjunkturforschung:

- Seit den 30er Jahren des 19. Jahrhunderts hat sich eine systematische Konjunkturforschung entwickelt.
- Zwischenzeitlich existieren über 230 Theorien und Erklärungsversuche zur Konjunktur.

Im neunzehnten Jahrhundert existierten schon zahlreiche Erklärungsversuche zur Konjunktur. Eine erste umfassende Zusammenfassung der Konjunkturtheorien erstellte Gottfried von Haberler in „Prosperity und Depression" im Jahr 1937.[41] Dazu gehören vor allem die nichtmonetären Überinvestitionstheorien und die Unterkonsumptionstheorien so wie die monetären Theorien selbst.

Erklärungsansatz	**Beschreibung**
Sonnenfleckentheorie	Wechsel von Sonnenaktivitäten (Landwirtschaft)
Überinvestitionstheorie	Potential (Kann) größer als Nachfrage (Ist)
Unterkonsumptionstheorie	Nachfrage (Ist) kleiner als Potential (Kann)
Multiplikator-Akzelerator	Endogene Wirkungsmechanismen
Monetäre Theorien	Zins- und Geldmengenentwicklung
Schumpetersche Theorie	Prozess des schöpferischen Zerstörung
Politische Ansätze	Wahlverhalten von Politikern
Psychologische Ansätze	Panikreaktionen
Sonstiges	Ölpreisentwicklung

Abbildung 5.32: Erklärungsansätze zur Konjunkturbildung.

4.4.2 Sonnenfleckentheorie

Aus heutiger Sicht mag es naiv erscheinen, irgendwelche Naturphänomene und seien es Sonnenflecken, für Konjunkturschwankungen verantwortlich zu machen.

Sonnenfleckentheorie

- ➢ Konjunkturzyklen lassen sich durch den Wechsel von Sonnenaktivitäten (Sonnenflecken) erklären.

Hält man sich jedoch vor Augen, dass im 19. Jahrhundert die Landwirtschaft der dominierende Sektor war und dass insbesondere die Landwirtschaft stark von klimatischen Bedingungen abhängig war und auch immer noch ist, wird die Erklärung von konjunkturellen Schwankungen zum Beispiel durch den Wechsel von Sonnenaktivitäten (Sonnenflecken) verstehbar und einsichtig – zumal auch in der Natur zyklische Phänomene vorherrschen: Tag und Nacht, Sommer und Winter, Ebbe und Flut. Warum sollten analog den Naturzyklen und -phänomenen nicht auch Wirtschaftsphänomene und -zyklen existieren.

[41] Von Haberler: Österreichischer Ökonom, 1900 (Wien) bis 1995 (Washington D.C.).

Mit dem Bedeutungsverlust des Agrarsektors und dem generellen Bedeutungsverlust der Natur und des „Außerirdischen“, ja des Göttlichen als Erklärung für rationale Begebenheiten, ist die Sonnenfleckentheorie ausgestorben. Die **„sun spots“** leben jedoch als Allegorie für Ereignisse weiter, die wie die Sonnenflecken eigentlich nichts mit Ökonomie zu tun haben und zufälligen Charakter haben.

4.4.3 Überinvestitionstheorie und Unterkonsumptionstheorie

Die Überinvestitionstheorie und die Unterkonsumptionstheorie erklären Schwankungen in der Wirtschaftsentwicklung durch Ungleichgewichte auf dem Güter- und Arbeitsmarkt.

Überinvestitionstheorie	**Unterkonsumptionstheorie**
• Potential größer als Auslastung • **Angebot** > Nachfrage	• Nachfrage kleiner als Potential • **Nachfrage** < Angebot

4.4.3.1 Überinvestitionstheorie

Überinvestitionen erklären (bedingen) einen Konjunkturaufschwung. Das Volumen der Investitionstätigkeit und des damit verbundenen Angebots auf dem Gütermarkt ist größer als die Nachfrage nach diesem erhöhten Angebot. Es werden mehr Kapazitäten für die Güterproduktion aufgebaut als letztlich gebraucht und Güter nachgefragt werden. Die Frage, die sich hier stellt, ist die nach den Gründen für dieses Ungleichgewicht von Soll und Ist, von Produktionspotential und tatsächlicher Nachfrage.

Überinvestitionstheorie

- Eine erwartete Aufschwungphase kann die Unternehmen zu übermäßigen Investitionen verleiten (Überkapazitäten) und somit zu einem verstärkten Aufschwung führen; dieses „Zuviel“ kann jedoch wieder zu einem Einbruch und zu Abschwung führen.

Die Antworten auf diese Frage sind unterschiedlich. Man könnte sagen, dass die Unternehmer in der Euphorie des Aufschwungs mehr investieren und Kapazitäten aufbauen, als sie letztlich brauchen werden. Es findet eine bewusste oder unbewusste Überschätzung der Unternehmer im Hinblick auf die Kaufkraftmöglichkeiten der Lohnempfänger und Verbraucher statt. Denn die Lohneinkommen hinken üblicherweise den Gewinneinkommen hinterher.

4.4.3.2 Unterkonsumptionstheorie

Die Unterkonsumptionstheorie wird zur Erklärung herangezogen, wie es von Aufschwungphasen wieder zu Abschwungphasen kommen kann. Die Begründung stützt sich auf time-lags in der Einkommensverteilung. Im Aufschwung hinken die

Lohneinkommen den Gewinneinkommen hinterher, so dass die Kaukraft nicht ausreicht, die erhöhte Produktion zu konsumieren.

Nach dem Sayschen Theorem müsste sich jedoch das Angebot immer auch die entsprechende Nachfrage schaffen, da das Gesamteinkommen dem gesamten Angebot an Gütern entspricht. Warum kann dann eine Nachfragelücke auf dem Gütermarkt entstehen? Eine Antwort bezieht sich auf unterschiedliche Konsumquoten bei Besser- und bei Geringverdienern. Die Konsumquote der Besserverdiener ist geringer als die der Geringverdiener. Die Geringverdiener müssen alles ausgeben, da keine Reserven möglich sind, während Besserverdienende Konsum zurückstellen können, so dass ein Teil der Nachfrage später wirkt als das bereits produzierte Angebot. Das Ungleichgewicht erklärt sich letztlich lediglich aus einem time-lag von Angebot und Nachfrage.

Unterkonsumption

- Erklärung, wie es von Aufschwungphasen wieder zu Abschwungphasen kommen kann.

  Ursache: Time-lag in der Einkommensverteilung beziehungsweise im Konsumieren.

4.4.4 Monetäre Theorien

In den monetären Theorien wird die Bedeutung der Zins- und Geldmengenentwicklung für die Konjunktur hervorgehoben.

Eine Zinssenkung kann und soll die Nachfrage der privaten Haushalte und die Investitionen der Unternehmen stimulieren. Eine Zinssenkung macht Geld billiger, die Geldmenge steigt, Produktion und Nachfrage werden ausgeweitet. Wir erleben einen Aufschwung. Der positive Impuls verliert schließlich an Bedeutung und der Aufschwung schwächt sich wieder ab.

Zins- und Geldmengenentwicklung

- Zinssenkung und Geldmengenerhöhung: Nachfrage- und Investitionsstimulierung.
- Zinssenkung: Die Rendite (Opportunitätszins) steigt und macht Investitionen rentabler.

Ein anderes Argument bedient sich der Philosophie des Opportunitätszinses. Der Opportunitätszins (Zinseinnahmenverzicht) ergibt sich aus dem Unterschied von Geldzins und Renditezins. Wenn der Geldzins sinkt, wird der Renditezins relativ höher, so dass die Geldanlage weniger attraktiv wird und stattdessen eine potentielle Investitionsverzinsung lohnender sein könnte. Die Investitionstätigkeit nimmt zu.

Dass Zinsentscheidungen einen Einfluss auf die wirtschaftliche Entwicklung eines Landes ausüben, ist unbestritten. Hierzu einige Zitate:

- "Samuelson: Recessions made in Washington."[42]
- Dornbush: „None of the postware expansions died of the old age, they were all murdered by the Fed[43]."
- Adenauer zu Zinsanhebungen der Deutschen Bundesbank: „Fallbeil für die kleinen Leute."

4.4.5 Schumpetersche Konjunkturtheorie

Der österreichische Ökonom Josef Schumpeter erklärt Konjunkturzyklen aus dem innovatorischen und dynamischen Verhalten der Unternehmer. Aus der Notwendigkeit und dem Verlangen Gewinne zu erzielen und sich im Wettbewerb zu behaupten, befinden sich die Unternehmen in einem ständigen Prozess von Produkterfindungen und -weiterentwicklungen. Schumpeter unterscheidet hier Inventionen und Innovationen. Inventionen sind Erfindungen und Entdeckungen. Innovationen sind die schöpferische Umsetzung dieser Erfindungen und Entdeckungen in neue Produkte und Verfahren.[44] Altes vergeht – Neues kommt. Ein Prozess der „schöpferischen Zerstörung".

Schumpetersche Konjunkturtheorie

- ➢ Prozess der „schöpferischen Zerstörung"
- Inventionen: Erfindungen und Entdeckungen
- Innovationen: Umsetzung in neue Produkte und Verfahren

Unternehmen, die in dieser Weise innovativ sind, können auf Vorsprunggewinne (Monopolgewinne, evtl. Patenteinnahmen) hoffen; andere Unternehmen werden nachfolgen und imitieren. Die Wirtschaft kommt in Schwung. Schließlich wird eine Sättigung eintreten, das Überangebot an Firmen bei nachlassender oder konstanter oder weniger steigender Nachfrage wird zu sinkenden Preisen und zurückgehenden Gewinnen führen. Die Innovationen der Unternehmen werden gestoppt und zurückgehen, die Wirtschaft wird wieder abflauen. Konjunkturschwankungen sind ein völlig natürlicher Prozess in der Wirtschaft.

4.4.6 Politische Ansätze

Im Mittelpunkt der politischen Ansätze zur Erklärung von Konjunkturschwankungen steht der Wahlzyklenansatz der Neuen Politischen Ökonomie.

---

[42] Zitiert aus Arnold, 2003, S. 154..

[43] Fed: Federal Reserve System, US-Notenbank bestehend aus 12 Distrikten bzw. Notenbanken, 1913 gegründet.

[44] Im Hinblick auf Innovation unterscheidet Schumpeter Produktinnovationen, Prozessinnovationen, Marktstrukturinnovationen und rechtlich-organisatorische Innovationen.

Politiker „sorgen" dafür, dass zum Wahlzeitpunkt die Wirtschaft gut läuft, zumindest sich im Aufwärtstrend befindet. Arbeitsbeschaffungsmaßnahmen werden eingeführt und ausgeweitet. Arbeitslose werden in Weiterbildungsmaßnahmen geschickt, um sie zumindest aus der Statistik nehmen zu können. Investitions- und Zukunftsprogramme werden aufgelegt. Man versucht, eine insgesamt positive Stimmung zu erzeugen.

Neue Politische Ökonomie:

- Erklärung der Wirtschaft in Abhängigkeit von der Politik.

  Annahme: Regierung agiert rational, das heißt für sich selbst nutzenmaximierend.

Unangenehme und das öffentliche Wohlbefinden störende Maßnahmen werden wahltaktisch an den Anfang einer neuen Legislaturperiode gelegt. Dazu können eher restriktive Sparmaßnahmen gehören, die zumindest anfangs konjunkturdämpfend wirken können, um dann hoffentlich ihre mittelfristige Kraft auf die nächste Wahl in vier oder fünf Jahren entfalten zu können.

4.5 Wachstum

4.5.1 Investitionen, Wachstum und Wohlstand

Wirtschaftswachstum bedeutet Wohlstand. Empirisch lässt sich nachweisen, dass Länder mit hohen Wachstumsraten meist auch wohlhabende Länder sind (gemessen am realen Bruttoinlandsprodukt pro Kopf). Wachstum seinerseits setzt Investitionen voraus. Auch das lässt sich empirisch belegen. Länder mit hohen Wachstumsraten des realen Bruttoinlandsprodukts korrespondieren mit Ländern, die hohe Zuwachsraten an Investitionen aufweisen. [45]

Allegorisch bedeuten Investitionen das Säen und Pflanzen, Wachstum das Wachsen und Gedeihen und Wohlstand das Ernten der Früchte.

Wohlstand
„Früchte ernten"

Wachstum
„Wachsen und Gedeihen"

Investitionen
„Säen und Pflanzen"

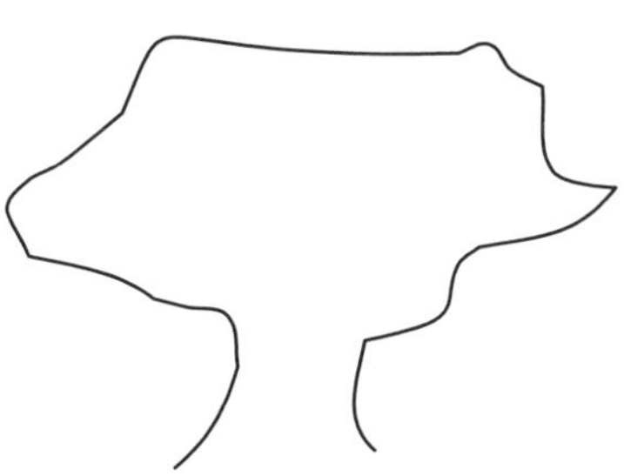

[45] Vgl. Mankiw, 2004, S. 560 - 580.

Produktivität: Warum aber sind Investitionen so entscheidend für Wachstum und Wohlstand? Unter Investitionen versteht man den Einsatz von Kapital (Kapitalakkumulation). Und dieser Einsatz von Kapital ist Basis für enorme Produktivitätssteigerungen. Der Kapitaleinsatz verursacht zwar Opportunitätskosten, erweist sich aber als langfristig effizienter: Grund ist die höhere Produktivität!

Dazu ein Beispiel:

	Handarbeit mit Schaufel	**Einsatz eines Baggers**
	Arbeitseinsatz eines Arbeiters pro Baugrube: 1.000 Stunden	Arbeitseinsatz um einen Bagger herzustellen: 10.000 Stunden. Kapitaleinsatz des Baggers pro Baugrube: 10 Stunden.
1 Baugrube	1.000	10.000 + 10 = 10.010
2 Baugruben	2.000	10.000 + 20 = 10.020
...	...	...
10 Baugruben	10.000	10.000 + 100 = 10.100
11 Baugruben	11.000	10.000 + 110 = 10.110
...	...	...
100 Baugruben	100.000	10.000 + 1.000 = 11.000

Abbildung 5.33: Kapitaleinsatz und Produktivität.

Sachkapital: Die Entwicklung und Herstellung eines Baggers erfordert zwar eine große Anfangsinvestition (viel Zeit bzw. viele Kosten), rentiert sich aber bei zunehmender Menge an Aufträgen. Investitionen in Kapital zahlen sich aus. Dieses Beispiel impliziert weitere Aspekte, die notwendig und wichtig für Wachstum und Wohlstand sind.

Humankapital: Die Herstellung eines Baggers braucht Know How. Allgemein formuliert: Sachkapital benötigt Humankapital! Investitionen benötigen im Gegensatz zum puren „Schaufler" hoch qualifizierte Menschen. Ein effizientes Bildungssystem ist unabdingbare Voraussetzung.

Infrastruktur: Zweitens, die Herstellung und Verwendung von Maschinen braucht eine funktionierende Infrastruktur wie Straßen und Fabriken, um einen Bagger herzustellen und fahren zu können. Man braucht Stromleitungen und Versorgungsnetze.

Organisation: Drittens, Investitionen und Kapitaleinsatz sind komplexe Vorgänge. Dazu braucht es ein entsprechendes Management für Organisation, Logistik und die Prozessgestaltung.

Ordnung: Ordnung meint hier wirtschaftliche, rechtliche und politische Rahmenbedingungen im Sinne eines bürokratischen und funktionierenden Gemeinwesens.

Erst die erfolgreiche Kombination all dieser Faktoren kann einem Land zu wirtschaftlichem Wachstum und Wohlstand verhelfen.

4.5.2 Catch-up-Effekt

Ein Land, das in Bildung, Technik, Know How und Infrastruktur investiert, kann dadurch einen Wachstumsschub auslösen. Überhaupt können neue Technologien wie im Kondratieff-Zyklus dargelegt, einen langfristigen Aufschwund im Konjunkturzyklus erklären. Gleichzeitig können sie aber auch eine Erklärung dafür liefern, warum langfristig Wachstumsraten geringer werden.

In der wissenschaftlichen Terminologie spricht man von abnehmenden Skalenerträgen des Kapitals. Was bedeutet das? Das bedeutet, dass der erste Kapitaleinsatz, relativ mehr bringt als ein weiterer Kapitaleinsatz. Die Inbetriebnahme des ersten Baggers ist wirkungsvoller als die des 1.000sten Baggers. Man spricht auch von catch-up-Effekt oder Aufhol-Effekt (Abbildung 5.34).

> **Catch-up-Effekt**:
>
> - Ein relativ armes Land erreicht zu Beginn einer Wirtschaftsentwicklung leichter höhere Wachstumsraten als ein schon reiches Land.
>
>   Begründung: Abnehmende Skalenerträge des Kapitaleinsatzes.

Auf ein Land bezogen heißt das, dass ein Land, das am Anfang seiner wirtschaftlichen Entwicklung steht, von einer niedrigeren Basis aus, sich relativ leichter tut, Wachstum zu generieren als ein Land, das schon hohes Wachstum hinter sich hat. Arme Länder wachsen quasi relativ leichter als reiche Länder.[46]

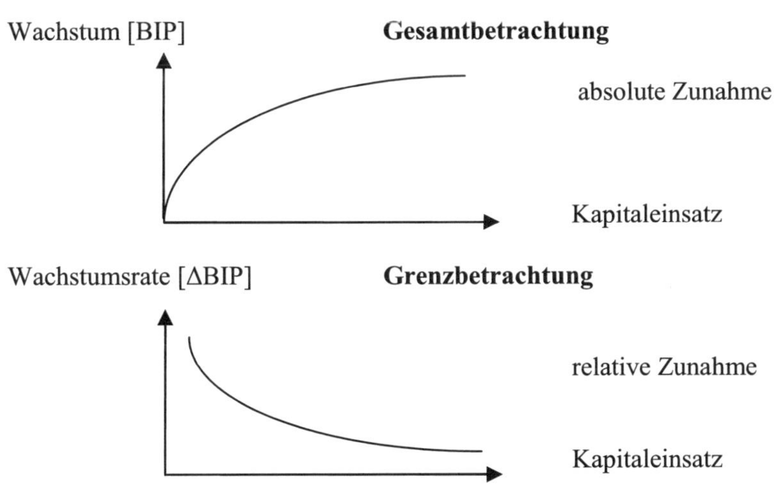

Abbildung 5.34: Catch-up-Effekt.

[46] Ein Läufer ist am Start schneller als der Konkurrent, der bereits eine lange Strecke absolviert hat. Absolut hat der langsamere Läufer jedoch schon eine viel längere Strecke zurückgelegt.

Dies lässt sich auch belegen, wenn man statt des Kapitaleinsatz die Zeit als Variable wählt. Gerade die Entwicklung in Deutschland nach dem Zweiten Weltkrieg demonstriert nicht allein zyklisches Konjunkturverhalten, sondern auch diesen Aufholeffekt.

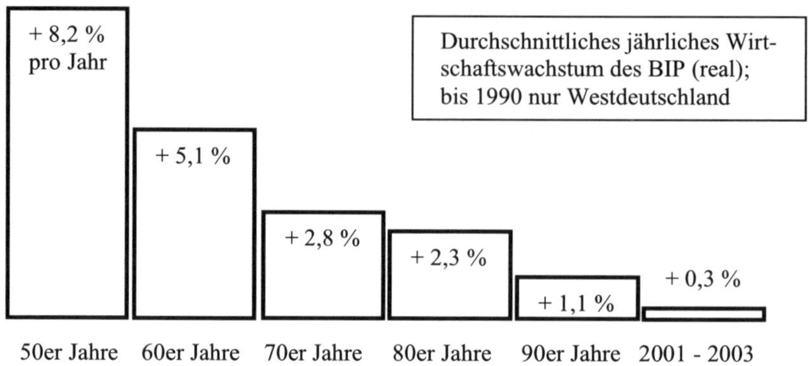

Abbildung 5.35: Konjunktur in Deutschland. [Quelle: Statistisches Bundesamt]

Wenn nun darauf hingewiesen und auch beklagt wird, dass die derzeitigen Wachstumsraten in Deutschland weit hinter denen der 50er Jahre zurückliegen, kommt als „Rechtfertigung“ oftmals das Argument des Basiseffekts in die Diskussion.

4.5.3 Basiseffekt

Der Basiseffekt sagt aus, dass eine bestimmte Wachstumsrate auf hohem Niveau absolut mehr wert ist, als die gleiche Wachstumsrate auf niedrigem Niveau. Dazu ein Beispiel:

	Land A	**Land B**
Bruttoinlandsprodukt: t = 0	200 Mrd. €	2.000 Mrd. €
Bruttoinlandsprodukt: t = 1	204 Mrd. €	2.040 Mrd. €
Wachstum relativ	**2 Prozent**	**2 Prozent**
Wachstum absolut	**+ 4 Mrd. Euro**	**+ 40 Mrd. Euro**

Ein relatives Wachstum von 2 Prozent des reichen Landes, bedeutet in diesem Beispiel ein absolutes Plus von 40 Milliarden Euro. Das ärmere Land muss sich bei gleicher Wachstumsrate mit 4 Milliarden Euro „begnügen2.

Hinweis: Wenn es stimmt, dass reiche Länder nur noch geringer Wachstumsraten bedürfen bzw. diese abnehmen (Catch-up-Effekt), dann müssten im Umkehrschluss die Länder, die zu den reichen Länder gehören, niedrige Wachstumsraten aufweisen beziehungsweise die Länder, die niedrige Wachstumsraten haben, müssten die reichen Länder sein!? In der Praxis ist das nicht der Fall! Auch reiche Länder können hohe Wachstumsraten haben, während arme Länder auch auf niedrigem Niveau verharren können.

5 Außenwirtschaft

5.1 Deutschland – Die Exportnation

Der Außenhandel stellt für Deutschland unabhängig von der sonstigen wirtschaftlichen Lage immer wieder ein erfreuliches Kapitel dar. Von Jahr zu Jahr wartet der deutsche Außenhandel mit Rekordüberschüssen auf und beschert Deutschland oftmals die Exportweltmeisterschaft.

„Deutschland ist Exportweltmeister"

„Deutscher Außenhandel mit Rekordüberschuss"

Schauen wir uns die Daten genauer an und beobachten, wie sich unsere Konkurrenten im Außenhandel schlagen.

5.1.1 Die größten Exporteure der Welt

Die beiden Weltmeisterschaftskandidaten im Export sind Deutschland und die USA. Mal liegt Deutschland auf dem ersten Platz, mal machen die USA das Rennen. Den dritten Platz hatten lange Zeit die Japaner inne. Doch zwischenzeitlich sind die Chinesen auf deren Platz vorgerückt (Abbildung. 5.36).

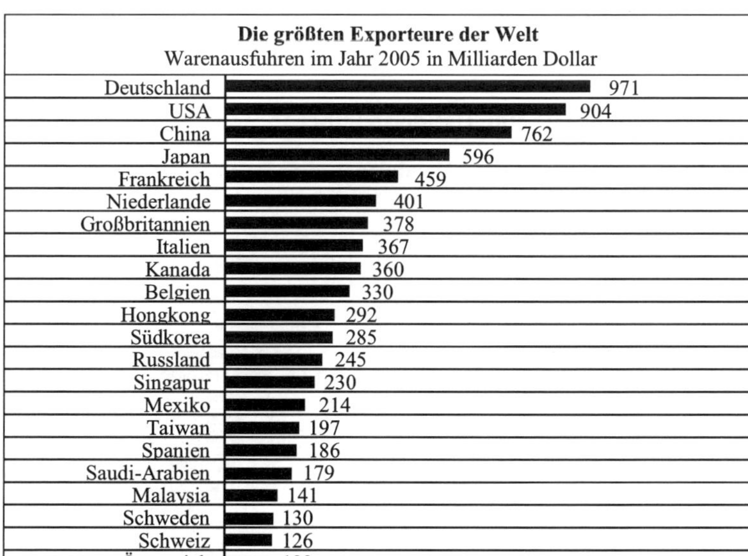

Abbildung 5.36: Die größten Exporteure der Welt. [Quelle: WTO]

5.1.2 Die größten Importeure der Welt

Was die Importe, also die Einfuhr von Waren anbelangt, zeichnet sich mit Ausnahme Japans ein ähnliches Bild ab, wie bei den Exporten. Auch hier gehören die USA und Deutschland zur Spitzengruppe, die USA jedoch mit einem deutlichen Vorsprung. Japan liegt etwas abgeschlagen, was unter anderem mit deren restriktiven Einfuhrpolitik zusammenhängt. China hat sich auch bei den Importen vorgearbeitet und belegt im Jahr 2004 den dritten Platz.

Die größten Importeure der Welt
Wareneinfuhren im Jahr 2005 in Milliarden Dollar

USA	1.733
Deutschland	774
China	660
Japan	516
Großbritann.	501
Franreich	496
Italien	378
Niederlande	358
Belgien	320
Kanada	320
Hongkong	301
Spanien	278
Südkorea	261
Mexiko	232
Singapur	200
Taiwan	186
Indien	132
Australien	125
Russland	125
Österreich	125
Schweiz	121
Thailand	118
Türkei	116

Abbildung 5.37: Die größten Importeure der Welt. [Quelle: WTO]

5.1.3 Deutschland und seine Handelspartner

Deutschland gehört zu den großen Handelsnationen der Welt. Sowohl die größten Kunden als auch die größten Lieferanten kommen aus Ländern der Europäischen

Deutschlands Kunden und Lieferanten
Angaben für 2005 in Milliarden Euro

Die größten Kunden (Ausfuhr)		Die größten Lieferanten (Einfuhr)	
Frankreich	79,9	54,6	Frankreich
USA	69,3	53,4	Niederlande
Großbritann.	61,7	41,3	USA
Italien	54,5	39,9	China
Niederlande	47,8	39,4	Großbritann.
Belgien	43,9	35,6	Italien
Österreich	42,5	31,1	Belgien
Spanien	40,4	25,3	Österreich
Schweiz	29,6	23,3	Schweiz
Polen	21,9	21,6	Russland
China	21,3	21,4	Japan

Abbildung 5.38: Handelspartner Deutschlands. [Quelle: Statistisches Bundesamt]

Union, wobei an der Spitze das Nachbarland Frankreich steht. Rund 55 Prozent der Ausfuhren und 52 Prozent der Einfuhren gehen aus Handelspartnerschaften mit EU-Staaten zurück. Außerhalb der Europäischen Union stellen sich die USA als deutlich größter Handelspartner dar.[47]

5.1.3.1 Deutsche Exporttrümpfe

Die Hitliste der deutschen Ausfuhrgüter wird von einer Dreiergruppe angeführt: Autos und Autoteile, Maschinen und chemische Erzeugnisse.

Deutschlands Exportprodukte Ausfuhren im Jahr 2005 in Milliarden Euro	
Autos	151
Maschinen	111
Chemische Erzeugnisse	103
Metalle und Metallerzeugnisse	65
Kraftwerke, Turbinen etc.	39
Elektrotechnik	37
Medizintechnik, Feinmechanik, Optik	33
Nahrungsmittel	27
Luft- und Raumfahrtzeuge	26
Gummi- und Kunststoffwaren	25
Büromaschinen, EDV	22
Papier, Druck	21
Möbel, Schmuck etc.	12
Mineralölerzeugnisse	12
Textilien	11

Abbildung 5.39: Ausfuhren nach Warengruppen. [Quelle: Statist. Bundesamt]

5.1.3.2 Deutsche Importwaren

Interessanterweise führt Deutschland hauptsächlich die Gütergruppen ein, die auch am meisten exportiert werden, nämlich chemische Erzeugnisse, Autos und

Deutschlands Importprodukte Einfuhren im Jahr 2004 in Milliarden Euro	
Chemische Erzeugnisse	63,5
Autos, Autoteile	59,6
Erdöl, Erdgas	39,2
Maschinen	38,8
Nachrichtentechnik, Radio, TV	37,7
Eisen- und Stahlerzeugnisse, NE-Metalle	31,4
Büromaschinen, EDV-Geräte	27,8
Bekleidung, Textilien	27,7
Nahrungsmittel	27,1
Elektrotechnik	24,6
Fahrzeugnisse (ohne Autos)	22,0
Medizin-, Mess-, Steuerungs-, Regeltechnik	16,1
Agrarerzeugnisse	14,5

Abbildung 5.40: Einfuhren nach Warengruppen. [Quelle: Statist. Bundesamt]

[47] Welche Bedeutung der EU-Binnenmarkt für die Mitgliedstaaten hat, zeigt der Anteil der Exporte in die EU-Mitgliedsländer. Die Spanne reicht von Griechenland mit 37 Prozent bis Luxemburg mit 90 Prozent.

Autoteile und Maschinen – mit einer Ausnahme und das sind die Energieträger Erdöl und Erdgas.

Deutschland – und das gilt auch für andere kapitalintensive Industrieländer – dominiert den Außenhandel mit technologischen Produkten. Im Umkehrschluss müssten landwirtschaftlich ausgerichtete Entwicklungsländer eine führende Rolle im Agrarhandel einnehmen. Doch dem ist nicht so. Schaut man sich den Agrarhandel an, wird man feststellen, dass auch hier die Industrienationen wie USA und Deutschland zu den größten Exporteuren und Importeuren gehören. Relativ zum industriellen und dienstleistungsorientierten Sektor ist die Landwirtschaft in den Industrienationen fast bedeutungslos. Absolut ist das Gütervolumen aber immer noch so groß – und zwar gerade durch den Einsatz von Maschinen wie zum Beispiel Mähdreschern –, dass es das Handelsvolumen der „Landwirtschaftsnationen" weit übersteigt.[48]

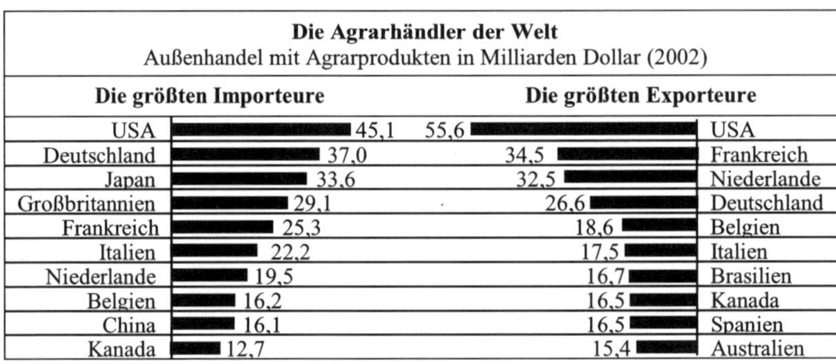

Abbildung 5.41: Die Agrarhändler der Welt. [Quelle: FAO]

5.1.4 Ausfuhrrekorde und Handelsüberschüsse

Die bisherigen Daten haben gezeigt, dass Deutschland eine mächtige Handelsnation darstellt. Sowohl im Export als auch im Import nimmt Deutschland eine führende Rolle ein. Ein wichtiger Indikator der außenwirtschaftlichen Leistungskraft einer Volkswirtschaft ergibt sich durch die Saldenbildung von Export und Import – der Handelsüberschuss.

Handelsüberschuss bedeutet, dass der Wert der Ausfuhren den Wert der Einfuhren übersteigt. Ein positiver Saldo erfreut die Länder, denn ein Exportüberschuss führt zu zusätzlichen Einnahmen in der Wirtschaft des Inlandes.

Deutschland konnte rückblickend die letzten zehn Jahre zunehmende Überschüsse verzeichnen. Der Wert der Ausfuhren übertraf immer den Wert der Einfuhren – und das mit zunehmender Tendenz, so dass auch hier Rekordwerte gemeldet werden können.

[48] Deutschland ist beispielsweise das holzreichste Land Europas (3.381 Millionen cm) noch vor Schweden und Frankreich.

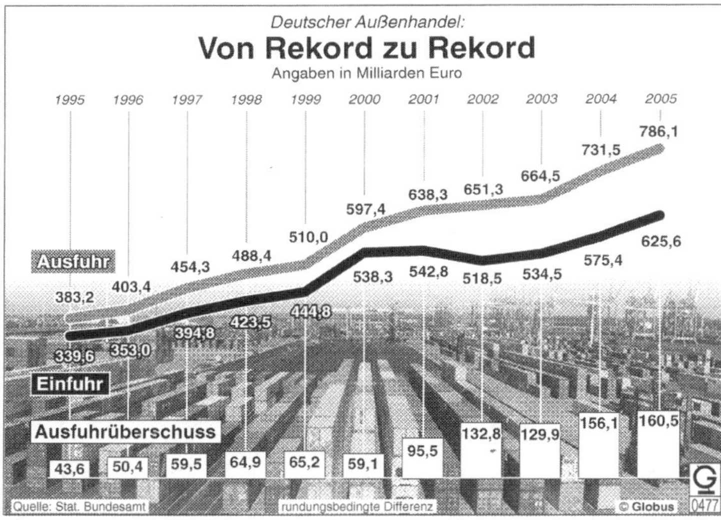

Abbildung 5.42: Handelsüberschüsse: Deutschland 1995-2005
[Quelle: Globus 20.02.2006.]

5.1.5 Importabhängigkeit Deutschlands

Viele Länder und Deutschland im Besonderen sind stark in den internationalen Warenverkehr eingebunden. Im Folgenden soll der Frage nachgegangen werden, warum Länder eigentlich Außenhandel betreiben. Ist es pure Notwendigkeit Güter wie Erdöl zu importieren? Ist es pures Vergnügen, ein japanisches Auto zu kaufen und umgekehrt deutsche Autos in Japan anzubieten? Ist es praktisch und sinnvoll, Kiwis aus Neuseeland zu beziehen, statt dieses selbst hier anzubauen? Werden in Hollywood bessere Filme produziert als in Europa? Welche Gründe können für den grenzüberschreitenden Warenverkehr geltend gemacht werden? Notwendigkeit, Zusatznutzen, Kostenersparnis?

Eine wesentliche Ursache für Außenhandelsbeziehungen liegt in der Tatsache begründet, dass nicht alle Länder alle Rohstoffe ausreichend zur Verfügung haben. Deutschland muss viele Rohstoffe wie beispielsweise Aluminium, Asbest, Baumwolle, etc. von außen beziehen und erreicht hier Importanteile von 100 Prozent (Abbildung 5.43).

Zu den wichtigsten Rohstoffen gehört das Erdöl. Deutschland bezieht den Großteil seines Erdöls aus Russland, Norwegen, den Opec-Staaten Libyen, Saudi-Arabien, Algerien und Nigeria, sowie dem Vereinigten Königreich.

Was für Rohstoffe (Input) gilt, lässt sich auch auf Güter (Output) anwenden. Auch hier kann ein Land an Mangel leiden, während ein anderes mit bestimmten Gütern überversorgt ist (vent-for-Surplus-Theorie). Deutschland importiert Bananen und Hollywoodfilme, während andere Länder Minensuchmaschinen und Atomkraftwerke importieren.

Rohstoff	Hauptsächliche Verwendung	Importanteil in Prozent
Aluminium	Flugzeugbau	100
Asbest	Bremsen	100
Baumwolle	Stoffe	100
Chrom	Stahl	100
Kobalt	Computer	100
Mangan	Stahl	100
Molybdän	Stahl	100
Nickel	Stahl	100
Phosphat	Dünger	100
Quecksilber	Chemie, Elektro	100
Tantal	Stahl	100
Titan	Flugzeugbau	100
Vanadium	Stahl	100
Wolfram	Elektro	100
Zinn	Blech	100
Kupfer	Kabel	99
Silber	Fotochemie	98
Eisenerz	Auto-, Schiffbau	98
Erdöl	Energie	96

Abbildung 5.43: Importabhängigkeit von Deutschland. [Quelle: Statistisches Bundesamt 1998, entnommen aus Altmann, 2000, S. 494]

5.2 Außenhandelstheorien

Spezialisierung, Arbeitsteilung, Freihandel und internationaler Warenaustausch bringen Effizienzgewinne und Wohlstandsteigerungen. Seit 1950 hat der Welt-

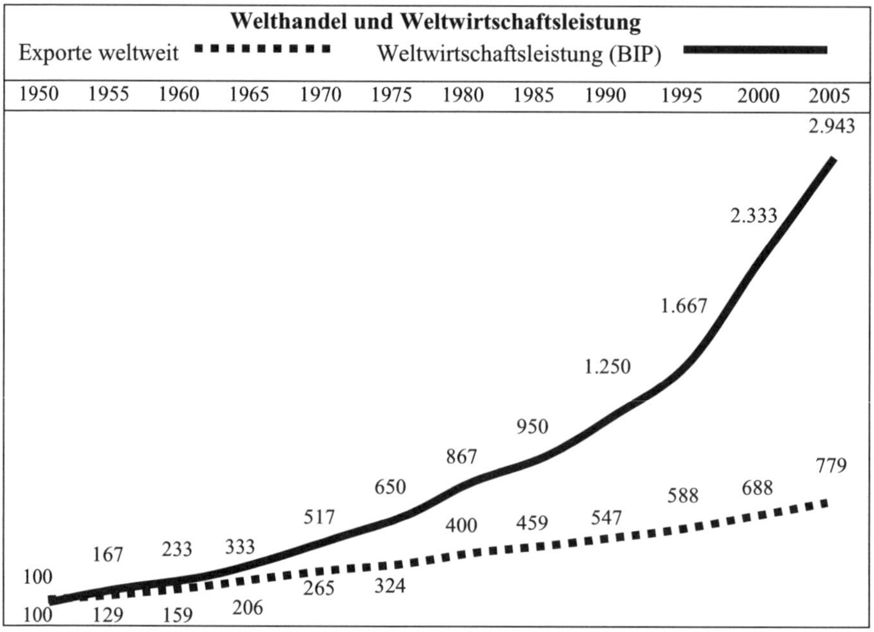

Abbildung 5.44: Welthandel und Weltwirtschaft. [Quelle: WTO, IWF]

handel, gemessen an den Exporten, um mehr als das 25fache zugenommen. Die Weltwirtschaftsleistung, gemessen am Bruttoinlandsprodukt, nahm um rund das 7,5fache zu (Abbildung 5.44). Die Steigerung des Wirtschaftsleistung und des Wohlstandes wird vor allem auch der enormen Zunahme des Welthandels zugeschrieben.

Dass ein ursächlicher Zusammenhang zwischen Außenhandel und Wohlfahrtsgewinnen besteht, lässt sich nicht nur empirisch belegen, sondern auch anhand verschiedener Außenhandelstheorien begründen. Zurückgehend auf die Zeit der Klassiker seit Adam Smith wurde im 18. und 19. Jahrhundert eine Reihe von Theoremen entwickelt, die die Außenwirtschaftstheorie fundiert und vorangetrieben haben. An erster Stelle steht das Theorem der komparativen Kostenvorteile, das als das Fundament der klassischen Freihandelslehre gilt und zum absoluten Grundlagenwissen der Volkswirtschaftslehre gehört.

5.2.1 Theorem des komparativen Kostenvorteils

5.2.1.1 Ricardo und der Methuen-Vertrag

Während Adam Smith noch der Meinung war, jedes Land exportiere die Güter. die es billiger als das Ausland erstellen könne, entwickelten Robert Torrens (1808) und David Ricardo (1817) das Theorem der komparativen Kosten.[49]

David Ricardo (1772-1823)

Engländer, Ökonom, Börsenspekulant und Politiker.

- Sein Theorem der komparativen Kostenvorteile schuf das Fundament für die klassische Freihandelslehre.

Dieses Theorem besagt, dass „ein Land selbst dann ein Gut exportiert, wenn seine in Arbeitseinheiten gemessenen Produktionskosten über denen des Auslands liegen, sein Kostennachteil jedoch unter dem anderer, zu importierender Güter liegt“.[50] Was bedeutet das?

Theorem des komparativen Kostenvorteils

- Von Robert Torrens (1808) und David Ricardo (1817) am Beispiel des Methuen-Vertrages zwischen England und Portugal über den zollfreien Austausch von britischem Tuch und portugisischem Wein (1703) entwickelt.

[49] Meist wird Torrens unterschlagen und das Theorem nur Ricardo zugeschrieben.

[50] Geigant, u.a. 2000, S. 527.

Beispiel: Methuen-Vertrag zwischen England und Portugal (1703)

Folgende Annahmen gelten:

Länder: - Zwei-Länder-Fall: England und Portugal

Güter: - Zwei-Güter-Fall: Tuch und Wein (mengenmäßiger Output)
- Homogene Güter: Tuch und Wein sind jeweils „gleich"

Faktoren: - Einziger Produktionsfaktor ist Arbeit: Menge an Arbeitskräften oder Zahl an Arbeitsstunden (mengenmäßiger Input)
- Der Faktor Arbeit ist innerhalb eines Landes völlig mobil, zwischen den Ländern jedoch völlig immobil.

Kosten: - Konstante Produktionskosten: Output verhält sich proportional zum Input
- Keine Transportkosten

5.2.1.2 Außenhandel durch absolute Kostenvorteile

Sowohl England als auch Portugal stellen Tuch und Wein her. Um jeweils 1 Outputeinheit (eine bestimmte Menge an Tonnen Tuch und Hektoliter Wein) herstellen zu können, benötigt England 70 Arbeitseinheiten für Tuch und 120 Arbeitseinheiten für Wein. Portugal benötigt 90 für Tuch und 80 für Wein. Bei dieser Konstellation verhält es sich so, dass England Tuch billiger herstellen (70 statt 90 Arbeitseinheiten) und Portugal billiger Wein (80 statt 120 Arbeitseinheiten) herstellen kann. England hat einen absoluten Kostenvorteil bei Tuch und Portugal einen absoluten Kostenvorteil bei Wein!

	Tuch	Wein	Input	Output		Tuch	Wein	Output	
	Arbeitseinheiten	Arbeitseinheiten	Arbeitseinheiten	Mengeneinheiten		Arbeitseinheiten	Arbeitseinheiten	Mengeneinheiten	
				Tuch	Wein			Tuch	Wein
England	**70**	120	190	1	1	**190**	0	2,7	0
Portugal	90	**80**	170	1	1	0	**170**	0	2,125
Summe			360	2	2			2,7	2,125

Die beiden Länder beschließen nun Arbeitsteilung vorzunehmen. Mit der gleichen Zahl an Arbeitskräften, die vorher Tuch und Wein produziert haben (190 Arbeitseinheiten), wird nun ausschließlich Tuch produziert. Portugal konzentriert sich mit seinen 170 Arbeitskräften ausschließlich auf die Weinherstellung. Mit diesem gleichen Einsatz an Inputfaktoren kann nun ein jeweils höherer Output erzielt werden (Maximalprinzip)

England kann 2,7 Mengeneinheiten von Tuch realisieren und Portugal 2,2 Mengeneinheiten von Wein. Nach Tausch sind beide besser gestellt als vorher.[51]

[51] Man könnte auch mit einem geringeren Einsatz an Produktionsfaktoren das gleiche Produktionsergebnis erzielen (Minimalprinzip).

5.2.1.3 Komparative Kostenvorteile

Dass sich Arbeitsteilung und Handel in diesem Fall lohnen, ist einsichtig. Wie verhält es sich jedoch, wenn ein Land beide Güter billiger herstellen kann? Die Antwort: Ein Handel ist selbst dann vorteilhaft, wenn ein Land bei der Herstellung beider Güter absolute Kostenvorteile ausweist; die Länder sich aber auf die Produktion jenes Gutes spezialisieren, bei denen sie einen komparativen Kostenvorteil haben.[52]

Um dieses Theorem der komparativen Kostenvorteile zu demonstrieren, ist eine kleine Änderung gegenüber dem Ausgangsbeispiel vorgenommen. England braucht nämlich für die Tuchherstellung 100 Arbeitskräfte, während Portugal mit 90 auskommt. Auch bei der Weinherstellung fährt Portugal weiterhin besser als England, da es nur 80 statt 90 Arbeitskräfte benötigt.

	Tuch	Wein	Input	Output		Tuch	Wein	Output	
	Arbeitseinheiten	Arbeitseinheiten	Arbeitseinheiten	Mengeneinheiten		Arbeitseinheiten	Arbeitseinheiten	Mengeneinheiten	
				Tuch	Wein			Tuch	Wein
England	**100**	120	220	1	1	**220**	0	2,2	0
Portugal	90	**80**	170	1	1	0	**170**	0	2,125
Summe			390	2	2			2,2	2,125

Portugal weist also sowohl bei Tuch als auch bei Wein absolute Kostenvorteile gegenüber England auf. Trotzdem lohnt sich der Handel, da jedes Land einen so genannten komparativen (vergleichenden) Kostenvorteil hat. England hat diesen komparativen Kostenvorteil bei der Tuchherstellung, Portugal bei der Weinherstellung. Denn England braucht für die Tuchherstellung im Verhältnis zu Weinherstellung relativ weniger Arbeitskräfte als Portugal:

Die relative Tuchherstellung Englands ist billiger als die relative Tuchherstellung Portugals:

$$100/120 < 90/80 \qquad \text{alternativ:} \qquad 100/90 < 120/80$$
$$p_1/p_2 < p_1^*/p_2^* \qquad\qquad p_1/p_1^* < p_2/p_2^*$$

England wird sich also auf Tuch und Portugal auf Wein spezialisieren. Mit 220 Arbeitseinheiten kann England 2,2 Outputeinheiten (220/100) erwirtschaften, während Portugal mit 170 Inputeinheiten 2,125 Outputeinheiten (170/80) realisieren kann. Im Anschluss kann getauscht werden und jedes Land hat mehr Tuch und Wein zur Verfügung als ohne Arbeitsteilung und Tausch.[53]

52 Zum Thema Arbeitsteilung vgl. auch Band 1 (Kapitel 2).

53 Spezialisierung und Tausch führen nicht immer zu „schönen" und eindeutigen Ergebnissen. Es kann zu Situationen kommen, bei denen ein Partner nach Arbeitsteilung schlechter dasteht als der andere Partner. Wenn aber der Schaden durch den Tausch überkompensiert wird, kann in Summe wieder ein positiver Grenznutzen entstehen (Problem des asymetrischen Tausches). Vgl. u.a. Altmann, 2003, S. 47ff.

5.2.1.4 Weiterentwicklung des Theorems

Außenhandel lohnt sich, wenn ein Land bei der Herstellung von Gütern Kostenvorteile gegenüber einem anderen Land hat. Ob diese Kostenvorteile absolut oder nur relativ sind, spielt keine Rolle.

> **Fazit:** Außenhandel lohnt sich, wenn ein Land bei der Herstellung eines Gutes (absolut oder relativ) Kostenvorteile gegenüber einem anderen Land hat.

Unterschiedliche Produktionsbedingungen: Nicht geklärt ist bisher die Frage, wieso bestimmte Güter in einem Land billiger produziert werden können, als in einem anderen Land. Hierfür lassen sich unterschiedliche natürliche und technische Bedingungen ausmachen. Wein wächst in einem warmen Land wie Portugal besser und benötigt daher weniger Arbeitseinsatz. England konnte dafür im Hinblick auf die Tuchherstellung mit qualifizierteren Arbeitskräften und besserer Maschinenausstattung punkten.

Mit fortschreitender Industrialisierung spielten klimatische Unterschiede eine immer geringere Rolle.[54] Durch die Verbreitung von Techniken, zum Beispiel Webstuhl und Dampfmaschine, gleichen sich auch die Produktionstechniken an, sodass sich Unterschiede in den Produktionsbedingungen nivellierten. Da Unterschiede in Klima und Produktionsbedingungen Außenhandel lohnend machten, ist zu fragen, ob sich Außenhandel auch dann noch lohnt, wenn es diese Unterschiede faktisch nicht mehr gibt.

> **Frage:** Lohnt sich der Außenhandel auch dann noch, wenn es keine Unterschiede in den Produktionsbedingungen mehr gibt?

Eine Antwort hierauf gibt das Faktorproportionen-Theorem.

5.2.2 Das Faktorproportionen-Theorem (Hekscher-Ohlin-Theorem)

Was passiert, wenn sich die Produktionsbedingungen immer mehr angleichen und die Unterschiede in der Güterherstellung immer geringer werden? Braucht es dann noch Außenhandel und rentiert sich dieser Handel?

Um hierauf ein schlüssige Antwort geben zu können, werden einige wichtige Annahmen bezüglich der Ausstattung mit den Produktionsfaktoren Boden, Arbeit und Kapital getroffen:

---

[54] Die Zunahme des Dienstleistungssektors – man denke an den Tourismus oder den Sport – führt jedoch wieder zu einer stärkeren Beachtung von Wetter und Klima.

Annahmen bezüglich der Ausstattung mit Produktionsfaktoren:
- Boden: keine Unterschiede in Bodenqualität und Klima
- Kapital: gleiche Produktionstechniken
- Arbeit: gleiche Qualifikationen der Arbeitskräfte

Der einzige Unterschied besteht darin, dass die Länder mengenmäßig unterschiedlich mit Kapital und Arbeit ausgestattet sind (unterschiedlich „proportioniert“). Das eine Land hat mehr Kapitel zur Verfügung, das andere Land mehr Arbeitskräfte.

Einziger Unterschied:
- Die Länder sind mengenmäßig unterschiedlich mit Kapital und Arbeit ausgestattet (unterschiedlich „proportioniert“).

Entscheidend ist dabei allein das Verhältnis, in dem diese Faktoren in den betreffenden Ländern zur Verfügung stehen. Welches Land absolut über mehr oder weniger Arbeiter oder Kapital verfügt, ist irrelevant.

Beispiel	Arbeit	Kapital	Verhältnis	Güter	Güter
Land A	**100**	200	1 : 2	**arbeitsintensiv**	-
Land B	150	**450**	1 : 3	-	**kapitalintensiv**

Was wird nun passieren? Wird es Außenhandel geben und wenn ja in welcher Form? Die Antwort selbst ist einfach. Es wird sich für beide Ländern lohnen, Außenhandel zu betreiben. Kapitalreiche Länder werden kapitalintensive Güter und Länder mit hohem Arbeitskräfteanteil werden arbeitsintensive Güter exportieren, weil sie hier jeweils einen komparativen Vorteil haben.[55]

Faktorproportionen-Theorem (1919/1933):
- Kapitalreiche Länder werden kapitalintensive Güter und Länder mit hohem Arbeitskräfteanteil werden arbeitsintensive Güter exportieren.

Entwickelt und beschrieben wurden dieses Theorem von Eli Hekscher und Bertil Ohlin und ist deshalb auch als Heckscher-Ohlin-Theorem bekannt.

[55] Theorie und Praxis müssen nicht immer übereinstimmen. Wassily Leontief wies 1953 aufgrund empirischer Studien nach, dass die USA im Vergleich zu ihren Importen vor allem arbeitsintensive Produkte ausführten. Als kapitalreiches Land hätten die USA aber nach dem Heckscher-Ohlin-Theorem vor allem kapitalreiche Güter ausführen müssen (Leontief-Paradoxon).

Hekscher: Der schwedische Ökonom und Wirtschaftshistoriker Eli Hekscher verfasste zu diesem Thema im Jahre 1919 einen Artikel, der ihn berühmt machte, wobei der Artikel allerdings nur in schwedischer Sprache vorlag. Erst 30 Jahre später wurde der Artikel unter dem Titel „The Effect of Foreign Trade on the distribution of Income" ins Englische übersetzt.

Ohlin: Der schwedische Ökonom und Politiker Bertil Ohlin, ein Schüler von Hekscher, griff diese Ideen auf und entwickelte sie weiter. Ihren Ausdruck fanden die Ideen und Erkenntnisse in dem 1933 erschienenen Buch „Interregional und International Trade". Das Buch hatte den Vorteil in englischer Sprache verfasst zu sein. 1977 wurde Ohlin der Wirtschaftsnobelpreis verliehen.

Begründer des Faktorproportionentheorems:

- Eli Filip **Heckscher** (1879 – 1952): Schwedischer Ökonom
- Bertil Gotthard **Ohlin** (1899 – 1979): Schwedischer Ökonom

5.2.3 Theorem vom Faktorpreisausgleich

Geht man davon aus, dass nach dem Faktorproportionentheorem kapitalreiche Länder kapitalintensive Güter und relativ arbeitsreiche Länder arbeitsintensive Güter exportieren, wird die nächste Frage sein, ob und welche Auswirkungen auf die Preise der Produktionsfaktoren – Löhne für den Faktor Arbeit und Zinsen für den Faktor Kapital – zu erwarten sind.

Lohn und Zins: Welche Konsequenzen ergeben sich für die Lohnhöhe einerseits und das Zinsniveau andererseits? Bedenkt man, welche Akteure hinter dem Lohn und hinter dem Kapital stehen, nämlich Arbeitnehmer und Unternehmer, könnte man die Frage auch klassenkämpferischer formulieren: Profitieren die Arbeitnehmer als Lohneinkommensbezieher oder die Unternehmer als Gewinneinkommensbezieher aus der Verzinsung und Rendite des Kapitaleinsatzes? Gibt es also trotz Nutzenzuwachses für beide Länder durch den Außenhandel Gewinner und Verlierer? Oder profitieren beide Gruppen von den Wohlstandsgewinnen durch Außenhandel?

Auswirkungen des Außenhandels auf die Preise der Produktionsfaktoren Kapital und Arbeit:

Arbeit: Entlohnung der Arbeitnehmer durch Einsatz ihrer Arbeitskraft: → **Lohnniveau?**

Kapital: Gewinnerzielung der Unternehmer durch Einsatz ihres Kapitals: → **Zinsniveau?**

Die Antwort scheint zuerst einmal trivial zu sein. Nehmen wir das Beispiel Deutschland und China. Deutschland ist relativ kapitalreicher als China, wird also kapitalintensive Güter wie Sondermaschinen nach China exportieren. China ist reichlicher mit Arbeitskräften ausgestattet, wird also Deutschland mit arbeitsintensiven Gütern wie Bekleidung beliefern. Was ist Folge dieses Prozesses? Das reichlich vorhandene Kapital in Deutschland wird vermehrt nachgefragt und somit knapper, was wiederum zur Folge hat, dass der Preis für Kapital (Zins) steigt. In China werden zunehmend Arbeitskräfte nachgefragt, sodass das Angebot an Arbeitskräften knapper wird und der Preis für Arbeit (Lohn) zunimmt.

Beispiel Deutschland und China:

- **Deutschland** als kapitalintensiveres Land wird mehr Kapital nachfragen, somit steigt der Preis für Kapital **(Zinsniveauanstieg).**
- **China** als arbeitsintensives Land wird mehr Arbeit nachfragen, somit steigt der Preis für Arbeitskräfte (**Lohnniveauanstieg**).

➢ Vom Außenhandel profitieren also die Produktionsfaktoren, die reichlich vorhanden sind.

Wenn die Produktionsfaktoren, die reichlich vorhanden sind, vom Außenhandel profitieren, sind das in Deutschland die Kapitalbesitzer (Unternehmer als „Kapitalisten") und in China die Arbeitskräfte. Insgesamt hat das zur Folge, dass sich die Faktorpreise – Löhne und Zinsen – der beiden Länder tendenziell angleichen.

Theorem von Faktorpreisausgleich:

➢ Die Faktorpreise gleichen sich durch Außenhandel an.

Die Angleichung der Faktorpreise geschieht, obwohl die Produktionsfaktoren zwischen den beiden Ländern immobil sind, also keine Arbeitskräfte von China nach Deutschland einwandern oder Produktionsanlagen von Deutschland nach China verfrachtet werden. Innerhalb eines Landes wird natürlich weiterhin von völliger Mobilität ausgegangen.

Verliert der Faktor Arbeit in den Industrieländern?

Theorie: Wenn der Faktor Arbeit an Wert verliert, geschieht dies nicht nur relativ im Verhältnis zum Zinsniveauanstieg des Kapitals, sondern auch absolut.[56] Das Lohnniveau im arbeitsschwachen Land nimmt absolut ab. Die Volkswirtschaft

[56] In der Literatur ist nicht einheitlich dargestellt, wem und unter welchem „Titel" diese Erkenntnis zuzuschreiben ist. Genannt wird der US-Ökonom Paul A. Samuelson (1948), dem 1970 der Wirtschaftsnobelpreis verliehen wurde und dessen Lehrbuch zur allgemeinen Volkswirtschaftslehre zu einem weltweiten Standardwerk avancierte. Neben Samuelson wird auch ein weiterer US-Ökonom erwähnt, nämlich Wolfgang F. Stolper (1941), so dass sich in der Literatur auch der Begriff des „Stolper-Samuelson-Theorems" findet.

insgesamt wird zwar vom Außenhandel profitieren, die reinen Arbeitskräfte und Nicht-Kapitalbesitzer wären allerdings die „Verlierer".

Aus Sicht der Arbeitnehmer, die in einem kapitalreichen Land leben, ist dieses Ergebnis wenig beglückend. Sie wären die Verlierer des „deals". Das Volkseinkommen insgesamt nimmt zwar zu, aber zu ihren Lasten und zum Vorteil der Kapitalbesitzer.

Praxis: Schaut man sich jedoch die Lohnentwicklung in Industrieländern an, kann nicht generell vom Verlierer „Arbeitnehmer" die Rede sein. Denn in der Praxis sind die Löhne in den kapitalreichen Industrieländern stark gestiegen und zwar stärker als in den arbeitsreichen Entwicklungsländern. Die Erklärung liegt in der Einbeziehung weiterer Faktoren, die auf die Lohnentwicklung Einfluss nehmen.

- Arbeitnehmer können gleichzeitig (Sach-)Kapitalbesitzer sein.
- Zum Kapital gehört auch Humankapital. Das heißt, Arbeitskräfte deren Know How für Innovationen und Investitionen gebraucht wird, profitieren analog der Kapitalentlohnung. Die Abnahme des Lohnniveaus gilt vor allem für die nicht und gering Qualifizierten.
- Die Löhne können zwar nominal sinken, doch die Kaufkraft kann durch die billiger gewordenen Güter zunehmen.

5.3 Protektionismus und Welthandel

5.3.1 Freihandel versus Protektionismus

Ein freier Welthandel trägt zur allgemeinen Wohlfahrtssteigerung bei. In der wirtschaftspolitischen Praxis wird der freie Handel jedoch immer wieder behindert und unterbunden.

> **Protektionismus:**
>
> ➢ Maßnahmen der Wirtschaftspolitik, die dazu dienen sollen, die eigene Volkswirtschaft oder bestimmte heimische Wirtschaftszweige vor ausländischer Konkurrenz zu schützen.
>
> Protektionismus steht im Gegensatz zum Freihandel.

Theorie:	Freier Handel	→	Liberalismus
Praxis:	Beschränkungen	→	Protektionismus

Maßnahmen: Protektionistische Maßnahmen können an der Menge oder am Preis des Importgutes ansetzen. Will man den Import eines Gutes ver- oder behindern, kann man das Produkt durch Zölle teurer machen oder man kann neben einem vollständigen Verbot die zu importierende Menge beschränken.

- Einfuhrverbote und Einfuhrbeschränkungen (Kontingentierungen)
- Zölle (Einfuhrbehinderungen)[57]
- Devisenbewirtschaftung

Das Ziel, das ein Staat mit protektionistischen Maßnahmen verfolgt, besteht im Schutz eigener Produkte, bestimmter Branchen oder der ganzen Wirtschaft. Wenn gute Produkte günstig importiert werden können, besteht die Gefahr, dass die entsprechenden eigenen Produkte nicht konkurrenzfähig sind.

Hinter protektionistischen Maßnahmen stehen also meist Partikularinteressen und eigene mangelnde Wettbewerbsfähigkeit. Die anfänglichen Vorteile protektionistischer Maßnahmen werden jedoch bald wieder zunichte gemacht, da Protektionismus zu Gegenreaktionen verleitet und das andere Land ebenfalls Handelsbeschränkungen einführt. Am Schluss sind alle Länder im Vergleich zur Ausgangssituation schlechter gestellt.

„Zuschauer-Dilemma“: Das Problem lässt sich am Kino-Zuschauer-Dilemma verdeutlichen. Alle sitzen und sehen recht gut (Freihandel). Dann steht einer auf, um besser sehen zu können (Einfuhrbeschränkungen, um die eigene Wirtschaft zu sichern). Die anderen drohen, es dem Ersten nachzutun und machen diese Drohung meist auch wahr (ebenfalls Einfuhrbeschränkungen). Am Schluss stehen alle und keiner sieht besser (überall Zölle und Hemmnisse). Will man wieder zu Freihandel zurückkehren, finden bildlich gesprochen heftige Diskussionen der müden Stehenden statt, ob man sich zum Vorteil aller nicht besser wieder hinsetzen sollte. Streit gibt es dann darüber, wer sich zuerst setzt und eine Kommandoregelung helfen könnte oder ob man jemanden bestrafen kann, der partout stehen bleiben will.

5.3.2 Die Welthandelsorganisation

Weil man weiß, dass das Thema Freihandel ein zerbrechliches Gut ist, haben die Industrieländer nach dem zweiten Weltkrieg im Rahmen des Bretton-Woods-Abkommens nicht nur die Weltbank und den internationalen Währungsfond IWF für eine einheitliche internationale Währungspolitik gegründet, sondern auch das Allgemeine Zoll- und Handelsabkommen GATT (General Agreement on Tarifs and Trade) im Jahre 1947. 1995 wurde das GATT schließlich durch die Welthandelsorganisation WTO (World Trade Organisation) ersetzt.

Während das GATT zu Gründungszeiten im Jahr 1948 zehn Industrieländer und acht Entwicklungsländer (Anteil 44 Prozent) zu seinen Mitgliedsstaaten zählte, ist aktuell nicht nur die Zahl der Mitgliedsländer sehr stark angestiegen und zwar auf 149, sondern auch die Zahl und der Anteil der Entwicklungsländer haben enorm zugenommen und zwar auf 125 (Anteil 82 Prozent). China ist seit 2001 Mitglied; Russland strebt den Beitritt an.

---

[57] Zölle sind Steuern des Staates auf Güter, die beim Überqueren einer Landesgrenze zu entrichten sind. In der Praxis meist als Importzölle als Zoll auf Güter, die ausländische Hersteller in das Heimatland einführen.

Entstehung der Welthandelsorganisation:

GATT:
- General Agreement on Tariffs and Trade (Allgemeines Zoll- und Handelsabkommen)
- 1947: internationaler Handelsvertrag (Provisorium)
- Sitz in Genf

WTO:
- World Trade Organisation (Welthandelsorganisation)
- 1995: institutionelle Ablösung des GATT
- 149 Mitgliedsstaaten
- Sitz in Genf

Ziel der Welthandelsorganisation ist die Liberalisierung des internationalen Handels. Geschehen soll dies durch den Abbau von Zöllen und anderen Handelshemmnissen.

Ziel der Welthandelsorganisation:

➢ Liberalisierung des internationalen Handels durch den Abbau von Zöllen und anderen Handelshemmnissen.

5.3.3 Die Welthandelsrunden

Um die Liberalisierung des Welthandels zu gestalten und voranzutreiben, treffen sich die Mitgliedstaaten zu so genannten Handelsrunden. Zwischenzeitlich kann man auf neun dieser Runden zurückblicken. 1999 hat die vorletzte in Seattle (USA) und 2003 die letzte in Doha (Katar) getagt. Seit Seattle sind diese Welthandelsrunden beliebte Gelegenheiten von Globalisierungskritikern wie Attac[58], um ihren Unmut über die tatsächlichen oder vermeintlichen Ungerechtigkeiten in der Welt mit Demos und Blockaden medienwirksam zum Ausdruck zu bringen. Dass sich die Industrie- und Entwicklungsländer nicht immer einigen können, kommt den Globalisierungskritikern entgegen.

Die **Uruguay-Runde** ist erwähnenswert, weil dort beschlossen wurde, das Provisorium GATT aufzulösen und durch die Institution WTO zu ersetzen. Die Gründung der WTO datiert schließlich auf den 1. Januar 1995.

Die nächste Handelsrunde nach Uruguay hätte eigentlich die neunte werden sollen. Doch die Konferenz im amerikanischen **Seattle** scheiterte. Globalisierungsgegner protestierten und randalierten und die Konferenzteilnehmer waren sich selbst nicht richtig einig.

---

[58] Association Tax pour une Taxation des Transactions Financières pour l'Aide aux Citoyens et Citoyennes (Vereinigung zur Besteuerung von Finanztransaktionen im Interesse der BürgerInnen).

Der Terroranschlag am 11. September 2001 in den USA brachte schließlich die Teilnehmer wieder „an den Tisch". In **Doha**, der Hauptstadt des arabischen Katars, erfolgte der Auftakt zur neunten Welthandelsrunde. 2003 trafen sich die WTO-Mitglieder in **Canćun**. Der Nord-Südkonflikt zwischen den Industrieländern und den Entwicklungsländern, besonders den afrikanischen, trat wieder zutage, so dass die Konferenz kein Ergebnis erbrachte. Im Dezember 2005 fand der nächste Gipfel in **Hongkong** statt. Ende 2006 sollte die Doha-Runde abgeschlossen sein.

1	Genf	1947
2	Annecy	1949
3	Torquay	1950 - 1951
4	Genf	1956
5	Dillon-Runde	1960 - 1962
6	Kennedy-Runde	1964 - 1967
7	Tokio-Runde	1973 - 1979
8	Uruguay-Runde	1986 - 1994
	Seattle	1999 (gescheitert)
9	Doha-Runde	2001 - ?

Abbildung 5.45: Handelsrunden der WTO.

Hauptstreitpunkt zwischen den Industrie- und den Entwicklungsländern ist der Handel mit Agrar- und Industrieprodukten. Die Entwicklungsländer werfen den Industrienationen vor, ihren Agrarsektor abzuschotten und landwirtschaftliche Produkte subventioniert auf den Weltmarkt zu bringen. Die Industrieländer ihrerseits beklagen, dass die Entwicklungsländer die Einfuhr industrieller Erzeugnisse erschweren.

Dass sich die Konferenzteilnehmer mit einem Abschluss schwer tun, liegt jedoch nicht nur an inhaltlichen Differenzen, sondern auch am Abstimmungsmodus. Entscheidungen müssen nämlich **im Konsens** getroffen werden. Dabei besitzt jedes Land ein **Vetorecht** (Einspruchsrecht). Die Interessen Deutschlands werden übrigens durch die Europäische Union vertreten. Oberstes Beschlussorgan der WTO ist die **Ministerkonferenz**.[59]

[59] Derzeitiger Direktor der WTO ist Pascal Lamy.

6 Umweltpolitik

Will man einen Begriff finden, der die umweltpolitische Debatte die letzten Jahre geprägt hat, braucht man nicht lange zu suchen. Es ist der Begriff der Nachhaltigkeit. Das Prinzip der Nachhaltigkeit hat sich dabei als so nachhaltig erwiesen, dass kaum ein politisches, gesellschaftliches oder ökonomisches Konzept ohne Nachhaltigkeit auskommt.

6.1 Das Prinzip der Nachhaltigkeit

Die eigentliche „Karriere" der Nachhaltigkeit nahm 1992 auf der Umweltkonferenz in Rio ihren Anfang, wenn auch der originäre Start einige Jahre früher festzusetzen ist.

6.1.1 Umweltkonferenz von Rio und Agenda 21

Inhaltlich ein uraltes Prinzip, lässt sich die Nachhaltigkeit als globales Konzept auf das Jahr 1987 terminieren. In diesem Jahr tagte nämlich die Weltkommission für Umwelt und Entwicklung unter der Leitung der damaligen norwegischen Ministerpräsidentin Brundtland. In diesem nach der Präsidentin benannten Brundtland-Bericht[60] spielt die Nachhaltigkeit eine wesentliche, wenn nicht die entscheidende Rolle.

Spätestens seit der Umweltkonferenz in Rio de Janeiro im Jahre 1992 trat die Nachhaltigkeit oder auch nachhaltige Entwicklung Ihren Siegeszug um die Welt an. „Sustainable Development" wurde zum zentralen Leitmotiv der Umweltpolitik.[61]

Konferenz der Vereinten Nationen für Umwelt und Entwicklung im Jahr 1992 in Rio de Janeiro

➔ „Agenda 21" als globales Handlungsprogramm für das 21. Jahrhundert.

➔ Konzept der nachhaltigen Entwicklung (sustainable development).

---

[60] World Commission on Environment and Development WCED: Out Common Future („The Brundtland Report"), Oxford 1987.

[61] Die Begriffe der Nachhaltigkeit und der Nachhaltigen Entwicklung werden meist synonym verwendet, wenn auch eine Unterscheidung diesbezüglich getroffen werden könnte, dass der Begriff der nachhaltigen Entwicklung erst im Jahr 1980 auf der Konferenz der IUCN (International Union for the Conservation of Natur and Natural Resources) geprägt wurde. Nachhaltigkeit bezieht sich eigentlich nur auf die ökologische Dimension.

Über 170 Staaten nahmen an dieser Konferenz teil, um die Agenda 21 als globales Handlungsprogramm für das 21. Jahrhundert ins Leben zu rufen.

> **Agenda 21** ***(Präambel):***
>
> *„Die Menschheit steht an einem entscheidenden Punkt ihrer Geschichte. Wir erleben eine zunehmende Ungleichheit zwischen Völkern und innerhalb von Völkern, eine immer größere Armut, immer mehr Hunger, Krankheit und Analphabetismus sowie eine fortschreitende Schädigung der Ökosysteme, von denen unser Wohlergehen abhängt.*
>
> *Durch eine Vereinigung von Umwelt- und Entwicklungsinteressen und ihre stärkere Beachtung kann es uns jedoch gelingen, die Deckung der Grundbedürfnisse, die Verbesserung des Lebensstandards aller Menschen, einen größeren Schutz und eine bessere Bewirtschaftung der Ökosysteme und eine gesicherte, gedeihlichere Zukunft zu gewährleisten. Das vermag keine Nation allein zu erreichen, während es uns gemeinsam gelingen kann: in einer globalen Partnerschaft, die auf eine nachhaltige Entwicklung ausgerichtet ist." (Vereinte Nationen 1992)*

Die nachhaltige Entwicklung gilt hierbei als das zentrale Leitmotiv einer internationalen und partnerschaftlichen Umweltpolitik – zumindest soll es so sein. Der Begriff der Nachhaltigkeit hat sich zwischenzeitlich in vielen anderen Bereichen, zum Beispiel in der Finanzpolitik, ebenfalls fest etabliert. Auch der Bildungsbereich ist aufgerufen, Nachhaltigkeit zu vermitteln.

> ***Agenda 21:***
>
> *„Insbesondere sollen sowohl Regierungen und Privatwirtschaft, aber auch akademische Institutionen und internationale Organisationen auf die Entwicklung und Umsetzung von Konzepten und Methoden für die Internalisierung der Umweltkosten in betriebswirtschaftliche Kostenrechnung und Preisgestaltung hinarbeiten."*
>
> *„... internationale Organisationen sollen in Kooperation mit der Industrie und akademischen Institutionen ihr Bildungs- und Ausbildungsangebot und bewusstseinsfördernde Maßnahmen hinsichtlich umweltverträglicher Produktion verstärken." (Vereinte Nationen 1992)*

6.1.2 Definition und Konzept der Nachhaltigkeit

6.1.2.1 Definition von Nachhaltigkeit

Was versteht man unter Nachhaltigkeit? Eine der bekanntesten Definitionen für Nachhaltigkeit lautet, dass die Bedürfnisse der Gegenwart zu befriedigen sind, ohne zu riskieren, dass künftige Generationen ihre eigenen Bedürfnisse nicht befriedigen können. Im Original lautet die Formulierung:

Sustainable development:

- „Sustainable development is development that meets the needs of the present without compromising the ability of future generations to meet their own needs"[62]

Allegorisch „übersetzt" heißt dies, dass nicht mehr Bäume in einem Wald abgeholzt werden dürfen (Abholzungsrate), als wieder nachwachsen können (Aufforstungsrate). Sollten die Indianer tatsächlich nicht mehr Bisons erlegt haben, als für ihre eigene Existenz notwendig war und ohne den Bestand der Bisonherde zu gefährden, wäre das ein Paradefall für nachhaltige Entwicklung.

6.1.2.2 Das Nachhaltigkeitsdreieck (Drei-Säulen-Theorie)

Nachhaltigkeit hat nichts mit Fundamentalökologie zu tun. Denn Nachhaltigkeit bedeutet nicht, nichts mehr verbrauchen oder der Natur entnommen zu dürfen. Das Entscheidende ist, dass dieser jetzige Verbrauch nicht den zukünftigen gefährdet.

Und etwas Weiteres kommt hinzu. Die Philosophie, mit der die nachhaltige Entwicklung bedacht wurde, geht über die ökologische Sichtweise hinaus und bezieht bewusst die ökonomische und die soziale mit ein. So ergibt sich das Nachhaltigkeitsdreieck aus Ökologie, Ökonomie und Sozialem oder etwas konkreter aus ökologischer Sicherheit, ökonomischer Effizienz und sozialer Gerechtigkeit.

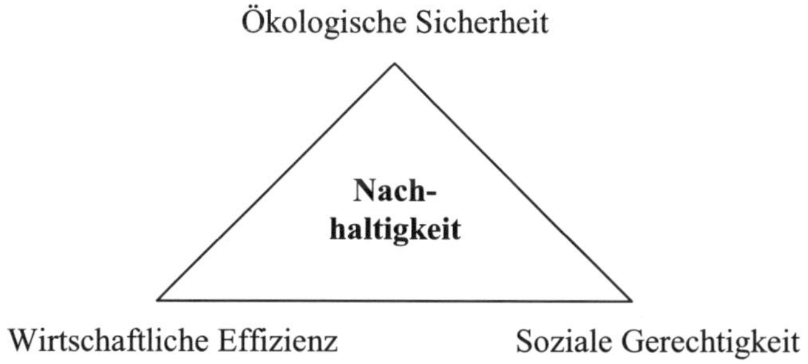

Abbildung 5.46: Das Nachhaltigkeitsdreieck.

Wir konzentrieren uns auf die ökologische Perspektive und fragen uns, ob sich ökologische Ziele formulieren und daraus abgeleitete Maßnahmen operationalisieren lassen. Ein Ansatzpunkt besteht darin, so genannte Life-Support-Funktionen, also Lebens-Unterstützungs-Funktionen, zu beschreiben. Nachhaltigkeit würde dann die Aufrechterhaltung der drei grundlegenden Life-Support-Funktionen bedeuten.

[62] World Commission on Environment and Development WCED, 1987, S. 43.

6.1.2.3 Life-Support-Funktionen

Die Life-Support-Funktionen betreffen die Themenbereiche Ressourcen, Abfall und Ästhetik.

Ressourcen-Angebots-Funktion:

Das Thema Ressourcen bezieht sich auf die Angebotsseite der Natur. Was bietet die Natur an, was bringt die Umwelt an Ressourcen wie Wasser, Holz, Erze usw. hervor und daran anknüpfend die Frage, wie der Mensch auf dieses Angebot reagiert, wie und was er nachfragt, welche Ressourcen er in welchen Mengen und in welchem Zeitraum in Anspruch nimmt.

Abfallaufnahme-Funktion:

Während Punkt 1 aufzeigt, was die Natur anbietet und der Mensch nachfragt und entnimmt, behandelt die Abfallaufnahme-Funktion die Frage, was der Mensch in Form von Abfällen wieder an die Natur zurückgibt und was die Natur dementsprechend aufnehmen muss.

Direkte Nutzenstiftung durch die Naturästhetik:

Punkt 3 ist ein ungewöhnlicher, aber meines Erachtens wichtiger und bisher unterschätzter Aspekt. Der Natur wohnt nämlich unabhängig von Nutzenstiftungen wie dem Sattwerden durch das Verspeisen eines Apfels oder dem Warmwerden durch Holzverbrennung ein Nutzen durch seine Ästhetik bei. Es ist schön und tut gut, einen Sonnenuntergang zu betrachten und rauschende Blätter im grünen Wald zu sehen und zu hören.

> **Life-support-Funktionen:**
> (1) Ressourcen-Angebots-Funktion
> (2) Abfallaufnahme-Funktion
> (3) Direkte Nutzenstiftung durch die Naturästhetik

Das Konzept der Nachhaltigkeit beschränkt sich aber nicht allein darauf, bestimmte Themenbereiche und Funktionen zu formulieren, sondern umweltpolitische Funktionen sollen möglichst aussagekräftig, konkret und damit handlungswirksam und kontrollierend formuliert werden.

So finden sich denn auch im Sinne einer Operationalisierung relativ konkrete Nachhaltigkeits- beziehungsweise Managementregeln.

6.1.2.4 Nachhaltigkeitsregeln

Nachhaltigkeitsregeln existieren in unterschiedlichen Formulierungen. Im Mittelpunkt der Nachhaltigkeitsregeln stehen analog den Life-Support-Funktionen die Aspekte Schadstoffbelastung und Ressourcenverbrauch.

Folgende **Nachhaltigkeitsregeln** lassen sich aufstellen:

(1) **Nutzung erneuerbarer Ressourcen**: Verwende regenerierbare Ressourcen immer nur soweit, wie die Nutzungsrate die natürliche Regenerationsrate nicht übersteigt.

(2) **Nutzung nicht erneuerbarer Ressourcen**: Stelle sicher, dass – sobald erschöpfliche Ressourcen ausgebeutet sind – ihr reduzierter "Kapitalbestand" durch entsprechende Zunahmen an anderen Ressourcen kompensiert wird.

(3) **Schadstoffregel**: Halte die Verschmutzungsrate auf/unter der entsprechenden Aufnahme- und Verarbeitungskapazität der Umwelt.

(4) **„Effizienzregel"**: Lasse die Annahme zu, dass ein gegebener Lebensstandard auch mittels eines sinkenden Bestands an „Naturkapital" erzielt werden könnte.

Was bedeuten diese Regeln im Einzelnen?

zu (1): Verwende **regenerierbare Ressourcen** immer nur soweit, wie die Nutzungsrate die natürliche Regenerationsrate nicht übersteigt.

Regenerierbare, also erneuerbare Ressourcen wie zum Beispiel Wald- oder Fischbestände, dürfen nur insoweit genutzt werden, als die Entnahmen der Ressourcen – Bäume fällen und Fische angeln - nicht größer ist als die Regenerationsfähigkeit der Bestände. Nachhaltigkeit in der Umweltpolitik heißt also nicht, dass keine Bäume mehr gefällt und keine Fische mehr gefangen werden dürfen. Selbstverständlich dürfen und sollen Bäume abgeholzt und Fische gefangen werden, aber nur in dem Maße, wie die Natur in der Lage ist, den Bestand an Bäumen und Fischen aufrechtzuerhalten.

zu (2): Stelle sicher, dass – sobald **erschöpfliche Ressourcen** ausgebeutet sind – ihr reduzierter "Kapitalbestand" durch entsprechende Zunahmen an anderen Ressourcen kompensiert wird.

Diese Regel meint, dass die Nutzung und der Verbrauch von Ressourcen, die nicht regenerierbar sind, wie zum Beispiel Erdöl oder Mineralien, nur in dem Maß erfolgen sollen, wie die Nutzung alternativer erneuerbarer Ressourcen, wie zum Beispiel Raps und Windenergie – zunimmt. Plakativ könnte man formulieren „Raps statt Erdöl". Letztlich geht es um die Ausschöpfung von Substitutionsmöglichkeiten zwischen erschöpflichen und regenerierbaren Ressourcen.

zu (3): **Schadstoffregel**: Halte die Verschmutzungsrate auf/unter der entsprechenden Aufnahme- und Verarbeitungskapazität der Umwelt.

Luft, Wasser und Boden dürfen nicht mit mehr Schadstoffen belastet werden, als sie durch ihre Selbstreinigungstätigkeit verarbeiten können. Also auch hier gilt nicht die extreme Forderung, dass überhaupt keine Schadstoffe mehr ausgestoßen werden dürfen, sondern nur die Forderung, dass Schadstoffausstoße die Natur nicht überfordern dürfen. Boden, Wasser und Luft können bestimmte Grade an Verunreinigung verkraften und selbst wieder beseitigen; dieses Maß darf nicht überschritten werden.

zu (4): **Effizienzregel:** Lasse die Annahme zu, dass ein gegebener Lebensstandard auch mittels eines sinkenden Bestands an „Naturkapital" erzielt werden könnte.

Dies ist beispielsweise möglich, wenn durch Effizienz-Steigerungen ein gleiches Ergebnis durch weniger Aufwand erreicht werden kann. Wenn ich also mit dem selben Auto die selbe Strecke mit weniger Benzinverbrauch fahren kann (3-Liter-Auto statt 6-Liter-Auto).

Zeitregel:

Die Nachhaltigkeitsregeln der Ressourcennutzung, der Schadstoffbelastung und der Effizienz beruhen auf einem gemeinsamen Nenner und das ist die Zeitregel. Letztlich bedeuten die einzelnen Regeln nichts anderes als einen schonenden Gebrauch der Zeit. Die Natur ist anpassungsfähig; aber dieses Anpassungsvermögen der Natur darf nicht überfordert werden.

Zeitregel:

- schonender Gebrauch der Zeit
- das Anpassungsvermögen der Natur nicht überfordern.

6.1.3 Nachhaltige Entwicklung in Deutschland

In Deutschland hat im Jahr 1996 durch die damalige Umweltministerin Angela ein Diskussionsprozess unter dem Titel „Schritte zu einer nachhaltigen, umweltgerechten Entwicklung" eingesetzt, der 1998 als BMU-Papier „Nachhaltige Entwicklung in Deutschland" seine schriftliche Form und Bedeutung erlangte.[63]

Entwicklung der Nachhaltigkeit in Deutschland (1998):

- BMU-Papier "Nachhaltige Entwicklung in Deutschland" (BMU: Bundesministerium für Umwelt)

[63] Was die europäische Ebene anbelangt, einigten sich die Staats- und Regierungschefs in Göteborg im Jahr 2001 darauf, „das Prinzip der Nachhaltigkeit zur Grundlage einer gemeinsamen Wirtschafts- und Umweltpolitik zu machen."

6.1.3.1 Problembereiche und Umweltbarometer

Als vorrangige **Problembereiche einer nachhaltigen und umweltgerechten Entwicklung** wurden in Deutschland folgende Themen formuliert:

- Schutz der Erdatmosphäre
- Schutz des Naturhaushalts
- Schonung der Ressourcen
- Schutz der menschlichen Gesundheit
- Umweltschonende Mobilität

Der Schutz der Erdatmosphäre betrifft beispielsweise die Verschmutzung der Atmosphäre durch Treibhausgase wie Kohlendioxid. Zum Schutz des Naturhaushalts gehört zum Beispiel die Verschmutzung von Flüssen durch Abwässer. Schonung der Ressourcen bezieht sich auf den Verbrauch von Wasser oder Erdöl. Schutz der menschlichen Gesundheit beinhaltet Aspekte wie Beeinträchtigung der Gesundheit durch Lärm oder Smog. Umweltschonende Mobilität bedeutet effiziente und schonende Nutzung von privaten und öffentlichen Verkehrsträgern wie Auto und Bahn.

Umweltbarometer: Ein wichtiges und immer noch diskutiertes Thema war hierbei auch die Frage, ob es analog einer wirtschaftlichen Leistungsbestimmung durch das Bruttoinlandsprodukt oder analog eines sozial-ökonomischen Indikators durch eine Sozialbilanz auch einen Umweltindikator geben könnte. Die Antwort wurde verneint.

Die Erstellung eines Gesamt-Umwelt-Indikators in Analogie zum Bruttoinlandsprodukt als Gesamtindikator wurde als zu problematisch angesehen. Stattdessen richteten sich die Bemühungen auf die Erstellung eines so genannten Umwelt-Barometers, das die wichtigsten Umweltbereiche wie Klima, Luft, Boden, Natur, Wasser und Ressourcen enthält.

Diesen Umweltbereichen sind Schlüsselindikatoren und entsprechende Umweltziele zugeordnet.

Beispiel Boden und Flächennutzung:

Umweltbereich	Schlüsselindikator	Umweltziel
Boden	Zunahme der Siedlungs- und Verkehrsfläche	Reduzierung auf 30 Hektar pro Tag bis 2020

6.1.3.2 Umweltindex Nachhaltigkeit 2005

Inwieweit Deutschland mit seinen Umweltbemühungen gediehen ist, zeigt ein neues und internationales Umweltbarometer, nämlich der „Environmental Sustainability Index (ESI)“. Nach diesem Umweltindex, der die Umweltfreundlichkeit von 146 Staaten beurteilt, liegt Deutschland an 31. Stelle. Ein Vergleich, der sich ausschließlich auf die bevölkerungsdichtesten Länder beschränken würde, brächte Deutschland den zweiten Platz hinter Japan.

Umweltindex Nachhaltigkeit: Länder im Öko-Test

Der Umweltindex Nachhaltigkeit (ESI) beurteilt die Umweltfreundlichkeit von 146 Staaten nach 21 Faktoren wie zum Bespiel Treibhausgasemissionen, Wassergüte, politisches Engagement, Artenvielfalt und verfügbares Grundwasser.

1 Finnland	75,1 Punkte
2 Norwegen	73,4
3 Uruguay	71,8
4 Schweden	71,7
5 Island	70,8
6 Kanada	64,4
7 Schweiz	63,7
...	...
31 Deutschland	56,9
...	...
141 Haiti	34,8
142 Usbekistan	34,4
143 Irak	33,6
144 Turkmenistan	33,1
145 Taiwan	32,7
146 Nordkorea	29,2

Abbildung 5.47: Umweltindex Nachhaltigkeit.
[Quelle: Environmental Sustainability Index 2005]

Eines der zur Zeit wichtigsten Probleme und Anliegen im Umweltbereich ist das der Treibhausgasreduzierung. Als Haupttreibhausgas gilt das Kohlendioxid.

6.1.4 Kyoto-Protokoll und Treibhausgasreduzierung

Auf dem Umweltgipfel von Rio im Jahre 1992 wurde die Agenda 21 als globales Handlungsprogramm für das 21. Jahrhundert beschlossen und eine Klimarahmenkonvention zur Reduzierung der Treibhausgasemissionen verabschiedet. Die Reduzierung der Treibhausgase gilt als eines der wichtigsten Umweltziele, geht man doch davon aus, dass die Zerstörung der Ozonschicht und die globale Erderwärmung und in Folge eine Zunahme von Naturkatastrophen ursächlich auf eine zu starke Zunahme von Treibhausgasen wie Kohlendioxid zurückzuführen ist. Hauptverursachung der Treibhausgaszunahme sind Verbrennungsprozesse in Kraftwerken, im Verkehr und in Haushalten.

Jahr	Ort	Konferenz	Beschlüsse und Themen
1987		Weltkommission für Umwelt und Entwicklung	Brundtland-Bericht
1992	Rio de Janeiro (Brasilien)	Konferenz der Vereinten Nationen für Umwelt und Entwicklung („Umweltgipfel von Rio“)	Agenda 21: Globales Handlungsprogramm für das 21. Jhdt.; Verabschiedung der Klimarahmenkonvention.
1997	Kyoto (Japan)	„Conference of the Parties“	Kyoto-Protokoll: Reduzierung von Treibhausgasen (vor allem Kohlendioxid) bis 2012.
2002	Johannesburg (Südafrika)	Weltgipfel für nachhaltige Entwicklung	Anteil erneuerbarer Energiequellen an der gesamten Energieversorgung erhöhen

Abbildung 5.48: Umweltkonferenzen (Auswahl).

Im Jahr 1997 fand schließlich eine weitere wichtige Konferenz im japanischen Kyoto statt, die sich diesem Thema der Treibhausgasreduzierung angenommen hatte. Im so genannten Kyoto-Protokoll wurde die Reduzierung von Treibhausgasen (vor allem CO_2)[64] festgeschrieben. Bis zum Jahr 2012 sollte eine Reduzierung der Treibhausgase um 5,2 % unter das Niveau von 1990 erfolgen. Für die 15 EU-Staaten vor der Osterweiterung ist eine Reduzierung um 8 % und für Deutschland sogar eine um 21 % vorgesehen.

Kyoto-Protokoll:

➢ Reduzierung von Treibhausgasen (CO_2) bis zum Jahr 2012 um mindestens 5,2 % gegenüber 1990.

- Die 15 „alten" EU-Staaten: Reduzierung um 8 %
- Bundesrepublik Deutschland: Reduzierung um 21 %

Im Jahr 2005 trat das Kyoto-Protokoll mit der Ratifizierung durch Russland schließlich in Kraft. Nicht unterzeichnet wurde das Abkommen unter anderem von den USA.[65]

6.2 Der Handel mit Umweltzertifikaten (Emissionshandel)

Als wichtigste Maßnahme im Rahmen der Treibhausgasreduzierung ist der Emissionshandel anzusehen. Am 1. Januar 2005 wurde dieser Handel mit Umweltzertifikaten in Europa eingeführt. Die Pilotphase soll bis 2008 dauern, um dann von 2008 bis 2012 die zweite Handelsphase mit allen Kyoto-Staaten durchzuführen.

6.2.1 Stand der Dinge

Seit dem 1. Januar 2005 ist der Emissionshandel in Kraft. Jede vom Emissionshandel erfasste Firma bekommt kostenlos ein bestimmtes Kontingent an Verschmutzungsrechten (Emissionsrechte für das Treibhausgas Kohlendioxid). Diese Verschmutzungsrechte können gekauft und verkauft werden. Wer weniger Schadstoffe emittiert, kann Emissionsrechte verkaufen; wer mehr emittiert, muss zukaufen.

Umweltzertifikat = Emissionsrecht

➢ "Ein Zertifikat verkörpert das Recht, pro festgelegter Periode eine bestimmte Menge eines Schadstoffes (Tonnen Kohlendioxid) an die Umwelt abgeben zu können."

---

64 Die Reduzierung betrifft neben Kohlendioxid weitere Treibhausgase wie Methan, Lachgas und Fluorkohlenwasserstoffe.

65 Die USA verweisen unter anderem darauf, dass sie auf freiwilliger Basis den als Hauptmaßnahme geltenden Emissionshandel bereits in den 90er Jahren eingeführt haben.

Europa: Betroffen sind von dieser Regelung EU-weit rund 12.000 Industrieanlagen (für ca. die Hälfte der CO_2-Emissionen verantwortlich). Das Gros der Anlagen gehört zur Energiewirtschaft wie zum Beispiel Stromerzeuger. Daneben sind Industrieanlagen wie Eisen- und Stahlhersteller, Raffinerien, sowie Hersteller von Zement, Kalk/Zucker, Papier und Karton, Glas und Ziegel vom Emissionshandel betroffen.

Deutschland: In Deutschland sind 1.849 Industrieanlagen der Energiewirtschaft und energieintensive Industrie in den Emissionshandel einbezogen. Bis 2004 stellte die Bundesregierung einen nationalen Zuteilungsplan auf und teilte den einzelnen Unternehmen die Berechtigungen zu. Zuständig ist die Deutsche Emissionshandelsstelle (DEHSt) beim Umweltbundesamt mit 75 Mitarbeitern.

Ausgestellt wurden für die dreijährige Pilotphase von 2005 bis 2007 Zertifikate bzw. Emissionsberechtigungen in einem Volumen von 1.485 Millionen Tonnen CO_2. Nach Zuteilung der Zertifikate durch den Staat an die Firmen konnten die Firmen Zertifikaten gegenseitig kaufen und verkaufen. Der Preis für eine Tonne CO_2 schwankte in den ersten Monaten zwischen 6 und 30 Euro pro Tonne. Zwischenzeitlich hat sich ein Marktpreis von rund 8 bis 9 Euro pro Zertifikat herausgebildet.

Preisbildung am Markt für Verschmutzungsrechte:

Generell gilt: Je stärker die Angebotsmenge an Verschmutzungsrechten eingeschränkt wird, desto mehr wird der Preis steigen.

Grafisch ist das so zu erklären, dass sich die Angebotsfunktion nach links verschiebt. Unter der Annahme, dass die Nachfrage nach Verschmutzungsrechten unverändert bleibt, führt dies zu einem neuen Gleichgewichtspreis, der über dem ursprünglichen Preisniveau liegt (Abbildung 5.49).

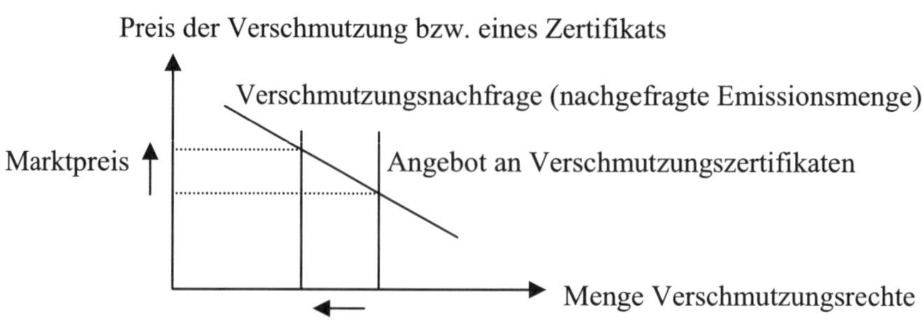

Abbildung 5.49: Mengen und Preisbildung des Emissionshandels.

Emissionshandel:

- Umweltproblem: Emission von Treibhausgasen (hier CO_2).
- Rechtliche Grundlage: Kyoto-Protokoll von 1997 (Beschluss) und 2005 (in Kraft getreten).
- Maßnahme: Handel mit Zertifikaten (Verschmutzungsrechten).
- Ziel: Kohlendioxidausstoß in der Europäischen Union zu verringern (Hauptziel) und zwar zu möglichst geringen Kosten (Nebenziel).

6.2.2 Philosophie des Emissionshandels

Das Reizvolle am Emissionshandel liegt in der Verknüpfung von Ökologie und Ökonomie. Ein bestimmtes vom Staat vorgegebenes maximalesVerschmutzungsvolumen (ökologische Perspektive) soll mit möglichst geringen Kosten für die Unternehmen (ökonomische Perspektive) erreicht werden. Entscheidend ist nicht, dass jede einzelne Firma den Schadstoffausstoß senkt, sondern dass er in der Summe gesenkt wird. Dazu ein Beispiel:

Aktion	**Anlage A**	**Anlage B**	**Gesamt**
CO_2-Ausstoß (Ist)	8.000 Tonnen	8.000 Tonnen	16.000 T
Zugeteilte Zertifikate (Soll)	7.000 T	7.000 T	14.000 T
Reduzierung	1.000 T	1.000 T	**2.000 T**
Kosten der Reduzierung (ohne Emissionshandel)	20.000 €	10.000 €	**30.000 €**
Emissionshandel	A kauft von B Emissionsrechte im Volumen von 1.000 T zum Preis von 15 € pro T.	B verkauft an A Emissionsrechte im Volumen von 1.000 T zum Preis von 15 € pro T.	2.000 T
Reduzierung	0 T	2.000 T	**2.000 T**
Kosten des Handels	15.000 €	- 15.000 € (Einnahmen)	0 €
Kosten der Reduzierung	Keine	20.000 €	20.000 €
Gesamtkosten	15.000 €	5.000 €	**20.000 €**
Ersparnis	5.000 €	5.000 €	**10.000 €**

Abbildung 5.50: Beispiel zur Funktionsweise des Emissionshandels.

A kauft von B ein 1.000-Tonnen-Verschmutzungsrecht für 15.000 €., also 5.000 weniger als die ursprünglichen 20.000 (Ersparnis 5.000 €). B erhält 15.000 € und muss um 2.000 Tonnen reduzieren, was ihn 20.000 € kostet, Nettokosten sind 5.000 €, also 5.000 weniger als die ursprünglichen 10.000 (Ersparnis 5.000 €).

Der Emissionshandel führt dazu, dass in Summe die Schadstoffvorgaben eingehalten werden (Hauptziel) und das zu niedrigeren Kosten (Nebenziel). Der Emissionshandel entspricht im Übrigen dem Minimalprinzip. Ein bestimmtes Ergebnis soll mit möglichst niedrigem Mitteleinsatz erreicht werden.

So „raffiniert" sich das Grundprinzip des Emissionshandels darstellt, so problematisch ist die Umsetzung im Detail. Es erfordert einen enormen Bürokratieaufwand, die Firmen und die jeweiligen Verschmutzungsrechte zu bestimmen. Die Zuteilung der Zertifikate erfolgt nach den Schadstoffwerten der letzten Jahre. Dabei kann es auch Ungerechtigkeiten geben, wenn eine Firma, die schon viel für den Umweltschutz unternommen hat, gleich behandelt wird wie eine Firma, die bisher nichts in den Umweltschutz investiert hat.

6.3 Externe Effekte

Umweltfolgen wie Schadstoffausstoße oder Bodenverschmutzung machen nicht an Grenzen halt, sondern betreffen oft auch unbeteiligte Dritte. Entsprechende Umweltfolgen und Umweltmaßnahmen lassen sich durch so genannte externe Effekte definieren. Externalitäten oder externe Effekte sind ein zentraler Begriff in der Umweltthematik.

6.3.1 Definition und Merkmale externer Effekte

Was versteht man nun unter externen Effekten, die im Englischen als „Externalities", oder auch als „Spill Overs" und „Neighbourhood Effects" sowie „Social Costs and „Benefits" bezeichnet werden? Zunächst eine allgemeine Definition:

Externe Effekte

- Auswirkung ökonomischen Handelns auf die Wohlfahrt eines unbeteiligten Dritten, für die niemand bezahlt oder einen Ausgleich erhält.

alternativ:

Externe Effekte

- Positive oder negative Wirkungen, die auf andere ausgehen, ohne dass diese als Empfänger der Vorteile etwas dafür bezahlen müssen oder als Träger beziehungsweise Betroffene externer Schäden und Kosten dafür entschädigt werden.

Im Kontext der Umweltthematik werden externe Effekte meist als negative externe Effekte verstanden, wie zum Beispiel Umweltschäden oder Lärmbelästigung. Grundsätzlich können externe Effekte aber sowohl positiv als auch negativ sein.

Positiver Effekt: Wenn der Nachbar seinen Balkon mit Blumen schmückt, kann uns dieser Schmuck als Blumenfreunde ebenfalls mit erfreuen, ohne dass wir uns an den Kosten für die Blumen des Nachbarn beteiligen müssten. Wir sind „stille" Nutznießer dieses positiven externen Effekts.

Negativer Effekt: Nervt des Nachbarn Hund mit ständigem Gebelle, ohne dass wir eine Entschädigung irgendeiner Art erhielten, handelt es sich um einen typisch negativen externen Effekt.

In der Umweltproblematik spielen die negativen Effekte wie beispielsweise Luft- oder Bodenverschmutzung und deren Vermeidung eine entscheidende Rolle.

Merkmale externer Effekte:

1.) Nutzen eines Marktteilnehmers ist abhängig von Aktivitäten anderer Marktteilnehmer.

Erstens, hängt der Nutzen oder die Kosten eines Individuums nicht von den eigenen Bemühungen und Aktivitäten ab, sondern auch von erfreulichen oder ärgerlichen Aktivitäten anderer Menschen, ohne dass Aktivitäten und die damit verbundenen Auswirkungen mit uns abgesprochen wurden. Wenn ich also am Tisch sitze und mein Mittagsmenü genieße, kann dieser Genuss durch die Rauchschwaden des am Nebentisch sitzenden Zigarettenqualmers stark beeinträchtigt werden. Im See badende Kinder bekommen durch das dort eingeleitete Abwasser Hautausschläge.

2.) Der durch externe Effekte betroffene Marktteilnehmer erhält keinen Ausgleich (weder eine Entschädigung noch eine Belohnung).

Das zweite entscheidende Kriterium für das Vorliegen eines externen Effekts liegt darin, dass man nicht – um beim negativen externen Effekt zu bleiben – für diesen entschädigt wird. Angenommen der Raucher übernimmt die Rechnung des Mittagessens, könnte die entstandene Störung des Essens wieder kompensiert werden.

3.) Ob ein externer Effekt als positiv oder negativ empfunden wird ist, subjektiv.

Und ein drittes ist noch zu nennen. Ob eine Aktivität ein negativer, positiver oder gar kein externer Effekt ist, hängt nicht von der Aktivität an sich ab, sondern vom Empfinden der beteiligten Wirtschaftssubjekte. Während die einen Hundegebell als angenehm empfinden, können sich andere daran empfindlich stören.

6.3.2 Volkswirtschaftliche Kosten und Internalisierung externer Effekte

Hat man negative externe Effekte auf die Umwelt durch wirtschaftliches Handeln zu bemängeln, wird sich die Frage stellen, inwiefern diese negativen Effekte vermieden, kompensiert oder rückgängig gemacht werden können. Man spricht von der Internalisierung externer Effekte.

Internalisierung: Einbeziehung externer Effekte

- Verursachungsgerechte Kalkulation der durch umweltschädigenden Verhaltens entstandenen Kosten.

a) Beispiel Schadstoffausstoß:

Unternehmen leiten Schadstoffe in die Luft und können durch die Kostenersparnis ihre Preise niedriger kalkulieren, als es bei Einbeziehung der Kosten der Schadstoffvermeidung (Einbau einer Filteranlage) der Fall wäre. Internalisierung würde bedeuten, dass diese an die Allgemeinheit abgegebenen Kosten dem Unternehmen als Verursacher der Kosten zuzuschreiben wären.

Die volkswirtschaftliche Angebotsfunktion als aggregierte Kostenfunktion liegt somit „höher" (bei gleicher Menge höherer Preis) als die ursprüngliche private Angebots- bzw. Kostenfunktion.

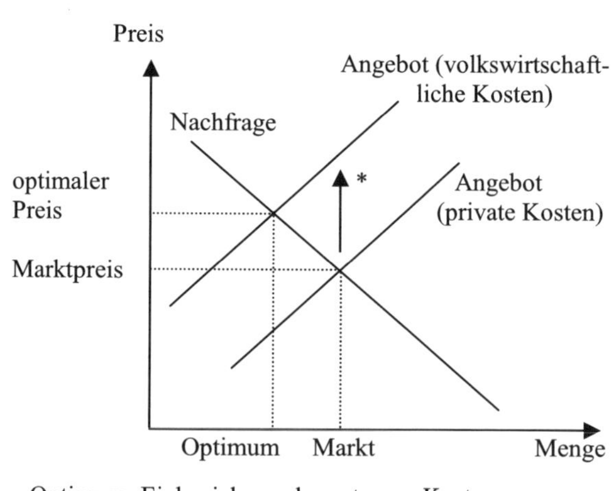

Optimum: Einbeziehung der externen Kosten
Markt: Missachtung der externen Kosten.

* zum Beispiel durch Einführung einer Umweltsteuer

Abbildung 5.50: Internalisierung negativer externer Effekte.

b) Beispiel Haussanierung

Im Falle der Haussanierung ist der Marktpreis höher als er sein dürfte, wenn die Kosten der Sanierung internalisiert werden, das heißt eine Entschädigung durch die Gesellschaft erfolgen würde.

Die volkswirtschaftliche Angebotsfunktion als aggregierte Kostenfunktion liegt somit „niedriger“ (bei gleicher Menge niedrigerer Preis) als die ursprüngliche private Angebots- bzw. Kostenfunktion.

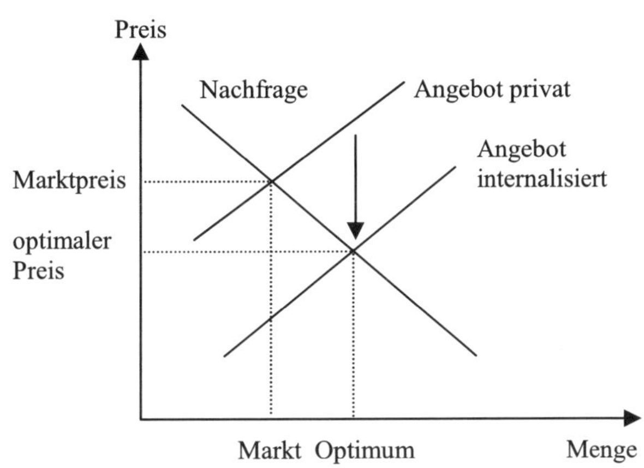

Optimum: Einbeziehung der externen Kosten
Markt: Missachtung der externen Kosten.

Abbildung 5.51: Internalisierung positiver externer Effekte.

6.4 Prinzipien der Umweltpolitik

Das Unternehmen, das seine Abwässer in den Fluss leitet, kalkuliert die Kosten der Vermeidung der Wasserverschmutzung nicht in die Kalkulation seiner Produkte ein. Einkalkulieren müssen es dann aber die Fischer, die keine Fische mehr fangen und Umsatzeinbußen erleiden oder die Badegäste, die zum Arzt gehen und ihre Medikamente bezahlen müssen (respektive die Arztkosten, die über unser aller Krankenkassenbeiträge entgolten werden). Volkswirtschaftlich wären die Kosten höher, als sie betriebswirtschaftlich ausgewiesen werden.

Umweltschäden verursachen Kosten (negative externe Effekte)!

Sicher ist, dass die Allgemeinheit immer bezahlen muss. Sei es über den höheren Preis von Gütern, wenn Unternehmer durch die höheren Umweltschutzausgaben ihre Preiskalkulation anpassen. Sei es über Folgekosten, die anfallen, wenn der

Unternehmer nichts gegen die Verschmutzung unternimmt. Bezahlen muss also immer jemand. Die Frage ist nur wer und in welchem Maße.

Beseitigung von Umweltschäden: → **„Bezahlen muss immer jemand!“**

Negative externe Effekte beeinträchtigen und schädigen andere Wirtschaftssubjekte und verursachen Kosten, die die Frage aufwerfen, wer für diese Kosten aufzukommen hat. Hier lassen sich verschiedene Umweltprinzipien aufstellen, hinter denen letztlich die Frage steht, wer die "Schuldigen" bzw. Nutznießer sind und damit verbunden die Frage, wer die Kosten für die Umweltverschmutzungsvermeidung beziehungsweise Entschädigungszahlungen zu tragen hat. Vorab zu meinen, es sei recht und billig, dass stets der direkte Verursacher der Umweltschäden für die Vermeidung oder Beseitigung derselben aufzukommen habe, wird sich als voreilig herausstellen.

Wer trägt die Kosten der Vermeidung oder Beseitigung von Umweltschäden? Folgende Prinzipien der „Umwelthaftung“ lassen sich anführen:

Umweltprinzipien: → Wer „zahlt“?

- Verursacherprinzip
- Geschädigtenprinzip
- Gemeinlastprinzip
- Kooperationsprinzip
- Laissez-Faire-Prinzip

6.4.1 Verursacherprinzip

„Der Täter zahlt.“ („polluter-pays“-Prinzip)

Verursacherprinzip bedeutet, dass die Internalisierung der Vermeidung und der Schadensbeseitigung durch den Schädiger zu erfolgen hat. Das kann zum Beispiel eine Strafzahlung für eine illegale Verschmutzung sein. Möglich wäre auch, dass das abwasserableitende Unternehmen eine Filtrieranlage einbaut oder für die Arztkosten und entgangenen Umsätze der Fischer aufkommt. Dieses Prinzip, den direkt "Schuldigen" zu belangen, nennt man Verursacherprinzip.

Verursacherprinzip:

- ➢ Internalisierung der Vermeidung und der Schadensbeseitigung hat durch den Verursacher und Schädiger zu erfolgen.

6.4.2 Geschädigten- oder Betroffenheitsprinzip

„Das Opfer zahlt.“

So einleuchtend und gerecht das Verursacherprinzip erscheint, hat es doch auch seine Schattenseiten. Wenn ein Unternehmen eine Filtrieranlage einbaut, bezahlen auch wir als „unschuldige“ Bürger indirekt diese Anlage mit, indem wir nämlich höhere Preise für die Produkte dieses Unternehmens bezahlen müssen. Die zusätzlichen Kosten der Umweltschonung bedingen höhere Verkaufspreise. Insofern ließe sich auch begründen, dass die betroffenen Kunden ihren Kostenanteil entrichten, weil sie von billigeren Produkten profitieren.

> **Geschädigtenprinzip**:
> - Die direkt Betroffenen beziehungsweise Geschädigten bezahlen.

6.4.3 Gemeinlastprinzip

„Alle zahlen.“

Wenn weder der Verursacher und Schädiger noch die Betroffenen und Geschädigten zur Verantwortung gezogen und zur Zahlung verpflichtet werden können, gibt es eine dritte Möglichkeit der Kosteninternalisierung, nämlich die Finanzierung über den Staat, beziehungsweise die Allgemeinheit und Allgemeinheit heißt in diesem Fall die Gesamtheit der Steuerzahler. Alle Bürger vom Produzenten bis zum Konsumenten – ob beteiligt oder nicht – bezahlen. Die Allgemeinheit trägt die Last – Gemeinlastprinzip.

> **Gemeinlastprinzip:**
> - Gemeinschaft (öffentliche Hand/Staat) finanziert Internalisierung, das heißt wir alle bezahlen.

Beispiel für das Gemeinlastprinzip könnte der Bau einer Kläranlage durch eine Kommune sein.

Das Gemeinlastprinzip kommt insbesondere auch dann zum Tragen, wenn sich die Verursacher nicht bestimmen lassen – unerlaubte Müllberge im Naherholungsgebiet oder illegale Giftmüllentsorgungen. Dann müsste die Allgemeinheit für die Beseitigung aufkommen und über Steuereinnahmen kommunale Reinigungskräfte anstellen. Auch hier ist letztlich der Bürger wieder der Zahlende. Das Gemeinlastprinzip kann auch präventiv wirksam werden, wenn der Staat Vorsorge trifft und Mülleimer im Park aufstellt.

6.4.4 Kooperationsprinzip

„Täter, Opfer, Alle zahlen.“

Das Kooperationsprinzip könnte als Kombinations-, Konsens und Kompromissvariante charakterisiert werden. Zwischen Verursacher- und Gemeinlastprinzip lassen sich nämlich Kombinationsvarianten finden, die zum Beispiel darin bestehen können, dass der Verursacher einen Teil zahlt und die direkt Betroffenen oder die Allgemeinheit sich an den Umweltmaßnahmen anteilsmäßig beteiligt.

Kooperationsprinzip:
- Kombinations-, Konsens und Kompromissvarianten zwischen Schädiger, Geschädigten und Allgemeinheit.

Gesetzliche Regelungen seitens des Staates, kombiniert mit Selbstverpflichtungsabkommen der Privatwirtschaft, sind ein typisches Beispiel für das Kooperationsprinzip.

6.4.5 Nach-uns-die-Sinflut-Prinzip (laissez-faire)

„Niemand zahlt.“

In der Praxis herrscht schließlich ein Prinzip vor, das kein Prinzip im normativen Sinne darstellt, also wie etwas sein soll, sondern im Sinne einer Zustandsbeschreibung zeigt, nach welchen Prinzipien sich Menschen tatsächlich verhalten und vielleicht auch die Menschheit an sich manchmal handelt. Viele machen sich nämlich überhaupt keine Gedanken oder setzen sich trotz Bedenken über das Umweltgewissen hinweg und schädigen die Umwelt – nach dem Motto „nach mir die Sintflut“.

„Nach-uns-die-Sinflut“-Pinzip:
- Man macht nichts (laissez faire). Zukünftige Generationen sollen sich um die Umwelt kümmern.

Umweltschädigung wird weder ex ante vermieden noch ex post beseitigt. Die Schädigung passiert jetzt, die Beseitigung wird in die Zukunft verschoben. Zahler sind in diesem Fall zukünftige Generationen.

6.4.6 Umweltprinzipien am Beispiel Coladose und Flussverschmutzung

Umweltprinzipien klären die Frage, wer für die Beseitigung oder die Vermeidung von Umweltschäden aufzukommen hat und welche Maßnahmen damit verbunden sind. Am Beispiel Coladose und Flussverschmutzung sollen die Unterschiede zwischen den einzelnen Prinzipien erläutert werden (Abbildung 5.52).

Umweltprinzipien	Beispiel Coladose	Beispiel Flussverschmutzung
„Wer zahlt?"	Ein Jugendlicher, der gegen die Umweltpolitik von George Bush protestiert, wirft eine Coladose auf die Straße.	Ein Unternehmen, das gegen Umweltauflagen verstößt, leitet Abwässer in den Rhein und beeinträchtigt Fischer flussabwärts.
Verursacherprinzip „Der Täter zahlt."	Der Jugendliche muss die Dose wegräumen	Die Firma muss das Abwasser filtern
Geschädigtenprinzip „Das Opfer zahlt."	Der Spaziergänger, der über die Dose stolpert, entfernt das Relikt.	Die Fischer leiten das Flusswasser in einen Teich mit privater Filteranlage
Gemeinlastprinzip „Alle zahlen."	Der durch Steuergelder finanzierte Straßenkehrer räumt die Dose weg.	Eine Kommune baut eine durch Steuergelder finanzierte Kläranlage
Kooperationsprinzip „Täter, Opfer, Allgemeinheit zahlen."	Der Jugendliche hebt die Dose wieder auf und erhält dafür von einem Spaziergänger eine Belohnung.	Die Firma baut eine Filteranlage und erhält dafür einen Auftrag vom Angelsportverein.
Laisser-faire-Prinzip „Niemand zahlt oder wenn doch, dann die Nachwelt."	Die Dose bleibt einfach liegen. (Indirekt zahlen die Personen, die sich am Anblick stören)	Das Wasser wird weiterhin verschmutzt und der Angler wechselt von Rhein zu Donau.

Abbildung 5.52: Beispielhafte Darstellung verschiedener Umweltprinzipien.

6.5 Maßnahmen zum Umweltschutz

In der Umwelttheorie und -politik existieren neben den implizit erwähnten Umweltmaßnahmen im Rahmen der Umweltprinzipien eine Reihe weitere typischer Maßnahmen zum Umweltschutz:

- Selbstverpflichtung durch innere Einsicht und äußeren Druck
- Private Verhandlungslösung (Coase-Theorem)
- Staatliche Gebote und Verbote
- Besteuerung (Pigou-Steuer) und Subventionierung
- Handel mit Umweltzertifikaten

Ein Großteil der Umweltschutzmaßnahmen ist staatlich initiiert und organisiert. In diesem Fall kann von umwelt*politischen* Maßnahmen gesprochen werden. Ge- und Verbote, Steuern und Subventionen sowie der Zertifikatenhandel zählen zu diesen staatlichen, umweltpolitischen Maßnahmen.

Doch nicht alle Umweltmaßnahmen sind staatlicher Natur. Es lassen sich auch nicht-staatliche, private Lösungsmöglichkeiten anführen. Hierzu gehören die Selbstverpflichtung und die private Verhandlungslösung.

6.5.1 Selbstverpflichtung

Unterstellt man ein funktionierendes Gewissen, eine moralische Einsichtsfähigkeit und eine gewisse Vernunftbegabung, müsste es klar sein, dass man bestimmte Dinge nicht tut. “*Was du nicht willst das man dir tut, das füg auch keinem anderen zu.*“ oder „*Handle stets so, dass die Maxime Deines Handelns allgemeines Gut sein könnte*“.[66]

> **Selbstverpflichtung**
>
> - Umweltfreundliches Verhalten aus eigener Einsicht: Vernunft und Gewissenserkundung.
> - Umweltfreundliches Verhalten durch äußeren „Druck“: Appelle, Verhaltensregeln, Sanktionen und gesellschaftliche Ächtung.

Selbstverpflichtung bedeutet:

- Im negativen Sinne: „Das tut man nicht“. Man unterlässt umweltschädliches Verhalten.
- Im positiven Sinne: Man unterlässt nicht nur negatives Verhalten, sondern geht einen Schritt weiter, indem man sich umweltfreundlich verhält, ja sogar durch Spenden und Stiftungen solches unterstützt.

6.5.2 Private Verhandlungslösung (Coase-Theorem)

Die so genannte „private Verhandlungslösung“ geht auf Ronald H. Coase (1960) zurück und ist deshalb auch unter dem Begriff des Coase-Theorems bekannt.[67]

Die Essenz dieses Theorems besteht in der Suche und Gewinnung einer optimalen Lösung durch private Verhandlungen. Eine private Verhandlungslösung setzt voraus, dass es zwei Parteien gibt, eine Sache oder ein Problem also gegenseitiger Natur ist. Im Falle von Umweltschäden sind das üblicherweise ein Schädiger und ein Geschädigter.

Eine private Verhandlungslösung bedeutet nun aber nicht, dass der Staat überhaupt keine Rolle spielt. Der Staat spielt eine Rolle, wenn auch nur eine unterstützende und Rahmen schaffende Rolle. Er sorgt lediglich für ein umfassendes System von einklagbaren Eigentums-, Verfügungs- und Nutzungsrechten (property rights).

---

[66] Das erste ist Volksmundes Aussage und das zweite Kants kategorischer Imperativ.

[67] Der US-Amerikaner Ronald Henry Coase (geb. 1919) ist der Begründer der Transaktionskostentheorie, in der die Bedeutung von Eigentumsrechten in der Marktwirtschaft analysiert wird. 1991 wurde Coase der Wirtschaftsnobelpreis verliehen.

Private Verhandlungslösung (Coase-Theorem)

- Optimale Lösung durch private Verhandlungen, da das Problem gegenseitiger Natur ist.

  Der Staat sorgt lediglich für ein umfassendes System von einklagbaren Eigentums-, Verfügungs- und Nutzungsrechten (propertiy rights): → "Privatisierung" der Umwelt.

Beispiel: Der Hund von Nachbar Robin bellt den ganzen Tag. Nachbarin Sonja fühlt sich gestört.

Was ist zu tun – abgesehen davon, dass der Gesetzgeber mit Verboten und die Justiz mit Strafen eingreifen könnten –, um das Problem zu beheben?

- Robins Hund darf weiterhin bellen. Als Entschädigung für die Ruhestörung lädt Robin seine Nachbarin jeden Sonntag zum Essen ein.
- Robins Hund darf nicht mehr bellen. Als Entschädigung für die Mühen lädt Sonja ihren Nachbarn einmal die Woche ins Kino ein.
- Robin lässt seinen Hund nur gelegentlich bellen. Dafür gehen Robin und Sonja einmal im Monat zum Eisessen.

Der negative externe Effekt des Hundegebells könnte im Übrigen auch dazu führen, dass sich die beiden kennen lernen, heiraten und glücklich werden.

Die private Verhandlungslösung impliziert verschiedene Annahmen. Dazu gehören durchsetzbare Eigentumsrechte, die durch den Staat garantiert werden. Hinzu kommt die Annahme, dass keine Transaktionskosten, sprich Verhandlungskosten anfallen. Im „Zwei-Personen-Fall" ist die letztgenannte Annahme vielleicht noch machbar; aber bei mehreren Parteien sind multilaterale Verhandlungen schwierig und kostspielig.

Annahmen der privaten Verhandlungslösung:

- durchsetzbare Eigentumsrechte
- keine Transaktionskosten (Verhandlungskosten)

Zusammenfassend lässt sich sagen, dass private marktwirtschaftliche Lösungen in Umweltbelangen prinzipiell möglich und vielleicht auch sinnvoll und erwünscht sind. Doch gerade auch im Umweltbereich lassen sich andererseits Gelegenheiten und Beispiele finden, die die Notwendigkeit staatlicher Einflussnahme aufzeigen.

6.5.3 Staatliche Regulierung durch Gebote und Verbote

Staatliche Regulierung kann bedeuten, dass Verbote oder Gebote ausgesprochen werden, deren Nichtbeachtung mit Androhung von Strafen und finanzieller Konsequenzen verbunden sein können.

Gebote:	**Verbote:**
• TÜV: Alle zwei Jahre sind Autos einer technischen Überprüfung und einer Abgasuntersuchung zu unterziehen • Wartung der Kaminanlage durch einen „Kaminfeger". • Mülltrennung	• Verbot des wilden Müllablagerns. • Rauchverbot in Schulen. • Wilderei • Pflücken von Blumen, die unter Naturschutz stehen

Abbildung 5.53: Beispiele für umweltpolitische Ge- und Verbote.

6.5.4 Besteuerung umweltschädlichen Verhaltens (Pigou-Steuer)

Der Staat kann zum Zwecke des Umweltschutzes und zum Zwecke der Wettbewerbsgleichheit Ge- und Verbote erlassen. Doch dies ist beileibe nicht die einzige Möglichkeit der politischen Einflussnahme auf umweltrelevante Entscheidungen von Unternehmen und Privathaushalten.

Eine Korrektur umweltschädlichen Verhaltens und die Internalisierung von Umweltkosten können auch über einen Eingriff in das Preissystem erfolgen. Hierbei gibt es zwei Möglichkeiten. Umweltfeindliches Verhalten kann bestraft werden, indem der „Umweltfeind" eine Steuer zu entrichten hat. Umweltfreundliches Verhalten kann belohnt werden, in dem der „Umweltfreund" eine Subvention erhält.

Staatliche Regulierung durch Steuern und Subventionen

- Steuer für den Verursacher von Umweltschäden als Strafe für umweltschädigendes Verhalten.
- Subvention für den Vermeider von Umweltschäden als Belohnung für umweltfreundliches Verhaltenden.

Pigou-Steuer: Nehmen wir den Fall der Besteuerung. Wie im Kapitel Internalisierung externer Kosten dargestellt, klafft eine Lücke zwischen betriebswirtschaftlicher Preiskalkulation und volkswirtschaftlichen Kosten. Ein Produkt, das auf umweltschädliche Weise entsteht, kann billiger angeboten werden, als wenn eine kostspieligere umweltfreundliche Verfahrensweise gewählt wird. Dem billigeren Produkt stehen allerdings die volkswirtschaftlichen Kosten gegenüber, die die Allgemeinheit für die Beseitigung von Umweltschäden aufzubringen hat.

Die Besteuerung umweltschädlicher Produktionsverfahren hat nun das Ziel, die volkswirtschaftlichen Kosten dem Verursacher der Umweltschäden anzulasten. Es erfolgt eine Internalisierung der externen Kosten nach dem Verursacherprinzip. Die Höhe der Steuer richtet sich nach den externen Zusatzkosten, also den Kosten die für die Beseitigung der Unweltschäden anfallen würden.

Pigou-Steuer: Steuer für den Umweltschädiger

- Internalisierung externer Umweltkosten nach dem Verursacherprinzip.

Eine solche Steuer, die dem Schädiger auferlegt wird, nennt sich Pigou-Steuer.[68] Die Auferlegung einer solchen Steuer führt in der betrieblichen Kalkulation zu höheren Kosten und somit zu höheren Preisen und einem Rückgang der nachgefragten Menge.

Verschmutzung in Abhängigkeit vom Preis der Verschmutzung:

Ob die Umwelt mehr oder weniger verschmutzt wird, hängt unter anderem vom Preis der Verschmutzung ab. Wenn ich meinen privaten Hausmüll im Wald ablagere, ohne befürchten zu müssen, dafür bestraft zu werden, ist der Preis der Umweltverschmutzung gering. Muss ich davon ausgehen, erwischt zu werden und eine empfindliche Geldstrafe bezahlen zu müssen, ist der Preis hoch. Je höher dieser Preis der Umweltverschmutzung ist, desto weniger werde ich Müll im Wald ablagern, sondern in eine Umwelttonne investieren und den Müll regulär entsorgen.

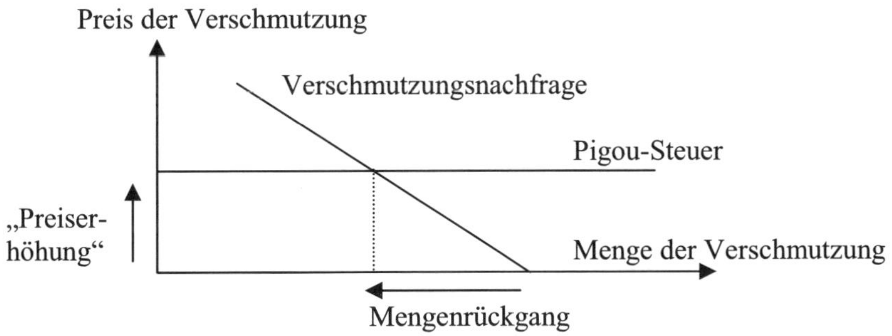

Abbildung 5.54: Pigou-Steuer.

Die Einführung einer Pigou-Steuer ist als eine künstliche Verteuerung der Verschmutzung zu sehen. Der Preis für die Verschmutzung wird hoch gesetzt. Dies kann direkt geschehen, indem eine Firma eine Filteranlage einbaut oder eine Strafe bezahlt.

Hinweis: Die Pigou-Steuer dient als Steuer nach dem Verursacherprinzip. Nur der Verursacher selbst hat diese Steuer zu entrichten. Neben dem Verursacherprinzip ist auch eine Beseitigung von Umweltschäden über

[68] Benannt nach Arthur Cecil Pigou (1920 “The Economics of Welfare“).

Einnahmen aus dem allgemeinen Steueraufkommen möglich. Die Subventionierung erfolgt hier über das Gemeinlastprinzip.

6.5.5 Fallbeispiel zur Anwendung der verschiedenen Maßnahmen im Umweltbereich

Wir betrachten zwei Firmen und die Wechselwirkungen umweltrelevanten Verhaltens. Firma A ist ein Produktionsunternehmen, das Geräte für die Fischzucht herstellt. Firma B ist eine Fischzuchtfirma. Firma A hat ihren Standort am Oberlauf eines Flusses; die Fischzuchtfirma an einem kleinen See, der von diesem Fluss gespeist wird.

Unternehmen A (Produktionsunternehmen): Potentieller Verursacher der Flussverschmutzung

Unternehmen B: (Fischzuchtunternehmen): Geschädigter der potentiellen Wasserverschmutzung

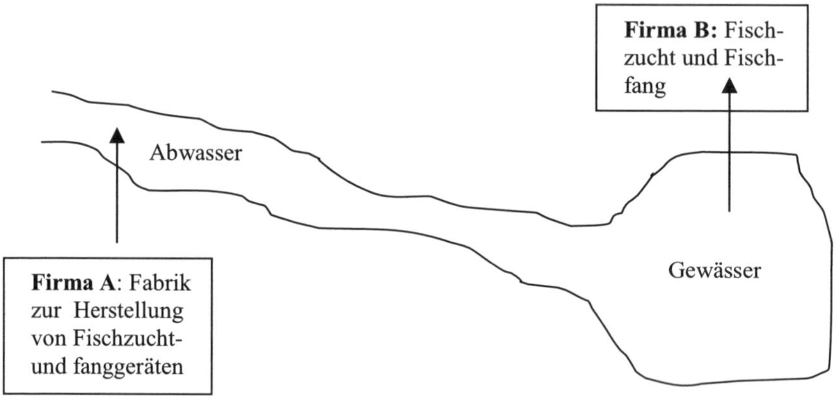

Abbildung 5.55: Beispiel zur Umweltproblematik.

Umweltschutzmaßnahmen können präventiv (ex ante) oder kurierend beziehungsweise kompensierend (ex post) angelegt sein. In Abbildung 5.56 stellt der obere Teil der Grafik die Situation ohne Umweltschutz und der untere Teil die Situation mit Umweltschutz dar. Insofern sind präventive Umweltschutzmaßnahmen von kurierenden Kompensationsmaßnahmen zu unterscheiden:

- Umweltschutzmaßnahmen: Verhinderung oder Beseitigung von Umweltschäden
- Kompensationsmaßnahmen: Umweltschäden werden nicht beseitigt, sondern es erfolgt eine Entschädigung für die Umweltschäden. Die Entschädigung kann aber auch als Unterstützung für eine Privatkläranlage zur Beseitigung der Schäden dienen.
- Prämisse: Wenn möglich, sollen die Firmen A und B jeweils gleich gut dastehen (30 Euro Gewinn für jeden).

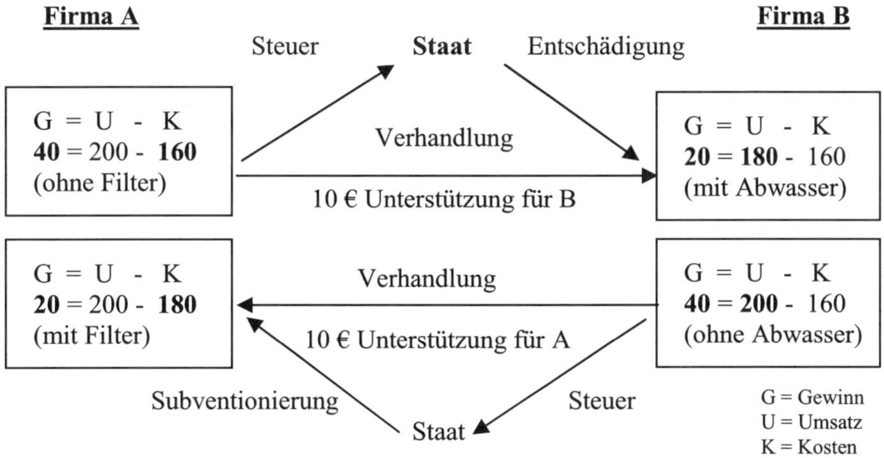

Umwelt-maßnahmen	**Konkrete Umsetzung der Maßnahmen zum Umweltschutz und zur Internalisierung der externen Kosten**
Freiwillige Selbst-verpflichtung	Firma A baut aus eigener Gewissenserkundung eine Filteranlage, um das Abwasser zu reinigen. Die Produkte werden teurer; die Firma B ist jedoch bereit die höheren Preise zu akzeptieren. Weil also der Umsatz bei A auf 210 steigt und die Kosten bei B auf 170 steigen, haben beide einen Gewinn von 30 €. Fatal wäre es, wenn eine andere Firma C, die ebenfalls Fischzuchtgeräte herstellt, ihre Abwässer ungefiltert entsorgt und somit ihre Produkte billiger anbietet und Firma B nun von A zu C wechselt.
Private Ver-handlungslösung (freiwillig)	1. Möglichkeit: Firma A baut keinen Filter, zahlt aber Firma B eine Entschädigung in Höhe von 10 €. Beide Firmen haben dann 30 € Gewinn. (Firma B könnte mit diesen 10 € auch eine kleine Kläranlage bauen, die den Umsatz wieder auf 200 steigert und bei Kosten von 170 ebenfalls einen Gewinn von 30 ergibt. 2. Möglichkeit: Firma B unterstützt den Filtereinbau bei A mit 10 €. Beide haben einen Gewinn von 30 €.
Besteuerung und Subventionie-rung durch den Staat (Zwang)	Die Analyse ist prinzipiell dieselbe wie bei der privaten Verhandlungslösung, mit dem Unterschied, dass die Ergebnisse durch staatlichen Zwang erreicht werden. Der Staat erhebt eine Gewinnsteuer (Freibetrag 20 € und Steuersatz 50 %). 1. Möglichkeit: Firma A zahlt 10 € Steuer, die über den Staat an die Firma B als Zuschuss für eine Kläranlage fließen. 2. Möglichkeit: Firma B zahlt 10 € Steuer, die über den Staat an die Firma A als Zuschuss für eine Filteranlage fließen. Beide haben dann jeweils 30 Euro Gewinn.
Pigou-Steuer (Zwang)	Der Staat erhebt eine Steuer auf das Abwasser. Pro qm Abwasser sind 0,5 € zu bezahlen. Bei 20 qm sind 10 € an Abwassersteuer an den Staat zu entrichten. Mit diesem Geld baut der Staat eine öffentliche Kläranlage.
Verbot (rechtli-che Maßnahme)	Es wird ein Verbot ausgesprochen, Abwasser in den Fluss zu leiten.

Abbildung 5.56: Darstellung verschiedener Umweltschutzmaßnahmen.

Modul 6

Finanz- und Sozialpolitik

7 Verteilungsgerechtigkeit

7.1 Was ist gerecht?

Was ist eine gerechte Verteilung und welche Gerechtigkeitsphilosophien können uns helfen, diese Frage zu beantworten? Nach welchen Verteilungskriterien wird schließlich in der Praxis Politik gemacht? Wir beginnen mit der „Gerechtigkeit".

7.1.1 Gerechtigkeitsempfinden

In Zeiten boomenden Wirtschaftswachstums und allgemeiner Einkommenszuwächse bestand Verteilungspolitik darin, dieses Mehr an Einkommen zu verteilen. Der Staat und auch viele Unternehmen gefielen sich darin, als Wohltäter aufzutreten und die Menschen mit Gaben wie 13. und 14. Weihnachtsgehalt, Nachtzuschlägen und großzügigen Sozialleistungen zu beglücken. Diese Zeiten sind vorerst vorbei. Menschen machen die Erfahrung, dass man ihnen nicht nur droht etwas wegzunehmen, sondern dies auch tatsächlich tut: Wegfall des Urlaubsgeldes, Streichung oder Kürzung des Weihnachtsgeldes, keine betrieblichen Bonuszahlungen mehr, Lohnverzicht und vieles andere.

Dass sich in dieser Phase, in welcher Einkommenseinbußen wehtun, Gerechtigkeitsfragen dringlicher stellen, dürfte offensichtlich sein. Politischer Kampfbegriff und Generalthema hierbei sind die „Soziale Gerechtigkeit"!

Fragen: Zur Diskussion stehen Fragen wie:

- Ist es gerecht, wenn Firmenchefs industrieller Großunternehmen das 40-fache eines Arbeiters verdienen und die Vorstandsvergütungen der Deutschen Bank das 240-fache eines durchschnittlichen Arbeitnehmerverdienstes betragen?[69]
- Ist es gerecht, wenn Menschen für die gleiche Arbeit ungleiche Löhne bekommen?
- Ist es gerecht, wenn jemand ein Einkommen erhält, ohne etwas dafür zu leisten?
- Ist es gerecht, wenn ein Luxemburger an nur einem Tag ein höheres Einkommen hat (41.770 US-Dollar pro Jahr) als ein Kongolese in einem ganzen Jahr (90 US-Dollar pro Jahr)?[70]

Antworten: In einer Umfrage des Emnid-Instituts[71] wurden unter anderem diese Antworten gegeben:

---

[69] Vgl. iwd, Nr. 23, 05.06.2003, S. 7 und Globus, 12.07.2004.

[70] Vgl. Globus 27.10.2003.

[71] Institut der deutschen Wirtschaft Köln (IW), 28.08.2003, nach einer Umfrage des Emnid-Instituts im Jahr 2003 (Mehrfachnennungen waren möglich).

- 78 Prozent der Befragten glauben, dass es „sozial gerecht" ist, wenn die Menschen entsprechend ihrer Tüchtigkeit unterschiedliche Einkommen haben.
- 35 Prozent sind der Meinung, dass es gerecht ist, wenn alle gemäß ihres Einkommens belastet werden.
- 20 Prozent betrachten es als sozial gerecht, wenn alle das gleiche haben.

7.1.2 Kooperationsstrategien im Ultimatum-Spiel

Kann man Gerechtigkeitsempfinden messen und ist Gerechtigkeitsempfinden universell? Eine Möglichkeit, Antworten auf die Frage zu finden, ergibt sich durch den vergleichenden Einsatz des Ultimatumspieles.[72]

Spielregeln: Zwei Versuchspersonen werden aufgefordert, eine bestimmte Geldsumme miteinander zu teilen. Einem Mitspieler wird die gesamte Summe angeboten. Dem anderen Mitspieler soll er einen vom ihm selbst bestimmten Anteil abgeben, Aber nur wenn der Mitspieler den ihm angebotenen Anteil akzeptiert, wird das Geld aufgeteilt. Lehnt der Mitspieler nämlich ab, erhält keiner der beiden etwas. Zu erwähnen ist noch, dass der Mitspieler die Gesamtsumme kennt.

Strategie: Soll man nun möglichst wenig anbieten, weil man davon ausgehen können darf, dass sich der Mitspieler auch mit einem kleinen Anteil zufrieden gibt. Denn schließlich ist es besser, wenig geschenkt zu bekommen, als gar nichts zu haben. Oder soll man möglichst viel anbieten, um sicher gehen zu können, dass der Mitspieler nicht ablehnt. Keine Ablehnung sollte man erwarten können, wenn man mindestens die Hälfte der Geldsumme dem Mitspieler anbietet, denn man kann kaum davon ausgehen, dass der Mitspieler so gierig sein würde, sich nicht einmal mit der redlich geteilten Hälfte zufrieden zu geben.

Ergebnis: Empirische Untersuchungen in verschiedenen Gesellschaften der Welt haben ergeben, dass die meisten Angebote um die vierzig bis fünfzig Prozent lagen. Lagen Angebote unter dreißig Prozent, wurde das Angebot üblicherweise abgelehnt.

7.1.3 Gerechtigkeitsbegriff

Der römische Jurist Domitius Ulpian (um 170 bis 228 n. Chr.) definiert Gerechtigkeit über einen Willensakt, den Menschen Recht zukommen zu lassen:[73]

> **Gerechtigkeit:**
>
> ➢ „Gerechtigkeit ist der feste Wille und dauernde Wille, jedem sein Recht zuzuteilen." (Ulpian)

---

[72] Vgl. FAZ, 03.04.2001, Nr. 79, „Teilen oder ausbeuten?", S. 55.

[73] Gabler Kompakt-Lexikon 2002, S. 138.

Wille: Gerechtigkeit regelt also die Beziehungen von Menschen zu Menschen. Es existiert ein Recht und dieses Recht soll allen zugesprochen werden. Interessant an der Definition von Ulpian ist die doppelte Betonung des Willens. Gerechtigkeit geschieht nicht einfach und ist nicht einfach da. Gerechtigkeit ist auch keine leichte und einfache Angelegenheit. Gerechtigkeit braucht Anstrengung und Mühe – feste und andauernde Mühe und Willensanstrengung der Menschen, Recht zu schaffen, zu gewähren und auszuüben.

Tugend: Gerechtigkeit ist schließlich eine Tugend und nach griechischer Klassik die höchste Tugend im sozialen Zusammenleben. Die katholische Sittenlehre zählt die Gerechtigkeit zu den vier Kardinaltugenden: Tapferkeit, Klugheit, Gerechtigkeit und das rechte Maß.

Gerechtigkeit als Tugend:

Griechische Klassik:	Gerechtigkeit ist die höchste Tugend im sozialen Zusammenleben.
Katholische Sittenlehre:	Gerechtigkeit ist eine der vier Kardinaltugenden.

Ausgleichende und zuteilende Gerechtigkeit:

Gerechtigkeit lässt sich schließlich in die ausgleichende und in die zuteilende Gerechtigkeit unterscheiden:[74]

- Die **ausgleichende Gerechtigkeit (iustitia commutativa)** – auch Tauschgerechtigkeit - regelt das Verhältnis zwischen Gleichen. Das Verhältnis Bürger zu Bürger gehört in diese Kategorie. Hier gilt, dass Leistung und Gegenleistung äquivalent sein müssen.

- Die **zuteilende Gerechtigkeit (iustitia distributiva)** regelt das Verhältnis zwischen Ungleichen. Dazu gehört beispielsweise das Verhältnis von Staat und Bürger. Die zuteilende Gerechtigkeit ist nicht mit der Verteilungsgerechtigkeit im heutigen Sinne gleichbedeutend!

7.1.4 Soziale Gerechtigkeit

Die Verteilungsgerechtigkeit im Sinne der „Sozialen Gerechtigkeit" ist eine relativ neue Erfindung, die Mitte des 19. Jahrhunderts im Rahmen der Ausdifferenzierung des gesellschaftlichen Subsystems der Wirtschaft zum Tragen kam. Die Ausgestaltung von Steuersystemen und die Gründung der Sozialversicherungssysteme sind Ausdruck von Umverteilungen von Privat zu Staat und von Leistungsfähigen zu Bedürftigen.[75]

---

[74] Vgl. Gabler Kompakt-Lexikon 2002, S. 138.
[75] Vgl. zur „Sozialen Gerechtigkeit" Gabler Kompakt-Lexikon 2002, S. 138f.

Gleichverteilung: Leitmotiv dieser sozialen Gerechtigkeit ist – wenn auch nicht immer explizit geäußert – die Gleichverteilung. Die Gleichverteilung als normativer Maßstab der Verteilungsgerechtigkeit ist Initialzündung für etwas, was sich Sozialpolitik nennt und den Wohlfahrtsstaat als Maxime betrachtet.

Gleichverteilung:
- Normativer Maßstab der Verteilungsgerechtigkeit!

Der Fokus der Betrachtung liegt nicht im Entstehen und Erarbeiten des zu Verteilenden, sondern im Ergebnis der Verteilung. Verteilungsgerechtigkeit ist Ergebnis-Gerechtigkeit und das Ergebnis ist gerecht, wenn es möglichst gleich ist.

Probleme: Die Bevorzugung der Ergebnis-Gerechtigkeit vor der Chancen-Gerechtigkeit birgt Gefahren:

- Ungleiche Anfangsausstattungen würde Ungleichbehandlung der verschiedenen Akteure bedeuten, um die gleichen Resultate zu erreichen.
- Anreizproblematik: Gleichverteilung führt zu Wachstumsschwäche und Armut.
- Das Postulat der Gleichverteilung könnte als Argument zur Rechtfertigung von Gruppeninteressen missbraucht werden.[76]

7.2 Gerechtigkeitsphilosophien

Die Suche nach der gerechten Gesellschaftsordnung im Allgemeinen und einer gerechten Verteilung von Einkommen und Vermögen im Speziellen ist ein Thema, das die Menschen seit jeher beschäftigt und unter Berücksichtigung neuer Erkenntnisse und Erfahrungen auch immer beschäftigen wird. Fertige Antworten und Lösungen existieren nicht, doch beachtenswerte Konzepte zur Verteilungsgerechtigkeit sind vorhanden.

Einige dieser Gerechtigkeitsphilosophien sind nun Thema dieses Kapitels. Dazu gehören die Gerechtigkeitsphilosophie des Utilitarismus, das Wohlfahrtskriterium nach Pareto, die Gerechtigkeitsphilosophie von John Rawls, der Egalitarismus und der Libertarismus.

Gerechtigkeitsphilosophien zur Einkommensverteilung:
- Utilitarismus
- Pareto-Effizienz
- Gerechtigkeitsphilosophie von John Rawls
- Egalitarismus
- Chancengerechtigkeit

[76] Vgl. Gabler Kompakt-Lexikon 2002, S. 138f.

Die Darstellung dieser „Philosophien“ kann nicht den Zweck haben, eine umfassende Analyse zu liefern. Vielmehr sollen exemplarisch Anregungen gegeben werden, wie Verteilungs- und Gerechtigkeitsfragen gesehen werden können und sich Entscheidungsregeln formulieren lassen.

7.2.1 Utilitarismus

„Es ist besser, ein unzufriedener Mensch zu sein als ein zufriedenes Schwein; besser ein unzufriedener Sokrates als ein zufriedener Narr.“ (John Stuart Mill)

7.2.1.1 Das größte Glück der größten Zahl

Mit der Gerechtigkeitsphilosophie des Utilitarismus sind vor allem die Namen Bentham und Mill verbunden. Jeremy Bentham war ein englischer Philosoph, Publizist und Jurist (1748 - 1832) und John Stuart Mill ein britischer Historiker, Ökonom und Philosoph (1806 - 1873). Beide lebten zu Zeiten von Adam Smith und haben sich ebenso wie Smith mit den Fragen der Wohlstandsmehrung und gerechten Verteilung des Wohlstandes beschäftigt.[77]

Bentham:	Introduction into the Prinziples of Morals and Legislation (1789); deutsch: Eine Einführung in die Prinzipien der Moral und der Gesetzgebung.
Mill:	Utilitarianism (1861/63); deutsch: Der Utilitarismus.

Nutzenstiftung: Der Begriff Utilitarismus geht auf das lateinische Wort „utilis“ zurück und bedeutet „nützlich“. Utilitarismus beschreibt also eine Ethik der Nutzenstiftung und Nutzenmaximierung, wobei Nutzen in diesem Zusammenhang nicht den heute üblichen Nutzen im Sinne einer beruflichen Anwendungsorientierung meint, sondern Nutzen im Utilitarismus meint Glück, Wohlstand und Reichtum.

Sollte man einen Leitsatz für den Utilitarismus formulieren, bringt folgende Aussage von Bentham die Essenz des Utilitarismus am besten zum Ausdruck: „Greatest happiness for the greatest number“ also das „größte Glück der größten Zahl“ von Menschen. Etwas funktionaler und mathematischer lautet die Formulierung „Maximierung der Summe der Nutzen aller Gesellschaftsmitglieder“.

---

[77] Zum Thema Utilitarismus vgl. Nikolai Jarre und Ulrich van Suntum: John Stuart Mill und der Utilitarismus; in: WiSt 12, 2004, S. 706-711. In ihrem Beitrag weisen die Autoren im Übrigen darauf hin, dass John Stuart Mill als Ergebnis eines äußerst ungewöhnlichen Erziehungsexperiments angesehen werden kann. Sein Vater wollte ihn nämlich zum Genie erziehen: „Die Aufzählung der Lernfortschritte seiner frühen Jugend liest sich fast unglaublich. Mit drei Jahren begann er, Griechisch zu lernen, seine ersten Bücher las er im griechischen Original. Mit acht Jahren lernte er Latein. .... Mit zwölf hatte er schon sein erstes eigenes Buch über die Geschichte der römischen Regierungsgrundsätze geschrieben.“ Ob seine späteren Krisen und Nervenzusammenbrüche Folge dieser Erziehung waren, sei dahingestellt.

Zielformulierung des Utilitarismus:

- „Greatest Happiness for the greatest number"; deutsch: „Das größte Glück der größten Zahl"
- Maximierung der Summe der Nutzen (Glück und Wohlstand) aller Gesellschaftsmitglieder!

7.2.1.2 Durch Umverteilung zu einer höheren Gesamtwohlfahrt?

Frage: Ist es möglich, dass die Summe der Einkommen aller Mitglieder einer Gesellschaft gleich bleibt, aber durch Umverteilung dieser Einkommen der Gesamtnutzen einer Gesellschaft erhöht wird?

Antwort: Wenn das möglich sein sollte, dann müsste ein und derselben Geldbetrag für Menschen einen unterschiedlichen Wert beziehungsweise Nutzen haben. Das heißt, dass für die eine Person 100 Euro viel Geld bedeuten und für die andere Person 100 Euro mehr oder weniger belanglos sind.

Generell wird man sagen können: Je weniger jemand an Einkommen zur Verfügung hat, desto wertvoller und nützlicher ist ein Betrag von 100 Euro. Jemand anderer, der mit einem Einkommen von 10 Millionen Euro kalkuliert, würde wahrscheinlich gar nicht bemerken, wenn 100 Euro fehlen würden. Je höher also das Einkommen, desto weniger sind 100 Euro wert. Während eine Steigerung von 100 Euro auf 200 Euro viel wert ist und einen großen Nutzenzuwachs bedeutet, ist eine Zunahme von 10.000.000 auf 10.000.100 Euro ziemlich belanglos.

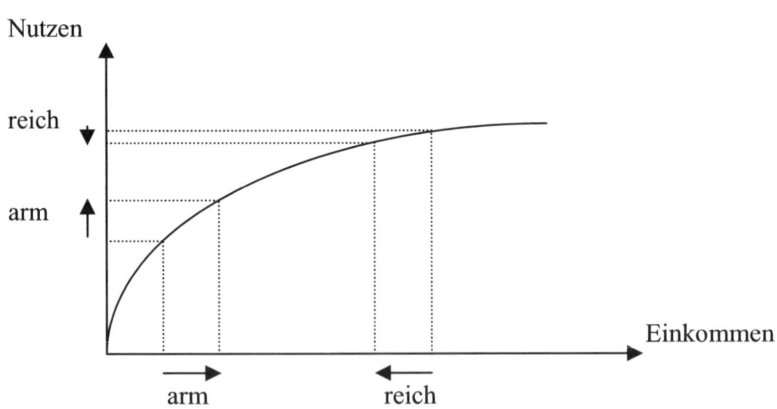

Abbildung 6.1: Gesamtnutzenfunktion mit abnehmendem Grenznutzen.

Abnehmender Grenznutzen: In der Fachsprache bezeichnet man diesen Zusammenhang als abnehmenden Grenznutzen. Mit jeder zusätzlichen Geldeinheit erhöht sich zwar mein damit verbundener Nutzen, dieser Anstieg des Nutzens wird aber immer geringer (Abbildung 6.1).

Umverteilung: Unterstellt man, dass bei zunehmenden Einkommen der Gesamtnutzen zwar zunimmt, aber immer geringer werdend zunimmt, ist es tatsächlich möglich, allein durch Umverteilung den Gesamtnutzen bzw. die Gesamtwohlfahrt einer Gesellschaft zu erhöhen. Man nimmt einem Reichen 100 Euro weg, was dieser kaum bemerken würde und gibt diese 100 Euro einem Ärmeren, was für diesen eine enorme Verbesserung bedeuten würde. 100 Euro einem Reichen weggenommen bedeuten weniger Nutzenverlust, als die Nutzenzunahme der zusätzlichen 100 Euro für die ärmere Person.

Maximierung des Gesamtnutzens

- Unter der **Annahme eines abnehmendes Nutzenzuwachses (Grenznutzens)**, ist es möglich, durch Umverteilung von einer reichen zu einer armen Person den Gesamtnutzen der Gesellschaft zu erhöhen. Nimmt man einer reichen Person einen bestimmten Betrag weg und gibt diesen Betrag einer ärmeren Person, wird der Nutzenverlust für die reiche Person geringer sein als die Nutzenzunahme für die arme Person. Per Saldo hat sich somit der Gesamtnutzen erhöht (Maximierung der Summe der Nutzen).

7.2.1.3 Einwände gegen Umverteilung

Das Konzept der Gesamtnutzenmaximierung durch Umverteilung unter der Annahme eines abnehmenden Grenznutzens hat eine gewisse **argumentative Wirksamkeit**. Das „Pro“ für Umverteilung ist umso stärker, je größer die Einkommensunterschiede sind. Niemand wird widersprechen, wenn behauptet wird, dass die Wegnahme von 1.000 Euro bei einem Mehrfachmillionär keinen großen Verlust bedeutet und niemand wird widersprechen, dass diese 1.000 Euro für jemanden, der bisher überhaupt kein Einkommen hatte, eine enorme Nutzenzunahme mit sich bringt.[78]

Gleichverteilung: Unter der Annahme des abnehmenden Grenznutzens und der Zielsetzung der Gesamtnutzenmaximierung müsste das utilitaristische Konzept in letzter Konsequenz zu Gleichverteilung führen. Denn solange es mindestens zwei Menschen gibt, die ein unterschiedliches Einkommen besitzen, ist es immer möglich durch Umverteilung den Gesamtnutzen zu steigern – immer natürlich das Konzept des abnehmenden Grenznutzens unterstellt. Das heißt, je größer die Einkommensunterschiede sind, desto nachvollziehbarer erscheint die Wohlfahrtsstei-

[78] **Paul Getty**, der erste amerikanische Ölmilliardär, bekam ob seines immensen Reichtums unzählige Bitt- und Bettelbriefe von Menschen, die um eine kleine Gabe für eine tatsächliche oder vermeintliche Notlage baten – mit dem Hinweis, dass ihm, dem reichen Getty, so eine kleine Summe nichts ausmachen würde. Getty war über diese Ansinnen verärgert. Denn würde er versuchen allen kleinen Bitten gerecht zu werden, wäre es am Schluss doch eine sehr große Summe, und zweitens, liege sein Geld nicht für eventuelle Konsumzwecke herum, sondern müsse als gebundenes Kapital für weitere Investitionen betrachtet werden.

gerung durch Umverteilung von reich zu arm. Je geringer die Einkommensunterschiede sind und je mehr man sich der Gleichverteilung nähert, desto unsinniger und ungerechter wird dieses Konzept empfunden. Beruht zudem das unterschiedliche Einkommen auf unterschiedlicher Leistungsbereitschaft, ist nicht einzusehen, dass eine Gleichverteilung gerechtfertigt wäre. Die Konsequenz wären fehlende Anreize, Einkommen zu erzielen und Eigentum zu erwirtschaften.

Transaktionskosten: Nicht berücksichtigt sind in diesem Modell auch die so genannten Transaktionskosten. Transaktionskosten sind Kosten der Umverteilung. Heutzutage wären das die Kosten für den Steuerpflichtigen selbst, der die Steuererklärung ausfüllen muss, die Kosten fürs Finanzamt als Steuer eintreibende und bewilligende Behörde und für die Verwaltung als ausführende Institution.

Einwände gegen die Gesamtnutzenmaximierung durch Umverteilung:

- Umverteilung führt in letzter Konsequenz zu Gleichverteilung.
- Es fehlen Anreize, Eigentum zu erwerben.
- Transaktionskosten werden nicht berücksichtigt.
- Privateigentum: Woher das Recht nehmen, jemandem etwas wegzunehmen – zumal aus Zwang?
- Die Umverteilung ist nicht pareto-effizient.

Ein letztes Argument gegen die Gesamtnutzenmaximierung durch Umverteilung ist die Nichtvereinbarkeit mit dem Kriterium der Pareto-Effizienz.

7.2.2 Das Pareto-Kriterium

7.2.2.1 Vilfredo Pareto

Das Pareto-Kriterium ist nach seinem „Erfinder“ Vilfredo Pareto benannt. Wie der zuvor erwähnte John Stuart Mill hatte auch der italienische Soziologe und Ökonom Pareto einen ungewöhnlichen Lebensverlauf.

Vilfredo Friderico Pareto (1848 - 1923):

Der Soziologe und Ökonom Vilfredo Pareto wurde als Kind italienischer Eltern 1848 in Paris geboren, war der Nachfolger von Leon Walras auf dem Lehrstuhl für Nationalökonomie in Lausanne, erbte von seinem Onkel ein Millionenvermögen, hatte eine russische Comtesse als Frau, die mit einem Bediensteten durchbrannte und verbrachte den Lebensabend mit unzähligen Angorakatzen in seiner Villa Angora in Ce'ligny am Genfer See bis zu seinem Tod im Jahre 1923.

Hauptwerke: Was die Werke Paretos anbelangt, sind zwei besonders zu erwähnen:

- Manuale di economia politica (1906); dt.: Handbuch einer politischen Ökonomie.
- Trattato di sociologia generale (1916); dt.: Abhandlung einer allgemeinen Soziologie.

7.2.2.2 Wohlfahrtsökonomie und Einkommensverteilung

Pareto beschäftigte sich unter anderem mit wohlfahrtsökonomischen Fragen der Einkommensverteilung in verschiedenen Ländern. Bei seiner Untersuchung der Einkommensverteilung in Amerika und europäischen Ländern stellte er fest, dass die Einkommen einer Gesellschaft nicht proportional verteilt sind, sondern gemäß einer geometrischen Reihe. Je reicher die Regionen sind, desto größer sind die Einkommensunterschiede und können ins Maßlose steigen.

> **These: Reichtum = Ungleichheit**
>
> ➢ Ein größerer Reichtum für eine Gesellschaft lässt sich nur mit einer Zunahme von Ungleichheit erreichen!?

Wenn alle nichts haben, besteht perfekte Gleichverteilung. Je mehr sich ein Volk emporarbeitet und je wohlhabender ein Land wird, desto größer wird die „Chance" zur Ungleichheit. Dieser Zusammenhang birgt interessante Implikationen.

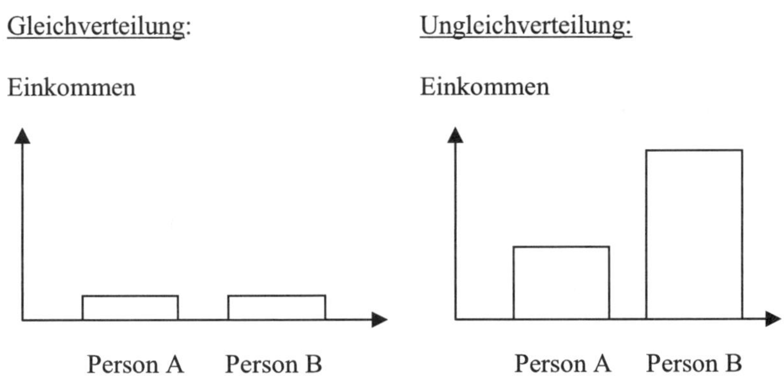

Abbildung 6.2: Gleichverteilung und Ungleichverteilung.

Erstens, ist ein Zustand der Gleichverteilung auf niedrigem Niveau besser als eine ungleichere Verteilung, in der es allen besser geht als vorher, manchen aber extrem besser (Abbildung 6.2)?[79]

[79] In einer Talkshow konfrontierte der Liberalismus-Anhänger den Sozialismusvertreter mit der Frage, ob wir wieder alle „gleich" in Blechhütten leben sollten.

Zweitens wird sich die Frage aufdrängen, ob mehr Wohlstand unweigerlich zu mehr Ungleichverteilung führen muss oder auch ein gerechterer Zustand möglich wäre – unter der Annahme, dass mehr Gleichverteilung mehr Gerechtigkeit bedeutet. Auf alle Fälle hatte Pareto eine Analyse vorgelegt, deren Beschreibung eindeutig war, die Erklärung jedoch schwieriger.

7.2.2.3 Gleichverteilung versus Ungleichverteilung

Für Vilfredo Pareto ist die Erklärung für die unterschiedliche Verteilung von Einkommen offensichtlich:

Argument für Ungleichverteilung:

- Die unterschiedliche Verteilung von Einkommen spiegelt die unterschiedliche Verteilung von Intellekt, Talent und Unternehmergeist wieder.

  „Nur wenige verdienen es reich zu sein, viele verdienen es arm zu sein". (Vilfredo Pareto)

Wenn dem so ist, hätten sich auch Fragen der Umverteilung erledigt. Warum sollte man jemandem, der sich durch Talent und Leistung ein hohes Einkommen erwirtschaftet hat, etwas wegnehmen und das einem Ärmeren geben? Insofern ist es auch nachvollziehbar, dass eine schon länger geplante Einkommenssteuer in Großbritannien erst um 1880 bis 1890 eingeführt wurde und in den USA Ende des 19. Jahrhunderts als nicht verfassungskonform abgelehnt wurde.

Nochmals die Frage: **Warum sollen die Reichen für die Armen bezahlen?** Die Einkommensteuer wurde nämlich später im Jahr 1913 doch eingeführt – mit dem Argument, dass Reiche einen größeren Nutzen aus der Gesellschaft ziehen. Ein Armer, der sich kein Auto leisten kann, wird die öffentlich finanzierte Straße nicht nutzen, warum sollte er also für diese Straße bezahlen, im Gegensatz zum Reichen, der Straßen, Schulen und Museen viel mehr nutzen konnte.

Argument für Umverteilung und eine stärkere Belastung der Reichen:

- Reiche ziehen einen größeren Nutzen aus der Gesellschaft (Nutzung öffentlicher Güter) und deshalb sollen sie mehr bezahlen.

7.2.2.4 Optimaler Ressourcengebrauch und Pareto-Kriterium

Pareto beschäftigte sich schließlich mit Fragen des optimalen Gebrauchs von Ressourcen in einer Gesellschaft und vollkommener wirtschaftlicher Effizienz. Seine **„Theorie der Wahlakte"** sollte durch Logik und Werturteilsfreiheit bestimmt sein. Im Vordergrund stand der optimale Nutzen von Güterkombinationen.

Aus diesen Überlegungen heraus, sind Kriterien entwickelt worden, die heute als Pareto-Effizienz und Pareto-Optimum bekannt sind.

a) Pareto-Effizienz

Es geht um den **Vergleich zweier ungleicher Zustände** und die Beantwortung der Frage, welcher Zustand dem anderen vorzuziehen ist.

> **Pareto-Effizienz**
>
> - Ein Zustand ist dann einem anderen vorzuziehen, wenn es möglich ist, mindestens eine Person besser zu stellen, ohne eine andere schlechter zu stellen.

In unserem Beispiel sind Sarah, Mike und Leonie mit jeweils dem gleichen Ausgangseinkommen von 1.000 Euro ausgestattet. Im ersten Beispiel erhalten alle, wenn auch in unterschiedlicher Höhe, ein höheres Einkommen, so dass niemand schlechter gestellt ist als zuvor und sich mindestens eine Person – in diesem Fall sind es drei Personen – besser stellt gegenüber der Ausgangssituation.

	1. Beispiel		**2. Beispiel**		**3. Beispiel**	
	Zustand 1	Zustand 2	Zustand 1	Zustand 2	Zustand 1	Zustand 2
Sarah	1.000	2.000	1.000	900	1.000	2.000
Mike	1.000	3.000	1.000	3.000	1.000	1.000
Leonie	1.000	4.000	1.000	4.000	1.000	1.000
Kriterium	pareto-effizient		nicht pareto-effizient		pareto-effizient	

Im zweiten Beispiel verbessern sich zwar Mike und Leonie, aber Sarah muss Einkommenseinbußen hinnehmen, so dass der neue Zustand nicht pareto-effizient wäre. Im dritten Beispiel verbessert sich Sarah, wobei sich die beiden anderen nicht verschlechtern, so dass hier die Pareto-Effizienz gegeben ist.

b) Pareto-Optimum

Wenn es nach dem Kriterium der Pareto-Effizienz möglich ist, einen Zustand immer weiter zu verbessern, ist zu klären, wann der optimale Zustand erreicht sein wird. Denn solange mindestens eine Person besser gestellt werden kann, ohne eine andere schlechter zu stellen, ist eine Verbesserung gegenüber dem vorigen Zustand möglich. Eine Verbesserung ist erst dann nicht mehr möglich und somit das Optimum erreicht, wenn es nicht mehr möglich ist, jemanden besser zu stellen, ohne einen anderen schlechter zu stellen.

> **Pareto-Optimum**
>
> - Ein optimaler Zustand ist dann erreicht, wenn es nicht mehr möglich ist, jemanden besser zu stellen, ohne einen anderen schlechter zu stellen.

Dieses Kriterium des Pareto-Optimums beschreibt **eine vollkommene wirtschaftliche Effizienz**, die durch nichts zu verbessern ist und beinhaltet den **optimalen Gebrauch der Ressourcen einer Gesellschaft**. Wenn es in der gesamtwirtschaftlichen Situation eines allgemeinen Gleichgewichts unmöglich ist, dass eine Person ihren Nutzen erhöht, ohne dass eine andere schlechter gestellt wird, dann ist das Optimum erreicht.

Kaldor-Hicks-Kriterium (1939): Ein großes Manko des Pareto-Kriteriums – sofern man es streng formal betrachtet – besteht darin, dass Mehrheitsverbesserungen durch eine Minderheitenverschlechterung verhindert werden. Das Kaldor-Hicks-Kriterium modifiziert diesbezüglich das Pareto-Kriterium. Eine Situation ist gegenüber einer anderen dann vorzuziehen, wenn sich mindestens eine Person besser stellt und der Nutzenzuwachs der Nutzengewinner den Nutzenverlust des oder der Gewinner überkompensiert.

7.2.3 Gerechtigkeitsphilosophie des John Rawls

Verlassen wir das 19. Jahrhundert mit Bentham, Mill und Pareto und gehen in das 20. Jahrhundert. Hier stoßen wir auf einen Wissenschaftler und Philosophen, der ein bahnbrechendes Werk zur Staatsphilosophie und zu Verteilungs- und Gerechtigkeitsfragen geschrieben. hat. Der Name dieses amerikanischen Philosophen, der am Massachussets Institut of Technology (MIT) sowie in Harvard lehrte, ist John Rawls und sein Werk heißt „A Theory of Justice“ (dt.: Theorie der Gerechtigkeit).

John Rawls: amerikanischer Philosoph (1921 - 2002)
- „A Theory of Justice“; dt.: „Theorie der Gerechtigkeit“ (1971)

Die Theorie der Gerechtigkeit wurde 1971 veröffentlicht und seit diesem Zeitpunkt gibt es keine Auseinandersetzung mit Gerechtigkeitsfragen, ohne dass Rawls diese Debatte beeinflusst und neue Maßstäbe gesetzt hätte.[80]

Gedankenexperiment: Auf der Suche nach der gerechten Gesellschaft unternimmt Rawls ein Gedankenexperiment. Angenommen, eine Gruppe von Menschen könnte noch einmal von ganz vorne anfangen und sich die Prinzipien einer gerechten Gesellschaft ausdenken, ohne zu wissen, welche Funktion und Stellung man letztlich in dieser neuen Gesellschaft einnehmen wird (Schleier des Nichtwissens).

Gedankenexperiment
- Im Urzustand einer Gesellschaft (Schleier des Nichtwissens) einigen sich alle Beteiligten auf eine Gesellschaft, in der jeder, ob arm oder reich, eine faire Chance besitzt, seine Begabung und Interessen zu verwirklichen.

---

[80] Mankiw bezeichnet die Gerechtigkeitsphilosophie von Rawls als **„egalitären Liberalismus“** (vgl. Mankiw 2004, S. 466).

Schleier des Nichtwissens: John Rawls war anscheinend überzeugt, dass sich hinter diesem Schleier des Nichtwissens, alle Beteiligten auf eine gerechte Gesellschaft einigen.

Gerechte Gesellschaft: In dieser neuen Gesellschaft wird es eine gerechte Verteilung von beruflicher Stellung, Einkommen und Besitz geben. Voraussetzung ist aber, dass jedes Mitglied dieser Gesellschaftsordnung zustimmen kann, auch wenn es seine eigene Stellung in dieser Gesellschaft noch nicht kennt.

Zentrales Prinzip einer gerechten Gesellschaft

- Eine Gesellschaft ist dann gerecht, wenn jedes Mitglied dieser Gesellschaft zustimmen kann, auch wenn es seine eigene Stellung in dieser Gesellschaft noch nicht kennt.

Chancengleichheit und Differenzprinzip: Neben diesem methodischen Prinzip einer gerechten Gesellschaft bei „Unwissen" formuliert Rawls inhaltliche Prinzipien. Dazu gehören die Prinzipien der Chancengleichheit und des Differenzprinzips.

- Erstens, soll jeder das gleiche größtmögliche Maß an Freiheit und an Rechten und damit auch an **Chancengleichheit** besitzen
- Zweitens, sind ökonomische und soziale Ungleichheiten nur dann gerecht, wenn sie dadurch die Situation von Benachteiligten verbessern (**Differenzprinzip**). Eine Änderung zu mehr Ungleichverteilung wird nur dann akzeptiert und als legitim betrachtet, wenn der Schlechtestgestellte dabei besser gestellt wird (Maximin-Kriterium). Ungleichverteilung ist besser als Gleichverteilung, wenn jeder von der Ungleichverteilung profitiert.

7.2.4 Egalitarismus

Das auf den ersten Blick vermeintlich einfachste Prinzip der Verteilungsgerechtigkeit ist das Egalitätsprinzip – also das Prinzip der Gleichheit. Während sich der Begriff der Egalität auf das Ergebnis eines Prozesses bezieht, wird das Bestreben, diesen Zustand der Gleichheit zu erreichen, als Egalitarismus bezeichnet. So kann der Egalitarismus als Sozialtheorie mit dem Leitbild der (möglichst) vollkommenen Gleichheit aller Menschen charakterisiert werden.

Egalitarismus:

- Streben nach größtmöglicher Gleichheit aller Menschen.

Das Streben nach Gleichheit kann unterschiedliche Perspektiven haben. Eine wichtige Unterscheidung im Hinblick auf das Prinzip der Gleichheit ist die Unterscheidung in formalrechtliche und materielle Gleichheit:

Gleichheit:

- formalrechtliche Gleichstellung: Gleichheit vor dem Gesetz.
  → juristische und politische Gleichheit.
- materielle Gleichstellung: Gleichheit der Lebensgrundlagen.
  → wirtschaftliche und soziale Gleichheit.

7.2.4.1 Juristische und politische Gleichheit

Gleichheit der Individuen: Der Leitspruch der französischen Revolution von 1789 „liberté, fraternité, egalité“ erinnert uns daran, dass Gleichheit zuerst einmal nicht wirtschaftliche Gleichheit bedeutet, sondern vor allem politische und rechtliche Gleichheit. Nach der deutschen Verfassung sind alle Menschen vor dem Gesetz gleich und zwar unabhängig von ihrer Ungleichheit. Diese Ungleichheit bezieht sich auf Geschlecht, Abstammung, Rasse, Sprache, Heimat, Herkunft und Glaube. Unterschiede in diesen Merkmalen dürfen nicht zu ungleicher gesetzlicher Behandlung führen. Das Grundrecht steht jedem zu und ist für alle gleich.

Grundgesetz: Artikel 3 [Gleichheit vor dem Grundgesetz]

(1) Alle Menschen sind vor dem Gesetz gleich.

(2) Männer und Frauen sind gleichberechtigt.

(3) Niemand darf wegen seines Geschlechtes, seiner Abstammung, seiner Rasse, seiner Sprache, seiner Heimat und Herkunft, seines Glaubens, seiner religiösen oder politischen Anschauungen benachteiligt oder bevorzugt werden.

Gleichheit von Staaten: Das Postulat der gleichen Grundrechte und der Gleichheit vor dem Gesetz für den einzelnen Menschen, lässt sich auch auf Völkergemeinschaften und Staatengebilde übertragen. Im Völkerrecht gilt, dass Staaten unabhängig von Größe, Bevölkerungszahl oder Wirtschaftsmacht gleich zu behandeln sind. So hat zum Beispiel jeder Mitgliedstaat der Vereinten Nationen (UN) *eine* Stimme bei Abstimmungen. Doch dieses Beispiel der Stimmenzuteilung und -vergabe zeigt gleichzeitig auch die Problematik der Gleichbehandlung Ungleicher.

Nimmt man nämlich als Beispiel die Stimmenverteilung im Ministerrat der Europäischen Union, bemisst sich die Stimmenzahl im Rat nach der Einwohnerzahl der jeweiligen Länder. Während Deutschland, Frankreich, Großbritannien und Italien jeweils 29 Stimmen innehaben, muss sich Malta als kleinstes Land mit 1 Stimme begnügen. Die Sitzverteilung im Europaparlament ist noch differenzierter. Deutschland kann auf 99 Abgeordnete bauen, Frankreich auf 78 und die kleinsten Länder auf bis zu 5 Personen.

7.2.4.2 Wirtschaftliche und soziale Gleichheit

Das Gleichheitsprinzip in seiner extremsten Form als Verteilungs- und Ergebnisgleichheit meint gleiches Einkommen für alle. Kommunistischen Philosophien oder auch Sekten wie den Amish People ist diese Ideologie zu eigen. Menschen haben zwar unterschiedliche Begabungen, Talente und Möglichkeiten, doch wenn sich alle bemühen und arbeiten und jeder an seinem Platz seine Aufgabe seinen Fähigkeiten entsprechend verrichtet, scheint es gerecht, alle auch gleich ihrer Bereitschaft zu entlohnen.

a) Verteilungsgerechtigkeit am Beispiel der ungleichen Bezahlung von Männern und Frauen

Der Gleichheitsgrundsatz in dieser extremen Form ist allgemein wenig akzeptiert, doch in der Diskussion um Verteilungsgerechtigkeit und in Teilfragen gilt die Gleichverteilung als wichtige Meßlatte. Man muss sich eher für Ungleichverteilung rechtfertigen, denn für Gleichverteilung.

Ein interessanter Fall ist die immer wiederkehrende Kritik, die sich an der anscheinend ungleichen Bezahlung von Männern und Frauen für die gleiche Arbeit entzündet.

<table>
<tr><th colspan="3">Bruttoverdienstvergleich von Männern und Frauen
Gesamtdeutschland (2005)</th></tr>
<tr><td colspan="3">Durchschnittlicher Bruttomonatslohn in Industrie und Handel</td></tr>
<tr><td rowspan="2">Angestellte</td><td>weiblich</td><td>2.734 Euro</td></tr>
<tr><td>männlich</td><td>3.833 Euro</td></tr>
<tr><td colspan="3">Durchschnittlicher Bruttostundenlohn in der Industrie</td></tr>
<tr><td rowspan="2">Arbeiter</td><td>weiblich</td><td>12,03 Euro</td></tr>
<tr><td>männlich</td><td>15,95 Euro</td></tr>
</table>

Abbildung 6.3: Bruttoverdienstvergleich von Männern und Frauen.
[Quelle: Statistisches Bundesamt]

Die Forderung, dass gleiche Arbeit für Männer und Frauen gleich zu entlohnen ist, ist so richtig, wie es falsch ist, dass unterstellt wird, dass Männern und Frauen die gleiche Arbeit beziehungsweise diese Arbeit unter den gleichen Voraussetzungen verrichten.

Frauen wählen aus Gründen der Kindererziehung eher flexible Tätigkeiten und Teilzeittätigkeiten als Männer das tun. Niedrigere Löhne könnten auch damit gerechtfertigt werden, dass Unternehmen einen Risiko-Abschlag für den potentiellen Ausfall wegen Schwangerschaft und Kinderbetreuung mit einkalkulieren. Schließlich müssen sich Frauen neu einarbeiten und weiterbilden, wenn sie nach einer Kinderpause wieder in das Berufsleben einsteigen, was auch für die Unternehmen Zeit und Geld kostet. Und wenn eine Bundesligafußballerin weniger verdient als das männliche Pendant, ist das eine Sache der Marktnachfrage.

b) Verteilungsgerechtigkeit am Beispiel des Kindergeldes

Ist es gerecht, wenn alle, die Kinder haben, das identische Transfereinkommen in Form von Kindergeld bekommen? Jeder bekommt für ein Kind den gleichen Betrag an Kindergeld, nämlich 154 Euro pro Monat. Dieses Kindergeld wird unabhängig von der Einkommenssituation der Eltern ausbezahlt. Dass das Kindergeld gleich sein soll, könnte also damit begründet werden, dass allein der Faktor Kind zählt. Kind ist Kind und dafür erhält man den fixen Betrag an Kindergeld.

Dass sich Gründe für eine Differenzierung des Kindergeldes finden lassen, ergibt sich aus dem Perspektivenwechsel weg vom Kind und hin zu den Eltern. Nicht allein das Kind an sich ist entscheidend, sondern die Einkommensverhältnisse der Eltern. Wenn man noch zusätzlich die Frage der effizienten und einigermaßen wirtschaftlichen Bestimmung der Leistungsfähigkeit der Eltern und der Auszahlung des Kindergeldes in die Überlegungen mit einbezieht, wird aus einer einfachen Transferleistung eine komplizierte Zuteilung.

7.2.4.3 Gleichheit bei Ungleichheit?

Gleiches gleich zu behandeln, ist nicht schwer und auch wenig diskussionsnotwendig. Schwieriger wird es, wie Ungleiches zu behandeln ist, nämlich ebenfalls gleich oder entsprechend den Ungleichheiten? Hier besteht allgemeiner Konsens, der besagt, dass Gleiches gleich und Ungleiches ungleich behandeln werden soll.

Gleiches gleich und Ungleiches ungleich behandeln.

Wettkampf der Tiere: Angenommen es findet ein Wettbewerb zwischen Tieren statt und die Aufgabe bestünde darin, schnellstmöglich eine Kokosnuss von einer Palme zu holen. Dann ist der Wettbewerb gerecht, wenn an diesem Wettbewerb Tiere mit gleichen Ausgangsbedingungen, also zum Beispiel eine Gruppe von Schimpansen teilnimmt. Der Wettbewerb ist hingegen ungerecht, wenn sich die Gruppe der Tiere aus einem Affen, einem Elefanten, einer Schnecke und einem Fisch zusammensetzt. Diese Ungleichen gleich zu behandeln, ist nachvollziehbar ungerecht.

7.2.5 Chancengerechtigkeit

Während sich die Verteilungsgerechtigkeit meist als eine Ergebnisgerechtigkeit im Sinne einer gleichen Verteilung des Habens versteht, setzt die Chancengerechtigkeit nicht am Ende, am Ergebnis, an, sondern am Anfang, an den Startchancen. Gerecht ist nicht eine Gesellschaft, die allen das gleiche Endergebnis an Einkommen ermöglicht, sondern allen überhaupt erst einmal die Chance gibt, sich Einkommen zu verschaffen. Wenn die eine Person nun die Möglichkeiten nutzt und die andere Person Möglichkeiten aus Faulheit und Unvermögen verstreichen lässt, mag auch eine ungleiche Einkommensverteilung begründet sein. Die Gleichheit der Möglichkeiten ist der Gleichheit der Einkommen vorzuziehen.

Chancengerechtigkeit

- Eine Gesellschaft ist dann gerecht, wenn sie allen Menschen gleiche Start- und Entfaltungsmöglichkeiten bietet.
- Die Gleichheit der Chancen (Anfangsbedingungen) ist der Gleichheit der Einkommen (Ergebnis und Endzustand) vorzuziehen.
- Beteiligung statt Verteilung.

Dieses uramerikanische Ethos der Chancengleichheit kommt in Zustandsbeschreibungen der USA als Land der unbegrenzten Möglichkeiten und der Tellerwäscher-zum-Millionär-Erzählungen zum Ausdruck. Und in der Tat konnte diese fast religiöse Einstellung einen ungeheuren Schaffensdrang und Erfolg gepaart mit einem ausgeprägten Selbst- und Sendungsbewusstsein hervorbringen.[81]

Chancengleichheit:

- Recht und Chance auf Familie und Erziehung: Schutz von Ehe und Familie, Kindergeld, Elterngeld.
- Recht und Pflicht auf Bildung: Schul-, Aus- und Weiterbildung.
- Recht auf Anwendung seiner Talente: Arbeitsmöglichkeit, Gewerbe- und Berufsfreiheit.

a) Bildung

In den meisten Industrienationen wird Bildung – in früheren Zeiten noch ein Privileg reicher Häuser, die sich Privatlehrer leisten konnten – als so wichtig angesehen, dass heutzutage nicht nur ein Recht auf Bildung existiert, sondern sogar die Pflicht zur Bildung besteht. Kinder müssen in die Schule – ob sie wollen oder nicht, denn es besteht **Schulpflicht**.

Neben der elementaren Schulpflicht existieren weitere Versuche, allen Menschen den Zugang zu Bildung zu ermöglichen. Dazu gehört beispielsweise der oft noch kostenlose oder stark subventionierte Zugang zu **Bibliotheken oder Museen**.

b) Berufs- und Gewerbefreiheit

Chancengleichheit bezieht sich nicht allein auf Bildungschancen, sondern vor allem auch auf berufliche Möglichkeiten. Stichworte wie **Gewerbefreiheit und freie Berufswahl** umschreiben die Freiheit der Berufschancen. Jeder hat das

[81] Eine radikale Ausprägung der Chancen- statt Ergebnisgerechtigkeit und des marktwirtschaftlichen Laissez-faire-Prinzips ist in den USA unter dem Begriff des Libertarismus bekannt.

Recht seinen Beruf frei zu wählen. Hier gibt es keine staatlichen Vorschriften oder Verbote. Selbstverständlich sind bestimmte Berufe an bestimmte Auflagen geknüpft. Nicht jeder darf sich als Arzt, Rechtsanwalt oder Lastwagenfahrer betätigen. Aber jeder hat die Möglichkeit es werden zu können. Jeder hat das Recht, sich selbstständig zu machen und ein Gewerbe zu eröffnen – ein Gang auf das Gewerbeamt und das Ausfüllen eines Gewerbescheines genügt. Dass man im Anschluss mit zahlreicher Bürokratie der Existenzgründung überhäuft wird, steht auf einem anderen Blatt.

Stellt sich die Frage nach der Optimierung einer Gesellschaft, setzt die Chancengerechtigkeit an der Prozessverbesserung an, nicht aber an der Verteilung. Ist nämlich umfassende Chancengleichheit gegeben, ist auch die daraus entstehende Verteilung gerecht.

Leitmotiv der Chancengerechtigkeit:

➢ Unter der Annahme, dass für alle Menschen Chancengleichheit besteht, sind aus diesem Zustand hervorgegangene Verteilungen als gerecht zu betrachten.

7.3 Verteilungskriterien und Einkommensverteilung in der Praxis

In der politischen Praxis beruht die Einkommensverteilung auf zwei zentralen Prinzipien, dem Leistungsprinzip und dem Bedarfsprinzip. Hinzu kommt in einigen Sonderfällen das Gleichheitsprinzip.

Kriterien der Einkommensverteilung in der Praxis:

- Leistungsprinzip
- Bedarfsprinzip
- Gleichheitsprinzip

a) Einkommensverteilung nach dem Leistungsprinzip

Leistungsprinzip bedeutet, dass Einkommen nach der Leistung vergütet und verteilt wird. Je höher die Leistung, desto höher das Einkommen.

Leistungsprinzip:

➢ Einkommensverteilung in Abhängigkeit von der erbrachten Leistung.

Physikalisch definiert sich Leistung als Arbeit pro Zeit. Wenn jemand in einem bestimmten Zeitraum doppelt so viel herstellen kann, wie eine andere Person, ist die Leistung doppelt so groß. Akkordlohn ist ein solcher Leistungslohn. Hier wird die Stückzahl pro Zeiteinheit vergütet. Neben dieser direkten Leistungsermittlung bieten sich mittelbare Leistungskriterien wie Qualifikation (Lehre oder Studienabschluss) und Verantwortung (Personal- oder Budgetverantwortung) an:

Vorteile: Die Vorteile der Einkommensverteilung nach Leistung liegen vor allem in der Motivation und im Anreiz, zu arbeiten und eine Leistung zu erbringen. Zudem kommt das Leistungsprinzip dem Gerechtigkeitsempfinden vieler Menschen entgegen.

Nachteile: Die Nachteile beziehen sich auf die Problematik der Leistungsdefinition – man denke an Hausfrauenarbeit und ehrenamtliche Tätigkeit. Manchen Menschen ist Leistung nicht möglich, sei es wegen Krankheit, Behinderung oder fehlender Möglichkeiten durch Arbeitslosigkeit.

b) Einkommensverteilung nach dem Bedarfsprinzip

Einkommensverteilung nach dem Bedarfsprinzip setzt nicht an der Einkommensentstehung, sondern am potentiellen Einkommensbezieher und dessen Bedarf und Bedürftigkeit an. Einkommen wird danach zugeteilt, inwieweit jemand Einkommen braucht, um in Situationen wie Arbeitslosigkeit oder Krankheit „überleben" zu können. Wer arbeitslos wird, erhält Arbeitslosengeld und wer krank wird, erhält Gesundheitsleistungen.

Bedarfsprinzip

- Einkommensverteilung in Abhängigkeit vom individuellen Bedarf.

c) Einkommensverteilung nach dem Gleichheitsprinzip

Während die Einkommensverteilung nach dem Leistungs- und dem Bedarfsprinzip organisiert ist, lassen sich in einigen Teilbereichen auch typische Gleichverteilungen feststellen. Dazu gehört das schon erwähnte **Kindergeld** in Höhe von 154 Euro pro Monat. Der **Regelsatz des Arbeitslosengeldes II** und der Sozialhilfe von 345 Euro pro Person und Monat entspricht ebenfalls der Gleichverteilung. Wenn in einer Branche einheitliche **Ausbildungsvergütungen** gezahlt werden, ist dies ein weiteres Gleichverteilungsbeispiel.

Gleichheitsprinzip

- Gleiches Einkommen für alle in Abhängigkeit bestimmter Zuteilungsvoraussetzungen (z. B. Kindergeld).

Die Gleichverteilung bemisst sich im Übrigen an einem bestimmten gleichen „Objekt". Im Falle des Kindergeldes ist es das Kind, bei ALG II der Leistungsbezieher und im Rahmen der Ausbildung das Ausbildungsverhältnis.

8 Einkommen und Einkommensentstehung

8.1 Definition und Systematik von Einkommen

Was ist Einkommen? Einkommen kann als Gegenwert einer Leistung, die jemand erbracht hat, definiert werden.

> **Einkommen**:
> - Gegenwert einer Leistung (üblicherweise in Form von Geld).

Leistung ergibt sich durch den Einsatz der Produktionsfaktoren – in erster Linie durch den Einsatz menschlicher Arbeitskraft. Doch nicht nur Arbeitskräfte erzeugen Werte und damit Einkommen, sondern eine Wertschöpfung kann vor allem auch mit Hilfe von Maschinen erreicht werden. Einkommenserzielung erfolgt also analog der Leistungserbringung durch den Einsatz der Produktionsfaktoren. Die Entstehung von Einkommen durch den Einsatz von Produktionsfaktoren (Faktoreinkommen) nennt man **funktionale Einkommensverteilung.**[82]

Nimmt man die klassische volkswirtschaftliche Systematik der Produktionsfaktoren in Arbeit, Kapital und Boden, erhält man eine Einkommensentstehung durch den Einsatz an menschlicher Arbeit, durch Kapital und durch Boden (analog die Einkommen Lohn, Zins und Bodenrente). Doch diese eher theoretische Dreier-Einteilung wird heutzutage durch die Zwei-Faktoren-Theorie ersetzt.

> **Funktionale Einkommensverteilung**:
> - Zuordnung des Einkommens auf die Produktionsfaktoren Arbeit und Kapital (Faktoreinkommen).
> - Arbeitnehmereinkommen: Einkommen aus unselbstständiger Arbeit wie Lohn und Gehalt.
> - Unternehmens- und Vermögenseinkommen: Einkommen aus selbstständiger Arbeit (Unternehmertätigkeit) und Vermögen (Gewinne, Zinsen, Mieten, Pachten und Dividenden).

Auf der einen Seite steht der Faktor Arbeit und auf der anderen Seite der Faktor Kapital. Die typisch funktionale Einkommensverteilung (auch statistisch) ist somit die nach **Arbeit und Kapital**. Das heißt, die einen Menschen stellen ihre Arbeitskraft zur Werteschaffung zur Verfügung, während andere Menschen Kapital wie Betriebsmittel oder Grundstücke "arbeiten" lassen. Aus dieser Einteilung und Gegenüberstellung hat sich dann auch die etwas klassenkämpferisch anmutende

---

[82] Es werden sowohl die Begriff „funktional" als auch „funktionell" verwendet!

Begriffsgegenüberstellung der **Lohnquote und der Profit- oder Gewinnquote** herausgebildet. Während die Lohnquote den Anteil des Einkommens am Gesamteinkommen aus unselbständiger Arbeit misst, beschreibt die Profiquote den Anteil des Einkommens aus Unternehmertätigkeit beziehungsweise selbständiger Arbeit. Doch dazu später.

Primärverteilung: Einkommensentstehung durch den Einsatz von Produktionsfaktoren:

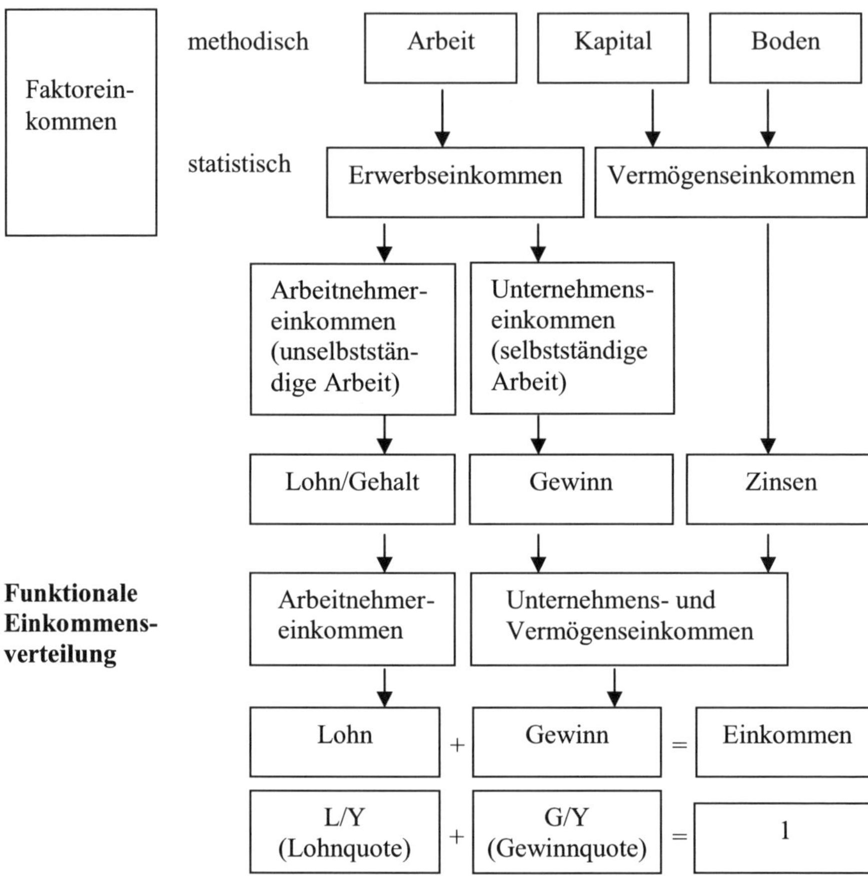

Sekundärverteilung: Staatliche Umverteilung des erwirtschafteten Einkommens:

Einkommen (Bruttoeinkommen)
- Abgaben (Steuern und Sozialversicherungsbeiträge)
= Nettoeinkommen
+ Sozialleistungen und Subventionen (Transfers)
= Verfügbares Einkommen

Abbildung 6.4: Einkommenssystematik.

Jetzt kommt noch ein weiteres wichtiges Moment dazu. Die Wertschöpfung, also das, was Arbeitskräfte, Unternehmer und Maschinen geschaffen und parallel dazu an Einkommen erwirtschaft haben, wird in einem zweiten Schritt durch den Staat wieder umverteilt. Die Einkommenserzieler müssen also durch **Abgaben wie Steuern und Sozialversicherungsbeiträge** einen kleinen oder größeren Teil ihres Einkommens abgeben, was dann an andere oder auch wieder an sie selbst in Form von Kindergeld oder Renten zufließen kann.

Dieses Einkommen, das man durch die Umverteilung des Staates erhält, nennt man **Transfereinkommen** oder einfach Transfers. Generell sind das Sozialleistungen und Subventionen.

Einkommen kann also nach der Stufe der Verteilung in Faktoreinkommen und Transfereinkommen unterschieden werden. Und da das Faktoreinkommen die ursprüngliche erstmalige Verteilung darstellt und das Transfereinkommen das umverteilte Einkommen, spricht man auch von **Primär- und Sekundärverteilung**, also die erste Verteilung und die zweite durch Umverteilung hervorgerufene Verteilung.

Nach Abzug der Abgaben und Addition der Transfers erhält man das übrig gebliebene Einkommen, das so genannte verfügbare Einkommen. Welche Personen und welche Personengruppen (Selbstständige, Rentner, Frauen, etc.) wie viel Einkommen bekommen, ist Thema der personellen Einkommensverteilung.

Personelle Einkommensverteilung:

- Einkommen, das bestimmten Personen oder Haushaltsgruppen zufließt.

Exkurs: Einkommensentstehung und -verteilung

Üblicherweise wird das Thema „Verteilung" unter dem Titel (gerechte) Einkommensverteilung oder Verteilungsgerechtigkeit behandelt und somit das Augenmerk auf die distributive und nicht so sehr die allokative Seite gelenkt. Das heißt, man macht sich mehr Gedanken darüber, wie das Einkommen verteilt werden kann und sollte (distributiv) und nicht so sehr, wie Einkommen überhaupt entsteht und geschaffen werden kann (allokativ).

Einkommensentstehung und -verteilung

allokativ:	Entstehung des Einkommens durch den Einsatz der Produktionsfaktoren Arbeit und Kapital und Verteilung auf die Produktionsfaktoren.
distributiv:	Verteilung bzw. Umverteilung des geschaffenen Einkommens auf Personen und Personengruppen.

8.2 Funktionale Einkommensverteilung (Faktoreinkommen)

Funktionale Einkommensverteilung bedeutet die Zuordnung des Einkommens auf die einzelnen Produktionsfaktoren im Prozess der Güterherstellung und Einkommensentstehung. Eine Definition lautet entsprechend:

> **Funktionale Einkommensverteilung**
>
> - „Auf der Primärstufe zur Verteilung gelangende Einkommen, deren Summe mit der volkswirtschaftlichen Wertschöpfung übereinstimmt und deren Aufteilung der jeweiligen Position der Faktoren im Produktionsprozess Rechnung trägt."

Was heißt das? Antwort: Jeder soll das verdienen, was ihm zusteht. Der Arbeitnehmer seinen Lohn und der Unternehmer seinen Gewinn, beziehungsweise der Kapitalbesitzer seinen Zins, seine Miete oder Dividende.

Faktoreinkommen			=	**Wertschöpfung**
Arbeitnehmer		**Unternehmer**		
„Kosten"	+	Gewinn	=	Umsatz
40 €	+	4 €	=	44 €
Arbeitslohn	+	Unternehmerlohn	=	Umsatz

8.2.1 Definition und Berechnung der Lohnquote

8.2.1.1 Definition der Lohnquote

Im Mittelpunkt der funktionalen Einkommensverteilung stehen die Faktoreinkommen der Arbeitnehmer und der Unternehmer und analog deren jeweiliger Anteil am Gesamteinkommen, definiert durch die Lohnquote und die Gewinnquote. Während die Lohnquote den Anteil des Einkommens am Gesamteinkommen aus unselbständiger Arbeit misst, charakterisiert die Gewinnquote den Anteil des Einkommens aus Unternehmertätigkeit und Vermögen.

> **Lohnquote:**
>
> - Anteil des Einkommens aus unselbständiger Arbeit am Gesamteinkommen.

Mathematisch lassen sich die Lohn- und die Gewinnquote wie folgt definieren:

Lohnquote = L/Y	**Gewinnquote = G/Y**

L = Lohneinkommen: Einkommen aus unselbständiger Arbeit
G = Gewinneinkommen: Einkommen aus Unternehmertätigkeit und Vermögen
Y = Gesamt- oder Volkseinkommen (engl. Yield: Ertrag, Ergebnis)

Unter der Annahme, dass sich das Volkseinkommen komplett aus dem Arbeitseinkommen und dem Gewinneinkommen zusammensetzt, muss gelten:

$$\mathbf{L + G = Y}$$

Insofern muss die Summe der beiden Quoten beziehungsweise Quotienten den Wert 100 Prozent beziehungsweise 1 ergeben:

$$\mathbf{L/Y + G/Y = 1}$$

Im Jahr 2005 betrug der Arbeitnehmeranteil am Volkseinkommen (Lohnquote) 67 Prozent und der Einkommensanteil der Unternehmen und Vermögensbesitzer (Gewinnquote) 33 Prozent: 2/3 + 1/3 = 1.

Die Entwicklung und der Vergleich der Lohneinkommen der Arbeitnehmer und der Gewinneinkommen der Selbständigen und Vermögensbesitzer spielen in der Verteilungsdebatte eine große Rolle.

8.2.1.2 Absolute und relative Veränderung

Zu beachten ist allerdings, dass eine Zu- oder Abnahme der Quote keine Aussage über die absolute Entwicklung der Einkommen macht. Eine Abnahme einer Quote kann trotzdem eine absolute Einkommensverbesserung bedeuten.

Beispiel:

Zustand 1:	Lohn	= 7.000 €	→	Lohnquote	= 70 %
	Gewinn	= 3.000 €	→	Gewinnquote	= 30 %
	Summe	= 10.000 €		Summe	= 100 %
Zustand 2:	Lohn	= 14.000 €	→	Lohnquote	= 60,9 %
	Gewinn	= 9.000 €	→	Gewinnquote	= 39,1 %
	Summe	= 23.000 €		Summe	= 100 %

Sowohl die Löhne als auch die Gewinne haben in absoluten Werten zugenommen, die Löhne um das Doppelte und die Gewinne um das Dreifache. Relativ ist allerdings die Lohnquote von 70 Prozent auf 60,9 Prozent zurückgegangen und die Gewinnquote von 30 Prozent auf 39,1 Prozent angestiegen.

Praxis: Dieses theoretische Beispiel lässt sich auf die Praxis übertragen, wenn auch nicht in dem Ausmaße. Von 1992 bis 2005 haben nämlich die Verdienste der Arbeiter und Angestellten um 33,3 Prozent zugenommen, die der Unternehmer und Vermögensbesitzer allerdings um 60 Prozent. Für die Lohnquote bedeutet dies einen Rückgang von 72 auf 67 Prozent und für die Gewinnquote einen Anstieg von 28 auf 33 Prozent.[83]

[83] Quelle: Statistisches Bundesamt.

8.2.2 Höhe und Entwicklung der Lohnquote in der Praxis

Schaut man sich die beiden Quoten im Verlauf der letzten Jahrzehnte genauer an, wird man feststellen, dass die Lohnquote seit den 60er Jahren von rund 60 Prozent auf über 75 Prozent in den 80er Jahren angestiegen ist, um dann bis zum Jahr 2005 auf 67 Prozent zu fallen.[84]

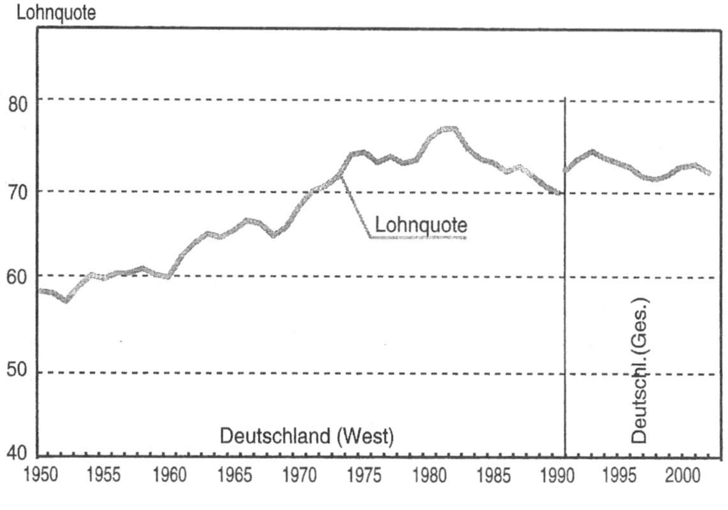

Abbildung 6.5: Entwicklung der Lohnquote in Deutschland.
[Quelle: Frantzke 2004, S. 435 (Statistisches Bundesamt)]

Nun zur verteilungspolitisch interessanten und brisanten Frage: Haben die unselbstständig Beschäftigten im Vergleich zu den Selbständigen insgesamt gewonnen oder verloren?

8.2.3 Bereinigte Lohnquote

Um diese Frage zu beantworten, muss eine weitere entscheidende Größe in die Betrachtung miteinbezogen werden, nämlich die Entwicklung der Beschäftigtenstruktur, definiert durch die Arbeitnehmerquote. Eine Quote kann sich nämlich auch dadurch ändern, dass sich unabhängig vom Einkommen die Zahl der Arbeitnehmer im Vergleich zu der der Unternehmer und Vermögensbesitzer erhöht oder erniedrigt hat (Arbeitnehmerquote).

Um diesen Effekt einer Veränderung der Beschäftigtenstruktur zu berücksichtigen, wird die ursprüngliche Lohnquote bereinigt. Wenn es eine Zu- oder Abnahme der Arbeitnehmer im Verhältnis zu den Unternehmern gegeben hat, wird metho-

[84] Die Lohnquote unterliegt im Übrigen relativ starken Schwankungen. Kurzfristige Schwankungen der Lohnquote sind zu erklären, weil Gewinne im Vergleich zu den Löhnen konjunkturempfindlicher sind. Die Lohnquote steigt im Konjunkturabschwung (Löhne bleiben konstant und Gewinne nehmen ab) und sinkt im Aufschwung, weil da die Gewinne relativ stärker zunehmen.

disch unterstellt, dass dieses Verhältnis gleich geblieben ist (rechnerisch konstanter Anteil), woraus sich die „bereinigte Lohnquote" definiert.

Arbeitnehmerquote

- Anteil der Arbeitnehmer an den Erwerbstätigen.

Berechnet wird die bereinigte Lohnquote nach der Formel:

$$\textbf{Bereinigte Lohnquote} = \text{Lohnquote} \cdot \frac{\text{Arbeitnehmerquote}_{T-1}}{\text{Arbeitnehmerquote}_{T}}$$

Dazu ein Beispiel:

Beispiel	Einkommen	Lohnquote	Arbeitnehmerquote	Bereinigte Lohnquote
Jahr: T - 1	**7.000 €**	**70 %**	**70 %**	**70,00 %**
	3.000 €	30 %	30 %	
Jahr: T	**7.000 €**	**70 %**	**80 %**	**61,25 %***
	3.000 €	30 %	20 %	

* 61,25 = 70 · 70/80 · 100

Die bereinigte Lohnquote misst den Anstieg der Lohnquote in Verhältnis zum Anstieg der Arbeitnehmerquote. Dabei gilt: Je höher der Anstieg der Arbeitnehmerquote, desto niedriger wird die bereinigte Lohnquote und umgekehrt (Abbildung 6.6).

Bereinigte Lohnquote:

- Lohnquote bei konstant gehaltenem Anteil der Arbeitnehmer an den Erwerbstätigen.

Anstieg Lohnquote: Ein Anstieg der Lohnquote kann durch eine Veränderung der Lohnstruktur oder eine Veränderung der Erwerbstätigenstruktur zustande kommen:

- ➔ Zahl der Arbeitnehmer steigt stärker als die der Unternehmer bei konstantem Lohnniveau.
- ➔ Löhne steigen stärker als Gewinne bei konstanter Erwerbstätigenstruktur.

8.2.4 Arbeitseinkommensquote

Neben der Einbeziehung der Erwerbstätigenstruktur können im Hinblick auf eine aussagekräftigere Interpretation der Lohnquote weitere Differenzierungen vorgenommen werden.

- Lohn- und Gewinnverteilung innerhalb einer Gruppe: Das Gehalt eines Vorstandsvorsitzenden ist in der Lohnquote enthalten, während der eventuelle Minimalgewinn eines Ein-Personen-Betriebes der Gewinnquote zuzurechnen ist.
- Arbeitnehmer und Selbständige oder Vermögensbesitzer können gleichzeitig in verschiedenen Gruppen sein. In der Praxis ist die Bestimmung schwierig, da eine Person sowohl Lohn- als auch Zinseinkommen haben kann.
  - → Arbeitnehmer erhalten Zinsen auf Spareinlagen, Dividenden aus Aktien und Einkünfte aus Vermietungen. Man schätzt, dass cirka ein Drittel der Vermögenserträge Arbeitnehmern zufließen.
  - → Auf der anderen Seite lassen sich Unternehmer finden, die kein offizielles Gehalt beziehen wie das beispielsweise beim Geschäftsführer einer GmbH der Fall ist, sondern ihre Einnahmenüberschüsse (Gewinne) im Sinne eines Lohnes verwenden. Das betrifft die Einzelunternehmen und die Personengesellschaften.

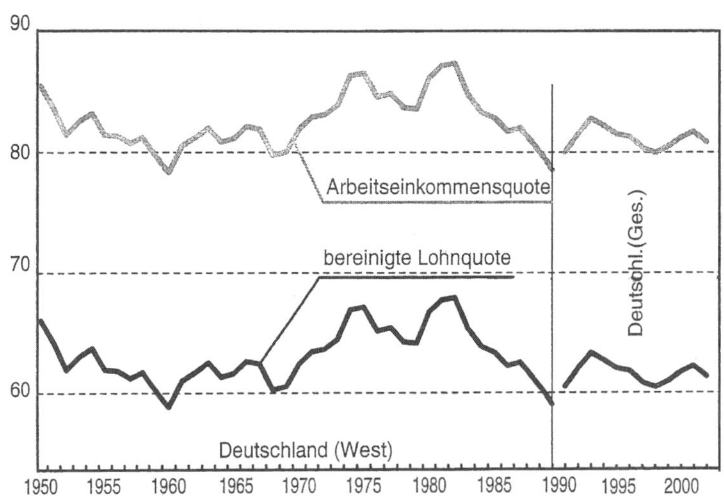

Abbildung 6.6: Bereinigte Lohnquote und Arbeitseinkommensquote
[Quelle: Frantzke, 2004, S. 437 (Statistisches Bundesamt)]

Mit der Weiterentwicklung der Lohnquote zur Arbeitseinkommenquote versucht man dem letztgenannten Punkt gerecht zu werden. Wenn nämlich das gesamte Volkseinkommen in Arbeits- und Vermögenseinkommen aufgeteilt wird, dann müsste auch das Einkommen von Selbstständigen in Arbeits- und Kapitalbestandteile getrennt werden.

Arbeitseinkommen:

- Einkommen aus unselbstständiger Arbeit (Arbeitnehmereinkommen) plus kalkulatorischen Unternehmerlohn der Selbstständigen.

Die Arbeitseinkommensquote misst diesen prozentualen Anteil der Arbeitseinkommen am Gesamteinkommen.

$$\textbf{Arbeitseinkommensquote} = \frac{\text{Anteil des Arbeitseinkommens}}{\text{Gesamteinkommen}}$$

Durch die Verschiebung der Lohnbestandteile aus dem Unternehmens- und Vermögenseinkommen in die Lohn- beziehungsweise Arbeitseinkommensquote erhöht sich deren Wert um einige Prozentpunkte (Abbildung 6.6).

Jahr	Volkseinkommen [100 %]	Arbeitnehmerentgelt	Unternehmens- und Vermögenseinkommen	kalkulatorischer Unternehmerlohn[85]	Arbeitseinkommensquote
1991	100,00	72,5	27,5	7,4	79,9
1995	100,00	73,3	26,7	8,4	81,7
2000	100,00	72,8	27,2	8,4	81,2
2002	100,00	72,3	27,7	8,6	80,9

8.3 Personelle Einkommensverteilung

Die personelle Einkommensverteilung definiert sich über die Zuordnung des Einkommens auf Personen und Personengruppen und die Unterscheidung des Einkommens in Brutto- und Nettoeinkommen sowie in Real- und Nominaleinkommen. Typische Fragen der personellen Einkommensverteilung sind:

- Welches Einkommen steht einem Single-Haushalt pro Jahr durchschnittlich zur Verfügung?
- Wie hoch ist das durchschnittliche Bruttoeinkommen von Selbstständigen oder von Beamten?
- Wie hoch sind die monatlichen Einnahmen und Ausgaben eines durchschnittlichen Angestelltenhaushalts?

8.3.1 Entwicklung und Zusammensetzung der Einkommen

8.3.1.1 Brutto-, Netto- und Realeinkommen

Die Bruttoeinkommen (durchschnittlicher monatlicher Verdienst je Arbeitnehmer) haben die letzten 15 Jahre deutlich zugenommen. Weniger deutlich zugenommen haben die Nettoverdienste. Die Realeinkommen haben sogar abgenommen (Abbildung 6.7)

[85] Bei der Bestimmung des kalkulatorischen Lohnes gilt die Annahme, dass jeder Selbstständige und mithelfende Familienangehörige das durchschnittliche Arbeitnehmerentgelt eines beschäftigten Arbeitnehmers erhält. Die Bestimmung des kalkulatorischen Lohnes beruht auf Schätzungen.

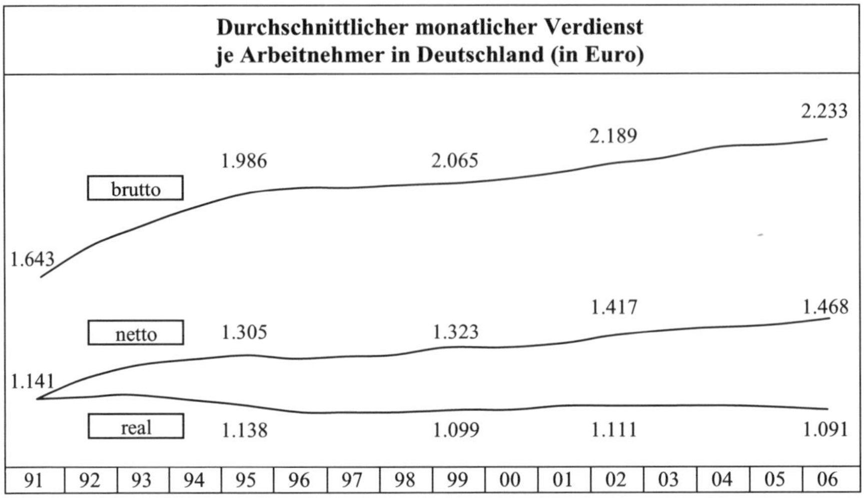

Abbildung 6.7: Entwicklung der Einkommen. [Quelle: Statistisches Bundesamt]

Zwischen Brutto-, Netto- und Realeinkommen besteht folgender Zusammenhang:

- Bruttoeinkommen: Löhne und Gehälter der Arbeitnehmer
- Nettoeinkommen: Bruttoeinkommen minus Abgaben
- Realeinkommen: Preisbereinigtes Nettoeinkommen

8.3.1.2 Lohnkosten, Brutto- und Nettoverdienst

Brutto-, Netto- und Realeinkommen sind Einkommen aus Sicht der Arbeitnehmer. Aus der Perspektive des Arbeitgebers kommt eine weitere Größe dazu, nämlich die der Lohnkosten. Was der Arbeitnehmer an Gehalt erhält, ist nicht identisch mit dem, was der Arbeitgeber an Personalkosten zu kalkulieren hat (Abbildung 6.8).

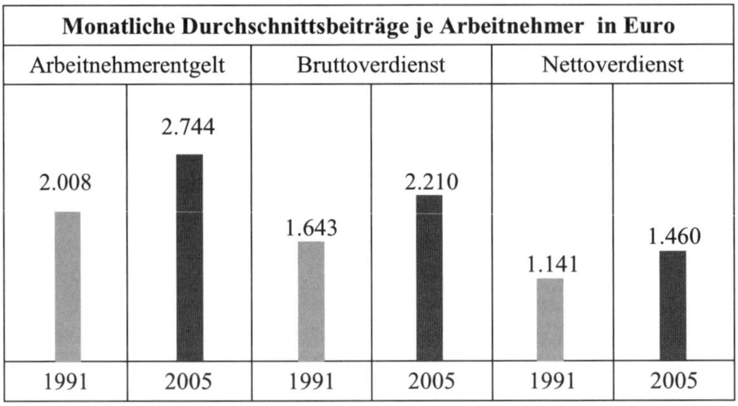

Abbildung 6.8: Lohnkosten im Vergleich zu den Brutto- und Nettoverdiensten. [Quelle: Statistisches Bundesamt]

Ein durchschnittlicher Bruttoverdienst von 2.210 Euro pro Monat lässt dem Arbeitnehmer netto 1.460 Euro auf dem Konto. Der Arbeitgeber muss 2.744 Euro an Kosten kalkulieren, um den Bruttoverdienst von 2.210 Euro ausbezahlen zu können. Die Differenz zwischen Lohnkosten und Nettoverdienst in Höhe von 1.284 Euro geht in Form von Abgaben an den Staat.

8.3.1.3 Einkommensrechnung

Das Lohneinkommen ist für viele Menschen und Haushalte zwar die Haupteinnahmequelle aber bei weitem nicht die alleinige Einnahmequelle. Ein durchschnittlicher Angestelltenhaushalt kann auf ein verfügbares Einkommen von rund 3.500 Euro zurückgreifen (Abbildung 6.9).

Monatliche Einnahmen und Ausgaben am Beispiel eines durchschnittlichen Angestelltenhaushalts im Jahr 2003 (in Euro)	
Bruttoeinkommen des Hauptverdieners	**3.019**
+ Einkommen „Nebenverdiener“	642
+ Einkommen aus selbstständiger Tätigkeit	58
+ Einnahmen aus Vermögen	417
+ Einnahmen aus öffentlichen Transfers (z. B. Kindergeld)	440
+ Einkommen aus Vermietung u. a.	164
= **Haushaltsbruttoeinkommen**	**4.740**
- Einkommensteuer, Kirchensteuer	-711
- Sozialversicherungsbeiträge	- 629
= **Haushaltsnettoeinkommen**	**3.400**
+ Einnahmen aus Verkäufen u. a.	70
= **verfügbares Einkommen**	**3.470**

Abbildung 6.9: Einkommensbestandteile eines Angestelltenhaushalts [Quelle: Statistisches Bundesamt]

Neben dem Bruttoeinkommen sind Einkommen von Nebenverdienern und aus selbstständiger Tätigkeit, aus Vermögen und Vermietung sowie aus öffentlichen Transfers, wie zum Beispiel Kindergeld, vorhanden.

8.3.2 Messung der personellen Einkommensverteilung

Typische Analysen der personellen Einkommensverteilung stellen relative Häufigkeitsmessungen und Konzentrationsmaße privater Haushalte dar, sei es in Form von Balkendiagrammen (Abbildung 6.10) oder anhand der Lorenzkurve.

Monatliches Nettoeinkommen (aller Haushaltsmitglieder) von Privathaushalten in Deutschland (Stand 2002)	
4.500 Euro und mehr	6 %
3.200 bis unter 4.500	10 %
2.600 bis unter 3.200	10 %
2.000 bis unter 2.600	16 %
1.500 bis unter 2.000	18 %
900 bis unter 1.500	26 %
500 bis unter 900	12 %
unter 500	3 %

Abbildung 6.10: Einkommensschichtung von Privathaushalten.
[Quelle: Statistisches Bundesamt]

8.3.3 Die Lorenz-Kurve

8.3.3.1 Definition der Lorenz-Kurve

Die Lorenzkurve stellt eine der bekanntesten Darstellungen von Verteilungsfunktionen und Konzentrationskurven dar. Benannt ist sie nach Max O. Lorenz (1905).

> **Lorenz-Kurve**: Konzentrationskurve (Häufigkeitsverteilung)
> ➢ Darstellung der personellen Einkommensverteilung.

Auf der x-Achse werden die Anteile der Einkommensbezieher und auf der y-Achse die Anteile des Einkommens abgetragen und zwar kumuliert bis 100 Prozent. So wird ersichtlich, welcher Anteil einer Größe (z. B. Einkommen) auf einen bestimmten Anteil einer anderen Größe (z. B. Einkommensbezieher) entfällt.

Die Diagonale beschreibt die absolute Gleichverteilung. 10 Prozent der Haushalte besitzen 10 Prozent des Einkommens. 40 Prozent besitzen 40 Prozent, usw..

Die Lorenzkurve unterhalb der Diagonalen repräsentiert die tatsächliche Verteilung. Die ärmsten 40 Prozent der Haushalte besitzen eben nicht auch 40 Prozent des Einkommens, sondern vielleicht 10 Prozent und 80 Prozent der Einkommensbezieher haben vielleicht 40 Prozent des gesamten Einkommens zur Verfügung.

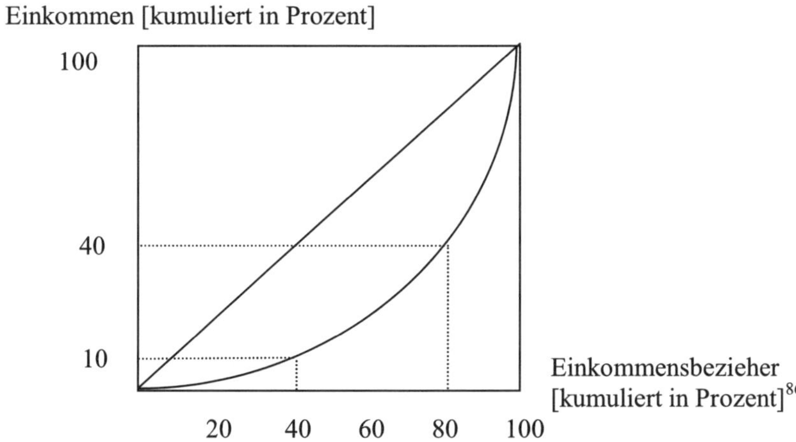

Abbildung 6.11: Lorenzkurve.

8.3.3.2 Der Gini-Koeffizient

Je näher die Kurve an der Diagonalen ist, desto gleicher ist die Verteilung und je weiter die Kurve von der Diagonalen entfernt ist, desto ungleicher ist die Verteilung. Gemessen werden kann die Ungleichheit anhand eines Flächenvergleichs. Man setzt die Fläche zwischen der Diagonalen und der Kurve ins Verhältnis zur gesamten Dreiecksfläche unter der Diagonalen. Der Wert dieses Flächenverhältnisses ist unter dem Begriff des Gini-Koeffizieten bekannt[87].

> **Gini-Koeffizient: Ungleichheitsmaß**
>
> - Fläche zwischen der Diagonalen (Gleichverteilungsgerade) und der Lorenzkurve im Verhältnis zur gesamten Fläche unter der Diagonalen.

Mathematisch lässt sich der Gini-Koeffizient durch diese Formel beschreiben:[88]

$$\text{Gini-Koeffizient} = \frac{1 - \sum (X_i - X_{i-1})(Y_i + Y_{i-1})}{1 - x_n}$$

Die Werte des Gini-Koeffizienten bewegen sich zwischen den zwei Extrempolen „0" und „1".

➔ Wert 0: völlig gleich: Alle besitzen das gleiche (Kurve entspricht der Diagonalen).

➔ Wert 1: völlig ungleich: Einer besitzt alles, alle anderen nichts (Kurve entspricht den Achsverläufen).

---

86 Vom ärmsten zum reichsten Einkommensbezieher!

87 Benannt nach Corrado Gini (1912).

88 X_i: kumulierte relative Häufigkeit der Einkommensbezieher, Y_i: kumulierte relative Häufigkeit der Einkommen, x_n: relative Häufigkeit des letzten Einkommensbeziehers.

Je niedriger also der Wert, desto gleicher ist eine Verteilung und je höher der Wert desto ungleicher ist sie.

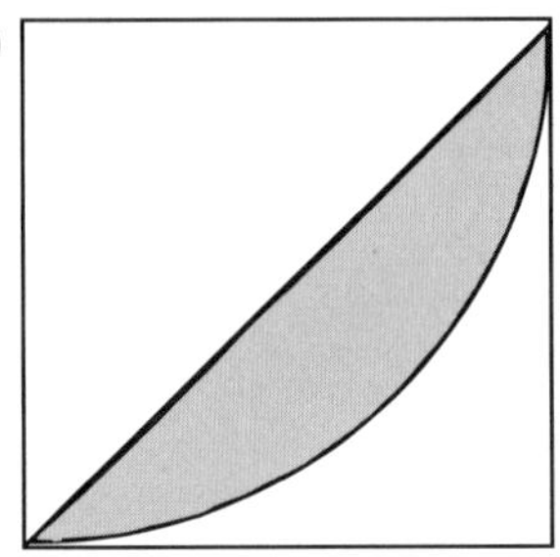

Abbildung 6.12: Gini-Koeffizient.

Gini-Koeffizient im Ländervergleich:

Bis Mitte der achtziger Jahre lag der Gini-Koeffizient in China unter 0,2 und damit niedriger als in Dänemark, dem Industrieland mit der traditionell ausgeglichensten Einkommensverteilung. 2001 lag der Gini-Koeffizient nach Informationen der Pekinger Wirtschaftszeitung Jinji Guancha Bao bei 0,459 mit steigender Tendenz (Deutschland soll für einen ähnlichen Wandel 100 Jahre gebraucht haben).[89]

In Lateinamerika herrschen ausgeprägte Ungleichheiten. Lokale Koeffizienten bewegen sich um einen Wert von 0,5, so dass die Unterschiede zwischen arm und reich weltweit dort am größten sind.[90]

8.3.3.3 Die Lorenzkurve am Beispiel der Haushaltseinkommen

Zum Abschluss erstellen wir eine Lorenzkurve am Beispiel der Haushaltseinkommen in Deutschland. Gegeben sind die Anteile der Haushalte (Quintile)[91] und der Einkommen.

Haushalte	Prozent der Haushalte	Prozent der Haushalte (kumuliert)	Prozent der Einkommen	Prozent der Einkommen (kumuliert)
1. Quintil	20	20	7,4	7,4
2. Quintil	20	40	12,7	20,1
3. Quintil	20	60	17,5	37,6
4. Quintil	20	80	23,8	61,4
5. Quintil	20	100	38,6	100,0

Haushalte und deren Einkommen [Datengrundlage: iwd, Zahlen 2004, 6.8]

[89] Beispiel China: Die Zeit Nr. 39, 18.09.2002, S. 13.
[90] Institut der deutschen Wirtschaft Köln, 9/2001.
[91] Quintile sind jeweils ein Fünftel oder 20 Prozent.

Lesebeispiel: Auf die „einkommensärmsten" 20 Prozent aller Haushalte (1. Quintil) entfallen 7,4 Prozent des Einkommens aller Haushalte. Auf 60 Prozent der Haushalte (Quintil 1 bis 3) entfallen insgesamt 37,6 Prozent der Einkommen.

In Abb. 6.13 ist die grafische Umsetzung als Lorenzkurve dargestellt.

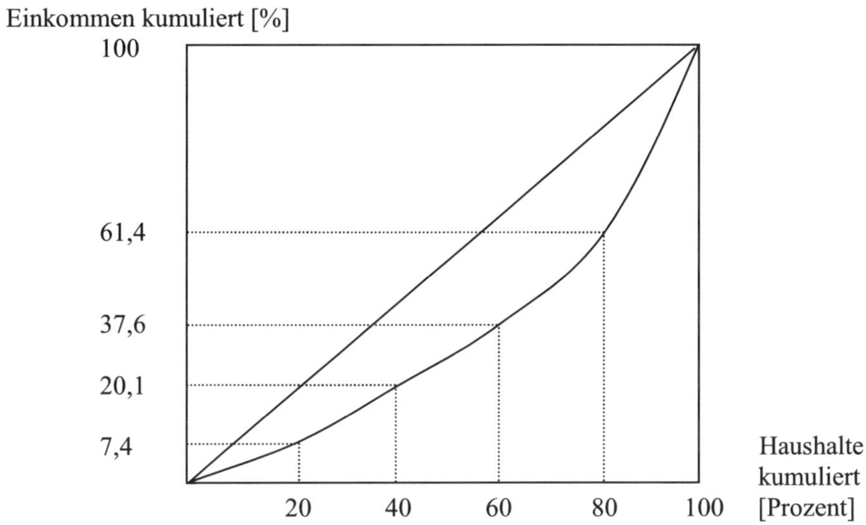

Abbildung 6.13: Fallbeispiel zur Erstellung einer Lorenzkurve.

8.4 Einkommen und Vermögen

8.4.1 „Die Taschen voller Geld"

Ob jemand viel oder wenig verdient, ist die eine Sache. Ob jemand als reich und vermögend oder als arm und mittellos dasteht, ist eine ganz andere Sache. Jemand kann das Einkommen betreffend zu den Geringverdienern gehören und trotzdem eine Villa und ein „dickes" Auto besitzen und jemand kann zu den so genannten „Besserverdienenden" gehören und sich auf einem teuren Großstadtpflaster nur eine Mietwohnung und einen Gebrauchtwagen leisten. Denn ob jemand reich oder arm ist, hängt zwar vom Einkommen ab, aber weit mehr noch vom Vermögen. Eine Erbschaft oder der Besitz von Immobilien ist oftmals weit wertvoller als ein etwas besseres Einkommen.

Schließlich gibt es Personen, die weder Vermögen noch Einkommen haben und deren „Taschen leer" sind. Überhaupt nicht „leer sind die Taschen" bei 767.000 Menschen in Deutschland. So viele Menschen, also rund eine dreiviertel Million können sich zu den Finanzmillionären zählen, weil sie ein Vermögen von über 1 Million Dollar (bei einem Umrechnungskurs von 1 Euro zu 1,20 Dollar entspricht dies 833.333 Euro) besitzen.

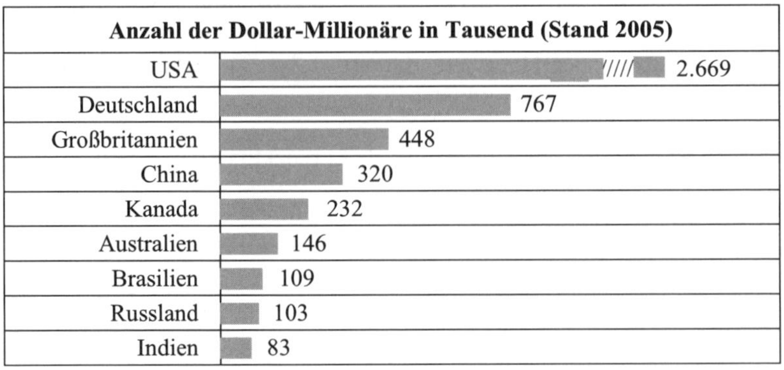

Abbildung 6.14: Dollarmillionäre. [Quelle: Capgemini, Merrill Lynch, World Health Report 2006]

International steht Deutschland mit dieser Zahl an zweiter Stelle. Die meisten Dollarmillionäre mit einer Zahl von 2.669.000 sind in den USA anzutreffen. Großbritannien steht an dritter Stelle und China hat sich wie in vielen anderen Bereichen „vorgearbeitet“ und beherbergt zwischenzeitlich 320.000 Dollarmillionäre.

8.4.2 Der Vermögensbegriff

Der Vermögensbegriff lässt sich unterschiedlich definieren. Eine Möglichkeit besteht darin, Vermögen bilanziell zu erfassen.

8.4.2.1 Bilanzieller Vermögensbegriff

Betrachtet man Vermögen aus einer bilanziellen Sichtweise, könnte Vermögen als Gesamtwert der Aktiva (Grundstücke, Immobilien, Wertpapiere, Bargeld) eines Wirtschaftssubjektes zu einem bestimmten Zeitpunkt definiert werden (Bruttovermögen). Zieht man die Verbindlichkeiten ab, erhält man das Nettovermögen bzw. Reinvermögen.

Besitzt jemand ein Haus im Wert von 600.000 Euro und Aktien zu einem Tageskurs von 250.000 Euro sowie Geld auf dem Girokonto in Höhe von 50.000 Euro, beträgt das Bruttovermögen 900.000 Euro. Zum Zeitpunkt der Bewertung sind aber auch Schulden in Höhe von 400.000 Euro bei der Bank zu verzeichnen. Das Nettovermögen beträgt somit 500.000 Euro.

Bleiben wir bei der bilanziellen Sichtweise und betrachten das Reinvermögen als Summe der Aktiva minus der Verbindlichkeiten (Fremdkapital). Dann entspricht das Reinvermögen dem Eigenkapital. Das Nettovermögen ist nichts anderes als das „eigene“ Kapital. Insofern werden die Begriffe Vermögen und Kapital häufig auch synonym verwendet.

Bruttovermögen:
- Gesamtwert der Aktiva eines Wirtschaftssubjektes zu einem bestimmten Zeitpunkt.

Nettovermögen:
- Gesamtwert der Aktiva abzüglich der Verbindlichkeiten (entspricht dem Eigenkapital).

8.4.2.2 Vermögen als Talent

Etwas weniger zahlen- und bilanziell orientiert und etwas mehr philosophisch betrachtet, könnte Vermögen auch als Talent aufgefasst werden. Der Begriff Talent kommt aus dem griechischen-lateinischen und meint „Anlage und Begabung". Während der bilanzielle Vermögensbegriff das Endergebnis einer Verteilung beschreibt, stellt der Vermögensbegriff als Talent die Fähigkeit und Bereitschaft Vermögen zu erwerben, in den Vordergrund. Im Volksmund heißt es auch: „Jemand wuchert mit seinen Talenten."

Vermögen ist ein "Talent"

- Talent (griechisch-lateinisch): Anlage und Begabung
- Talent (altgriechisch): Gewichts- und Geldeinheit

Talent ist also ein Vermögen im Sinne von Fähigkeit und Bereitschaft, als auch das durch den Einsatz der Talente erworbene Vermögen. Man erwirbt sich mit dem Talent als Arbeitsvermögen oder Humankapital schließlich Talente im Sinne von Geldvermögen und Finanzkapital. Talent bedeutet nämlich nicht nur Anlage und Begabung, sondern auch im Altgriechischen „Gewichts- und Geldeinheit".[92]

Vermögen als Talent zu definieren hilft auch, den Vermögensbegriff weiter zu fassen und darunter nicht nur Geld- und Sachvermögen zu verstehen, sondern auch Arbeitsvermögen und Humankapital. Die kategoriale Vermögensverteilung lässt sich somit in Sach-, Geld- und Reinvermögen differenzieren. Und diese unterschiedlichen Vermögensarten bedingen ihrerseits wieder unterschiedliche Einkommensarten und Einkunftsmöglichkeiten und diese wiederum sind ihrerseits Voraussetzung und Basis für die Vermögensbildung. Vermögen schafft Einkommen und Einkommen bildet Vermögen (Abbildung 6.15).

[92] Im Übrigen lässt sich interessanterweise von diesem Vermögensbegriff auch das Bilanzvermögen herleiten. Denn auch hier kommt der Begriff der Anlage zum Tragen, wenn man nämlich von Anlagevermögen spricht.

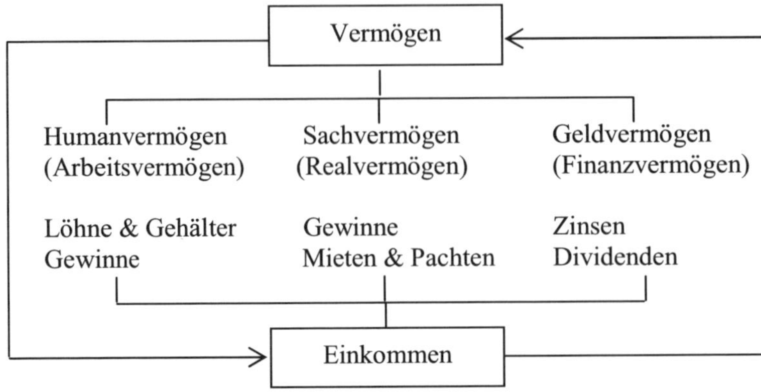

Abbildung 6.15: Einkommen und Vermögen [Quelle: In Anlehnung an Mussel, Volkswirtschaftslehre, 2000, S. 157]

Arbeitsvermögen: Die ursprünglichste Art Vermögen zu schaffen, ist das Arbeitsvermögen, gespeist aus der Fähigkeit (Können und Talent) und der Bereitschaft (Wollen und Handeln). Mit diesem Arbeitsvermögen oder Humankapital können Löhne und Gehälter sowie Gewinne erwirtschaftet werden, die Basis für den Aufbau eines Vermögens sind.

Sachvermögen: Der Besitz von Sachvermögen wie Grundstücken, Gebäuden und Maschinen lässt ebenfalls eine Verzinsung und Rendite erwarten. Man erhält Mieten und Pachten und erzielt Gewinne.

Geldvermögen: Der Besitz von Geldvermögen und Finanzkapital erbringt Zinsen bei der Geldanlage, Kursgewinne und Dividenden.

8.4.3 Vermögenspolitik

Unter der Annahme, dass Vermögen als etwas Positives gesehen wird – und wenn Sinn der Wirtschaft und der Politik die Mehrung des Wohlstandes von Menschen und Nationen bedeutet –, kann man es als folgerichtig betrachten, dass der Staat die Vermögensbildung der Menschen unterstützt und fördert.

Vermögenspolitik:
- Anreize, Vermögen zu schaffen.
- Umverteilung von Vermögen.

Umstrittener ist sicherlich das Umverteilungsziel einer gleichmäßigeren Vermögens- und vor allem auch Einkommensverteilung, wird doch eine starke Ungleichverteilung der Einkommen auch mit der Ungleichheit der Vermögensverteilung begründet. Diese Begründung ist richtig, ob die Zielsetzung einer stärkeren Nivellierung von Einkommen und Vermögen richtig ist, muss jede Gesellschaft immer wieder neu justieren.

Wie geschieht nun Vermögensbildung und welches sind die entsprechenden politischen Instrumente und Maßnahmen? Beispielhaft sind einige vermögenspolitische Maßnahmen hier aufgeführt:

Vermögenspolitische Maßnahmen:

- Staatliche Umverteilung durch Vermögens- und Erbschaftssteuern.
- Erhebung von Luxussteuern.
- Einkommenssteuergestaltung durch Steuerfreibeträge und progressive Einkommensbesteuerung.
- Reprivatisierung von öffentlichen Vermögenswerten, z. B. Volksaktien.
- Förderung des Wohnungsbaus.

a) Staatliche Umverteilung durch Vermögens- und Erbschaftssteuern:

Vermögende werden insbesondere durch Vermögens- und Erbschaftssteuern besteuert, wobei die Einnahmen dem allgemeinen Staatshaushalt zufließen. Diese Steuerarten sind in den EU-Ländern unterschiedlich geregelt. Deutschland beispielsweise erhebt nach dem Bundesverfassungsgerichtsverbot keine Vermögenssteuer. Sollte eine Vermögenssteuer erhoben werden können, wäre es in Deutschland Ländersache.

Exkurs Gerechtigkeitsfrage: Wenn wir an dieser Stelle einen Einschub zur Gerechtigkeitsfrage machen, lässt sich sehen, worin die Problematik zum Beispiel einer Besteuerung von Vermögen liegt. Auf der einen Seite ist es verständlich, wenn sich arbeitende und mühende Menschen im Vergleich zu anderen benachteiligt sehen, die durch eine Erbschaft oder großen Vermögensbesitz leicht und sorglos leben. „Die sollen doch höher besteuert werden" heißt es dann. Auf der anderen Seite wird argumentiert, dass auch dieses Vermögen zuvor erarbeitet werden musste – zum Beispiel ein Haus, das die Eltern gebaut haben und nun ihren Kindern vererben – und damals schon besteuert wurde, als nämlich das Gehaltseinkommen besteuert wurde, mit dem das Haus gebaut wurde. „Warum sollen wir also nochmals Steuern bezahlen, das wäre ja doppelt bestraft." sagen die anderen. Der Gesetzgeber versucht den beiden Positionen gerecht zu werden, indem beispielsweise Freibeträge eingeräumt werden, um das ererbte Häuschen nicht wegen einer zu hohen Steuerzahlung „verscherbeln" zu müssen.

Schließlich wird es unter Gerechtigkeitsgesichtspunkten auch eine Rolle spielen, ob jemand Vermögen erwirbt aufgrund von Arbeit, Mut und Leistungsbereitschaft oder aufgrund von Glück, Spekulation und „Dusel". Wenn ein Grundstück zu einem Preis von 100.000 Euro vererbt wird, was die Eltern zuvor für 100.000 Euro aus ihrem Erwerbseinkommen finanziert und gekauft haben, und keine Steuer anfällt, ist das in Ordnung. Wenn jemand ein Grundstück erhält, das früher 100.000 Euro gekostet hat und nun aber nach Baulanderschließung das Fünffache wert ist, wird die Allgemeinheit auf diesen Vermögenszuwachs aufgrund von Glück, Schicksal oder Spekulation sicherlich neidischer sein als im vorigen Fall.

Dass die Rolle des Staates bei der Besteuerung von Vermögen kritisch gesehen wird, zeigt allein die Diskussion um die Vermögensteuer, die in Deutschland mit Beschluss des Bundesverfassungsgerichts als eine nicht zulässige Doppelbesteuerung abgelehnt wurde, heutzutage aber im Zeichen von Verteilungskämpfen wieder auf dem politischen Forderungskatalog steht.

b) Erhebung von Luxussteuern

Manche Staaten der Europäischen Union erheben Luxussteuern, die nichts anderes darstellen, als eine höhere Mehrwertsteuer auf Luxusgüter wie beispielsweise Schmuck und Zweitwohnungen. Wenn man davon ausgeht, dass nur Vermögende sich Luxusgüter leisten können, erfolgt hier indirekt eine höhere Besteuerung wohlhabender Menschen.

c) Einkommenssteuergestaltung durch Steuerfreibeträge und progressive Einkommenssteuer

Die Vermögensförderung beziehungsweise -umverteilung kann schließlich über das Einkommensteuersystem erfolgen. Wenn Geringverdiener Steuerfreibeträge geltend machen können, vermindert das ihre Steuerzahlung. Wenn Besserverdienende durch den progressiven Steuertarif überproportional mehr belastet werden, erhöht das ihre Steuerzahlungen.

d) Reprivatisierung von öffentlichen Vermögenswerten

Aus der Not kann eine Tugend gemacht werden. Der Staat braucht Geld und eine Möglichkeit, die Einnahmen zu erhöhen, besteht im Verkauf von Staatsvermögen, wie zum Beispiel Telekomaktien. Inwiefern sich das für die Vermögensbildung lohnt, hängt vom Kaufpreis der Aktien ab und vor allem von der Kursentwicklung an der Börse.

e) Förderung des Wohnungsbaus

Eine beliebte Vermögensförderung stellt die staatliche Wohnbauförderung dar. Hier sind unterschiedliche Möglichkeiten der Förderung denkbar und realisiert. Eine Förderung kann erfolgen über:

- Zinsgünstige staatliche Darlehen für den Wohnungsbau (zum Beispiel KfW-Kredite)[93]
- Die Gewährung einer Eigenheimzulage (deren Abschaffung zwischenzeitlich beschlossen wurde).
- Die Zuteilung von Arbeitnehmersparzulagen oder Bausparprämien, wenn Bausparverträge abgeschlossen werden.

---

[93] KfW steht für „Kreditanstalt für Wiederaufbau“.

9 Finanzpolitik

9.1 Grundlagen der Finanzpolitik

Werden wirtschaftspolitische Themen diskutiert – man denke an Eliteuniversitäten und Kindertagesstätten und Straßenbau – dominieren finanzielle Aspekte die Diskussion: Wofür wird Geld bereitgestellt? Wie viel soll ausgegeben werden und woher bekommt der Staat „sein" Geld?

9.1.1 Definition von Finanzpolitik

Während die bisherigen Wirtschaftsthemen inhaltlich ausgerichtet waren, also wichtige wirtschaftspolitische Ziele wie Beschäftigung, Wachstum, Preisstabilität, außenwirtschaftliches Gleichgewicht, Umweltschutz und Verteilungsgerechtigkeit behandelten, hat die Finanzpolitik instrumentalen Charakter. Finanzpolitik soll im Dienst der oben genannten Ziele stehen.

„Stellschrauben" der Finanzpolitik sind die Einnahmen und Ausgaben des Staates. Insofern kann Finanzpolitik als Einnahmen- und Ausgabenpolitik des Staates definiert werden.

Finanzpolitik: → Einnahmen- und Ausgabenpolitik des Staates

Der Staat nimmt Geld ein und der Staat gibt Geld aus. Wie viel er einerseits einnimmt und von wem und wie viel er andererseits ausgibt und für wen und was, wird noch zu klären sein. Doch zuerst soll die Definition von Finanzpolitik als Einnahmen- und Ausgabenpolitik genauer erläutert werden.

9.1.2 Unterscheidung von Finanzpolitik und Fiskalpolitik

Finanzpolitik: Finanzpolitik im klassischen Sinne bedeutet Einnahmen- und Ausgabenpolitik des Staates, die allein dem Zwecke des Budgetausgleichs dienen soll. Eine solche Finanzpolitik ohne Berücksichtigung volkswirtschaftlicher Wirkungen ist als kassenorientierte und buchhalterische Angelegenheit zu verstehen. So wie der Buchhalter im Betrieb eine Einnahmen- der Ausgabenrechnung gegenüberstellt, fungiert der Finanzminister als Kassenwart des Staates.

Finanzpolitik (klassische Sichtweise):

- Einnahmen- und Ausgabenpolitik des Staates zum Zwecke des Budgetausgleichs; ohne Berücksichtigung volkswirtschaftlicher Wirkungen (kassenorientiert, buchhalterisch).

Fiskalpolitik: Geht man jedoch von der Annahme aus, dass die Finanzpolitik keinen Selbstzweck erfüllt, kann sie auch als Instrument der allgemeinen Wirtschaftspolitik interpretiert werden. Finanzpolitik in diesem Sinne steht dann im Dienste der Konjunktursteuerung und somit der Wachstums- und Beschäftigungsförderung.

Bekanntes Beispiel einer finanzpolitischen Maßnahme dürfte das „deficit spending" sein, worunter man die Konjunkturankurbelung (zumindest der Versuch dazu) durch eine höhere Staatsverschuldung versteht. Und da diese konjunkturstabilisierenden Eingriffe vor allem auf das keynsianische Gedankengut zurückgehen, wird diese Art von Finanzpolitik auch als keynsianisch orientierte Finanzpolitik charakterisiert. In Abgrenzung zur klassischen und „alten" kassenorientierten Definition von Finanzpolitik, nennt sich die moderne keynsianische Finanzpolitik auch Fiskalpolitik (fiscal policy).

Fiskalpolitik (keynsianische Sichtweise):

- Konjunktursteuerung bzw. Wachstums- und Beschäftigungsförderung durch finanzpolitische Eingriffe, z. B. durch deficit spending.

9.1.3 Zielsetzungen der Finanzpolitik

Die Zielsetzungen der Finanzpolitik sind im Grunde genommen identisch mit den Zielsetzungen der Wirtschaftspolitik im Allgemeinen. Mit Ausnahme der Ordnungspolitik und der Wettbewerbspolitik, wo es primär nicht um finanzielle Fragen geht, sind alle anderen wirtschaftspolitischen Ziele eines Staates von finanziellen Gegebenheiten abhängig und insofern finanzpolitische Ziele.

Ablaufpolitik:

Zu den finanzpolitischen Zielen gehören die Steuerung von Konjunktur und Wachstum und verbunden damit der Beschäftigung. So könnte beispielsweise eine Steuersenkung die Konsumbereitschaft der Arbeitnehmer und die Investitionsbereitschaft der Unternehmen fördern und somit zu mehr Wachstum und eventuell auch zu mehr Beschäftigung beitragen.

Strukturpolitik:

Neben konjunkturpolitischen Zielsetzungen sind strukturpolitische Ziele wie die Förderung bestimmter Regionen (zum Beispiel Solidaritätszuschlag für Ostdeutschland) oder die Förderung bestimmter Branchen (zum Beispiel Subventionierung der Landwirtschaft) zu nennen. Infrastrukturförderung wie Straßenbau oder Bildungs- und Forschungsförderung ergänzen die Palette struktureller Förderungen.

Sozialpolitik:

Ein wichtiges Gebiet der Finanzpolitik stellt schließlich die Umverteilungspolitik des Staates dar. Der Staat kassiert Steuern und Sozialversicherungsbeiträge und gibt es in Form von Investitionen, Kindergeld und Renten wieder aus.

Zielsetzungen der Finanzpolitik:

- Konjunkturpolitische Ziele wie Wachstums- und Beschäftigungsförderung.
- Strukturpolitische Ziele wie die Förderung von Schlüsselindustrien oder von strukturschwachen Regionen.
- Der Ausbau der Infrastruktur wie Verkehrs- und Wohnungsbau.
- Die Förderung von Bildung und Forschung.
- Die Umsetzung verteilungspolitischer Ziele wie die Sicherung des Existenzminimums.

9.2 Ausgaben des Staates

Im Jahr 2003 hat der Staat beziehungsweise die öffentliche Hand in Deutschland über 1 Billion, das sind 1.000 Milliarden Euro, für öffentliche Güter und Transferleistungen ausgeben.

Staatsausgaben:

➢ Ausgaben, die der öffentliche Sektor (Bund, Länder und Gemeinden sowie Zweckverbände, Sozialversicherung und Sondervermögen) zur Erfüllung seiner Aufgaben tätigt.

Die Ausgaben des Staates lassen sich in drei Blöcke fassen:

- Ausgaben für öffentliche Güter
- Sozialleistungen
- Subventionen

9.2.1 Öffentliche Güter

Allgemeinheit: Wie der Name „öffentliche Güter" aussagt, sind öffentliche Güter im Gegensatz zu den privaten Gütern solche Güter, die der Öffentlichkeit und der Allgemeinheit grundsätzlich zur Verfügung stehen. Ob diese Güter kostenlos sind oder zumindest teilweise bezahlt werden müssen, ist davon unabhängig. Typische öffentliche Güter sind Straßen, Schulen, Krankenhäuser, Schwimmbäder, Bibliotheken und Museen. Finanziert werden diese der Öffentlichkeit zugänglichen Güter aus Steuermitteln.[94]

---

[94] Zum Thema Marktversagen und öffentliche Güter siehe Band 1 (Kapitel 4).

Preisdifferenzierungen: Der Staat will zum einen öffentliche Güter möglichst vielen Bürgern zugänglich machen, zum anderen will er auch möglichst viele Einnahmenpotentiale erschließen. Durch Preisdifferenzierungen, wie zum Beispiel niedrigere Preise für Schüler und Studenten oder Rentner, oder durch Familienpässe und reguläre Preise für den Normalbürger will man beiden Zielsetzungen gerecht werden und diese Güter für alle Einkommensschichten zugänglich zu machen.[95]

Nutzung öffentlicher Güter in Abhängigkeit unterschiedlicher Einkommensschichten:

Was die Nutzung öffentlicher Güter anbelangt, lassen sich öffentliche Güter nach der Nutzung durch unterschiedliche Einkommensschichten differenzieren. Dazu gehören Güter, die allen Einkommensschichten zur Verfügung stehen, Güter die für niedrige Einkommensschichten gedacht sind und solche Güter, die zwar für alle gedacht sind, aber eher von höheren Einkommensschichten genutzt werden.

Inwiefern öffentliche Güter in Anspruch genommen werden, hängt zum einen vom Bedarf und zum anderen von den finanziellen Möglichkeiten ab. Die Nutzung eines Obdachlosenheims sollte nicht aus Mangel an finanziellen Mitteln scheitern, während die Nutzung eines Opernhauses trotz Bezuschussung immer noch relativ viel Eintritt kostet, so dass dieses öffentliche Gut potentiell zwar allen zur Verfügung steht, tatsächlich aber nur denjenigen, die sich die Vorstellung leisten können und wollen.

Güter für alle Einkommensschichten:

- Verkehr: Straßen, Gehwege, Brücken, Eisenbahn, Busse
- Bildung: Kindergärten, Schulen, Hochschulen
- Gesundheit: Krankenhäuser
- Sicherheit: Polizei (innere Sicherheit) und Bundeswehr (äußere Sicherheit)

Güter für niedrige Einkommensschichten:

- Sozialstationen
- Altersheime
- Obdachlosenheime

Güter, die meist von höheren Einkommensschichten genutzt werden:

- Theater- und Opernhäuser
- Bibliotheken
- Internate und Hochschulen

Abbildung 6.16: Güterklassifikation nach Einkommen.

[95] Zum Thema Preisdifferenzierung vgl. auch Band 1 (Kapitel 12 „Preisdifferenzierung im Monopol".

Dass nicht immer die finanziellen Möglichkeiten für eine Nutzung entscheidend sind, zeigt die Nutzungsrate der Universitäten. Trotz Leistungen nach dem Bundesausbildungsförderungsgesetz (BAföG) sind Niedrigeinkommensbezieher an den Hochschulen stark unterrepräsentiert. Während 49 Prozent aller 19 bis 24-jährigen in Deutschland aus einer niedrigen sozialen Herkunftsgruppe stammen, besuchen lediglich 11 Prozent eine Universität oder Fachhochschule. Aus der höheren sozialen Herkunftsgruppe besuchen 81 Prozent eine Hochschule, obwohl ihr nur 13 Prozent angehören.[96]

9.2.2 Sozialleistungen

Sozialleistungen, auch Sozialtransfers genannt, stellen Zahlungen des Staates an private Haushalte dar. Die Zahlungen erfolgen für bestimmte Zwecke wie beispielsweise die Unterstützung von Familien in Form von Kindergeld oder die Unterstützung von Arbeitslosen in Form von Arbeitslosengeld.

Sozialleistungen:

- Zahlungen (Transfers) des Staates an private Haushalte für bestimmte soziale Zwecke.

Die Sozialleistungen lassen sich in reine Transfers und in Versicherungstransfers unterscheiden:

Versicherungstransfers: Versicherungstransfers sind Zahlungen des Staates, die auf einer (Zwangs-)Mitgliedschaft bei Sozialversicherungsträgern beruhen und aufgrund des eingetretenen Versicherungsfalles ausbezahlt werden. Dazu gehören Leistungen aus der Kranken-, Pflege-, Unfall-, Arbeitslosen- und Rentenversicherung. Die Rente oder das Arbeitslosengeld wäre demnach ein typischer Versicherungstransfer.

Reine Transfers: Neben den Versicherungstransfers leistet der Staat auch Unterstützungen, die unabhängig von einer Mitgliedschaft bei einer Sozialversicherung sind, und dann bezahlt werden, wenn die entsprechende Anspruchssituation eintritt. Dazu gehört die Sozialhilfe beziehungsweise neuerdings das Arbeitslosengeld II, um ein Existenzminimum zu gewährleisten, wenn andere Versicherungen nicht greifen. Weitere Beispiele für reine Transfers sind das Kindergeld und Leistungen nach dem Bundesausbildungsförderungsgesetz (BAföG).

9.2.3 Subventionen

Während Sozialleistungen Transferzahlungen des Staates an private Haushalte bedeuten, versteht man unter Subventionen im engeren Sinne Transferzahlungen des Staates an den Unternehmenssektor. Diese Zahlungen erfolgen ohne Gegenleistung der Unternehmen und werden vor allem Branchen gewährt, die am Markt Probleme haben wie der Bergbau oder die Landwirtschaft.

---

[96] Vgl. www.Studentenwerk.de/se/2004/Kurzfassung.

Zu diesen Transferzahlungen des Staates an Unternehmen können auch spezielle Transferzahlungen an private Haushalte wie die Eigenheimzulage oder die Pendlerpauschale für den Arbeitnehmer dazugerechnet werden. Dann würde man von Subventionen im weiteren Sinne sprechen.

Subventionen im engeren Sinn:

- Transferzahlungen des Staates an Unternehmen ohne marktliche Gegenleistung
  - Landwirtschaft
  - Bergbau
  - Stahl- und Werftindustrie

Subventionen im weiteren Sinne:

- Alle Transferzahlungen des Staates an Unternehmen sowie an die privaten Haushalte, die neben den Sozialtransfers gewährt werden.
  - Eigenheimzulage
  - Pendlerpauschale
  - Nacht- und Feiertagszuschläge

Abbildung 6.17: Klassifikation von Subventionen.

Subventionen sind zu Zeiten „klammer" öffentlicher Kassen immer wieder in der Diskussion. Wenn nämlich Einsparungen beim Staat diskutiert werden, stehen regelmäßig die zu hohen Subventionen im Mittelpunkt. Das Volumen sämtlicher Subventionen soll sich bei uns in Deutschland auf rund 50 bis 60 Milliarden Euro belaufen.[97] Dass ein Abbau von Subventionen schwierig ist, liegt schlicht daran, dass jemandem etwas wegzunehmen schwerer fällt, als jemanden etwas erst gar nicht gegeben zu haben.

Eine der am meisten diskutierten Subventionen ist die Eigenheimzulage. Mit rund 9,2 Milliarden Euro (Grundzulage + Kinderzulage, Stand 2006) stellte sie auch den mit Abstand größten Einzelposten der Subventionen dar. Die Eigenheimzulage wurde privaten „Häuslebauern" als Zuschuss beim Bau oder Erwerb von Wohneigentum gewährt. Die Abschaffung ist mittlerweile beschlossen.

Weitere bekannte Subventionen sind der Sparerfreibetrag für Kapitaleinkünfte, die Pendlerpauschale als von der Steuer absetzbare Entfernungskosten sowie nicht zu versteuernde Gehaltszuschläge für Sonn-, Feiertags- und Nachtarbeit.[98] Hinzu kommen die Unsatzsteuerbefreiung ärztlicher Leistungen und sozialer Einrichtungen sowie Steuerbegünstigungen für Strom.

---

[97] Nach Berechnungen des Kieler Instituts für Weltwirtschaft und des Subventionsberichts der Bundesregierung.

[98] Eine Einschränkung der Pendlerpauschale ist in Diskussion.

In Abbildung 6.18 sind die Ausgaben des Staates zusammenfassend dargestellt.

Ausgaben	**Transferleistungen**	**Beispiel**
Öffentliche Güter	alle Einkommensschichten	Verkehrsinfrastruktur wie Straßen, Schulen, Polizeistationen
	niedrige Einkommensschichten	Sozialstationen und Alters- oder Obdachlosenheime
	höhere Einkommensschichten:	Theater- und Opernhäuser, Bibliotheken
Sozialleistungen	reine Transfers	Sozialhilfe, Kindergeld, Leistungen nach dem BAföG
	Versicherungstransfers	Risikospezifische Transfers wie z. B. Arbeitslosengeld
Subventionen	Zahlungen des Staates an Unternehmen	Kohlepfennig, Agrarsubventionen, Stahl- und Werftindustrie
	Zahlungen des Staates an private Haushalte und Unternehmen	Eigenheimzulage, Pendlerpauschale, Nacht- und Feiertagszuschläge

Abbildung 6.18: Ausgaben des Staates.

9.2.4 Staatsausgaben nach Ressorts

Staatsausgaben lassen sich nicht nur volkswirtschaftlich nach den Kriterien öffentlicher Güter, Sozialleistungen und Subventionen klassifizieren, sondern auch nach Aufgabenbereichen der öffentlichen Verwaltung.

Bundeshaushalt	**Ausgaben in Milliarden Euro (2006)**
Arbeit und Soziales	119,52
Bundesschuld	39,45
Verteidigung	23,88
Verkehr, Bau	23,67
Pensionen	8,48
Bildung, Forschung	8,00
Wirtschaft	5,62
Verbraucher, Agrar	5,04
Gesundheit	4,58
Familie, Jugend	4,49
Entwicklungshilfe	4,16
Finanzen	4,10
Inneres	4,02
Auswärtiges Amt	2,29
Bundeskanzleramt	1,52
Sonstiges	2,88

Abbildung 6.19: Der Bundeshaushalt. [Quelle: Bundesministerium für Finanzen]

Beispiel Bundeshaushalt: An erster Stelle steht, was die Höhe der Ausgaben anbelangt, das Ressort Arbeit und Soziales. Für Arbeit und Soziales sind von den insgesamt 261,7 Milliarden Euro für 2006 veranschlagten Bundesausgaben, 119,52 Milliarden Euro vorgesehen. An zweiter Stelle folgt mit einer Ausgabenhöhe von 39,45 Milliarden Euro die Bundesschuld. Ebenfalls recht hoch veranschlagt sind die Ressorts Verteidigung und Verkehr/Bau.

9.3 Einnahmen des Staates

Um wirtschaftspolitisch agieren zu können, braucht der Staat Geld. An Einnahmequellen stehen der öffentlichen Hand, also den Gebietskörperschaften wie Bund, Länder und Gemeinden sowie den Sozialträgern wie Rentenanstalt oder Krankenversicherungen verschiedene Einnahmequellen zur Verfügung: Steuern, Sozialversicherungsbeiträge, Sonstige Beiträge und Gebühren, Kreditaufnahme, Erwerbseinkommen und sonstige Einnahmen.

Einkommensart	Definition	Beispiele
Steuern	Zwangsabgaben ohne Anspruch auf Gegenleistung (Non-Affektations- oder Gesamtdeckungsprinzip).	z. B. Mehrwertsteuer oder Lohnsteuer
Sozialversicherungsbeiträge	Zwangsabgaben, die zwar zweckgebunden für die Finanzierung der sozialen Sicherung aber unabhängig von einer tatsächlichen individuellen Inanspruchnahme der sozialen Leistung sind.	z. B. Beiträge zur Arbeitslosenversicherung, Kranken- und Pflegeversicherung sowie Rentenversicherung.
Sonstige Beiträge und Gebühren	Beiträge: Zwangsabgaben, unabhängig vom Nutzen der staatlichen Leistung.	z. B. Anliegerbeiträge oder Fremdenverkehrsabgaben
	Gebühren: Zwangsabgaben mit Inanspruchnahme einer staatlichen Leistung.	z. B. Müllgebühren oder Gerichtsgebühren
Kreditaufnahme	Neuverschuldung des Staates (haushaltsrechtlich laufende Einnahmen).	Nettokreditaufnahme (Bruttoneuverschuldung minus Tilgung)
Erwerbseinkommen	Einkünfte durch staatliche Unternehmen.	z. B. Verkehrs- und Versorgungsbetriebe (Fährbetrieb Bodensee oder Rothaus-Brauerei)
Sonstige Einnahmen[99]	Spezielle Einnahmen, die dem Staatshaushalt zuzuführen sind.	Münzeinnahmen, Strafgelder, Bundesbankgewinne, Privatisierungserlöse[100]

Abbildung 6.20: Einnahmen des Staates.

[99] Zu erwähnen wären noch die Zuweisungen, die von einem Hoheitsträger zum anderen fließen, zum Beispiel von der EU zum Bund. Ein anderes Beispiel wäre die Unterstützung der ostdeutschen Länder im Rahmen des Solidarpakts II (156,5 Mrd. Euro von 2005 - 2019).

[100] Die Privatisierungserlöse der UMTS-Mobilfunk-Lizenzen im Jahr 2000 betrugen 50,6 Milliarden Euro!

9.4 Steuern

Steuern sind die wichtigste Einnahmequelle des Staates, um für uns Bürger in (hoffentlich) nutzbringender Weise Aufgaben wie Straßenbau und Schuldienst erledigen zu können.

Wie „aussagekräftig“ Steuereinnahmen sind, sieht man am besten und unmittelbar bei den Kommunen. Besitzt eine Gemeinde wirtschaftlich potente Unternehmen, lassen sich quasi „Gehwege vergolden“. Neckarwestheim mit seinem Kernkraftwerk oder Wiesloch mit SAP sind durch das hohe Gewerbesteueraufkommen finanziell gut gebettete Gemeinden. Insofern zeigen sprudelnde Steuereinnahmen immer auch die wirtschaftliche Kraft eines Gemeinwesens.

Dass die Unternehmen aus ihrer Sicht Steuerzahlungen minimieren, ist betriebswirtschaftlich nachvollziehbar und vernünftig. Gleichzeitig nimmt ein Unternehmen gerne auch gut ausgebaute Straßen und eine funktionierende Bürokratie in Anspruch, was sich ohne Steuereinnahmen nicht bewerkstelligen ließe. Die Erhebung und die Bezahlung von Steuern ist somit immer ein Ausloten des Zuwenig und des Zuviel.

9.4.1 Entwicklung der Steuereinnahmen

Betrachtet man Abbildung 6.21, stellt man nach einem Rückgang der Steuereinnahmen Anfang der 2000er Jahre wieder eine Steigerung fest. Die Überschreitung der 500-Milliarden-Grenze ist absehbar.

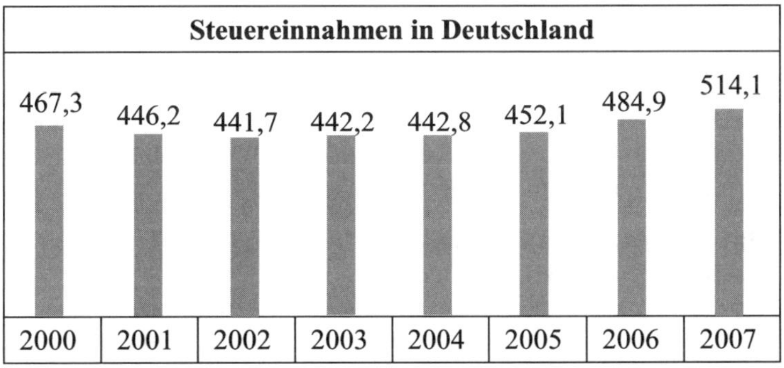

Abbildung 6.21: Steuereinnahmen. [Quelle: Bundesministerium für Finanzen]

9.4.2 Einnahmen nach verschiedenen Steuerarten

Die jährlichen Steuereinnahmen haben sich seit dem Jahr 2000 für den Bund, die Länder und Gemeinden in einer Bandbreite von rund 440 bis 490 Milliarden Euro bewegt. Dabei tragen einige wenige große und viele kleine Steuern zu diesem Volumen bei (Abbildung 6.22). Die beiden ergiebigsten Einzelsteuern sind die Lohn- und die Umsatz- bzw. Mehrwertsteuer, gefolgt von der Mineralöl- und der Gewerbesteuer.

Am unteren Ende der Aufkommensskala finden sich kleine und exotische Steuern wie Rennwett- Schankerlaubnis-, Getränke oder Kinosteuer. Im Verhältnis zu einem dreistelligen Milliardenvolumen erscheinen 1 Milliarde vernachlässigenswert; aber 1 Milliarde sind aus Sicht des Staates immerhin 1.000 Millionen und ist eine Steuer eingeführt, wird sie ungern wieder abgeschafft.

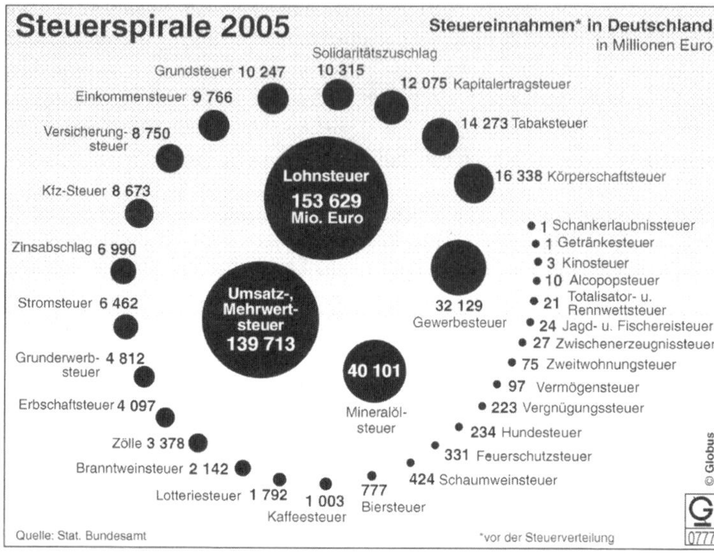

Abbildung 6.22: Steuerspirale 2005. [Quelle: Globus 17.07.2006]

9.4.3 Hoheitsträger und Steuerzuweisung

Die Steuereinnahmen fließen dem Staat zu. Der Staat selbst stellt sich als föderales Gebilde dar und lässt sich somit nach unterschiedlichen Hoheitsträgern klassifizieren. Hoheitsträger sind die Gebietskörperschaften

Bund, Länder und Gemeinden
sowie als Sonderfall die Kirche.

Steuern lassen sich also danach klassifizieren, ob das Steueraufkommen dem Bund, den Ländern, den Gemeinden oder mehreren Gebietskörperschaften gemeinsam zufließt. Im letzteren Fall spricht man von Gemeinschaftssteuern. Dazu gehören unter anderem die Einkommensteuer und die Körperschaftsteuer. Per Umlage wird das Steueraufkommen an die einzelnen Gebietskörperschaften verteilt.

Gemeinschaftssteuern:

- Eine Steuer (z. B. Einkommensteuer) fließt mehreren Gebietskörperschaften zu.

Neben diesen Gemeinschaftssteuern existieren die typischen Bundes-, Länder- und Gemeindesteuern. Während die Gewerbesteuer, die Grundsteuer und die Hundesteuer zu den Gemeindesteuern zählen, rechnet man die Vermögensteuer und die Biersteuer zu den Ländersteuern. Als typisches Beispiel für eine Bundessteuer gilt die Mineralölsteuer.

Kirchensteuer: Ein Wort noch zu den Kirchen. Hoheitsträger der Kirchensteuer sind selbstredend die Kirchen. Ihnen steht die Ertragskompetenz zu, das heißt sie bekommen das Geld aus der Kirchensteuer. Organisatorisch wird die Kirchensteuer allerdings vom Staat, das heißt vom Finanzamt, direkt mit der Lohnsteuer eingezogen und dann an die Kirchen weitergeleitet.

9.4.4 Mehrwertsteuer

Die größte Einzelsteuer und wichtigste Gemeinschaftsteuer ist die Mehrwertsteuer.

Mehrwertsteuer: Allgemeine Verbrauchsteuer[101]

- Indirekte Steuer auf den Konsum , die vom Verbraucher getragen wird und durch die Nicht-Identität von Steuerzahler und Steuerträger definiert wird.

Der Unternehmer verkauft ein Produkt inklusive Mehrwertsteuer. Diese Mehrwertsteuer hat der Unternehmer an das Finanzamt abzuführen. Letztlich bezahlt wird die Steuer allerdings von der Person, die das Produkt kauft, i. e. der Endverbraucher.

Beispiel: Angenommen ein Fahrrad kostet 595 Euro. Dann ist dieser Preis üblicherweise inklusive Mehrwertsteuer angegeben. Das heißt, im Verkaufspreis von 595 Euro ist die Mehrwertsteuer von 95 Euro enthalten. Ohne Mehrwertsteuer würde das Fahrrad lediglich 500 Euro kosten (595/1,19 = 500). Bei Rechnungen muss die Mehrwertsteuer separat ausgewiesen werden.

Höhe und Entwicklung des Mehrwertsteuersatzes:

Wenn dem Staat Steuereinnahmen fehlen, besteht oft der Anreiz, die Mehrwertsteuer zu erhöhen. Eine Mehrwertsteuererhöhung hat den „Vorteil", dass diese nicht gleich „weh tut", da das Nettoeinkommen gleich bleibt. Die Kosten dieser Steuer merkt man erst dann, wenn man zum Einkaufen geht und feststellen muss, dass Waren und Dienstleistungen teurer geworden sind.

---

[101] Hinweis zum Begriff der Mehrwertsteuer und der Umsatzsteuer: Die deutsche Mehrwertsteuer ist eigentlich eine Umsatzsteuer, genauer eine Allphasen-Nettoumsatzsteuer, die dem Mehrwertsteuerkonzept angenähert ist, ursprünglich Mehrwertsteuer genannt wurde und im Alltagsgebrauch auch immer noch so genannt wird.

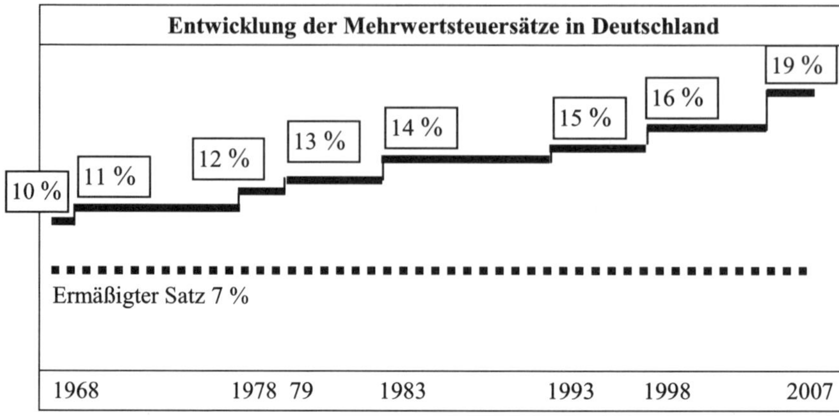

Abbildung 6.23: Entwicklung des Mehrwertsteuersatzes in Deutschland [Quelle: Bundesministerium für Finanzen]

Die Mehrwertsteuer beträgt in Deutschland 16 Prozent auf den Verkaufspreis und wird zum 1. Januar 2007 auf 19 Prozent angehoben. Vor rund 40 Jahren betrug der Satz noch 10 Prozent. Der ermäßigte Steuersatz von 7 Prozent für Konsumgüter des täglichen Bedarfs wie Lebensmittel und für Bücher bleibt bestehen (Abbildung 6.23).

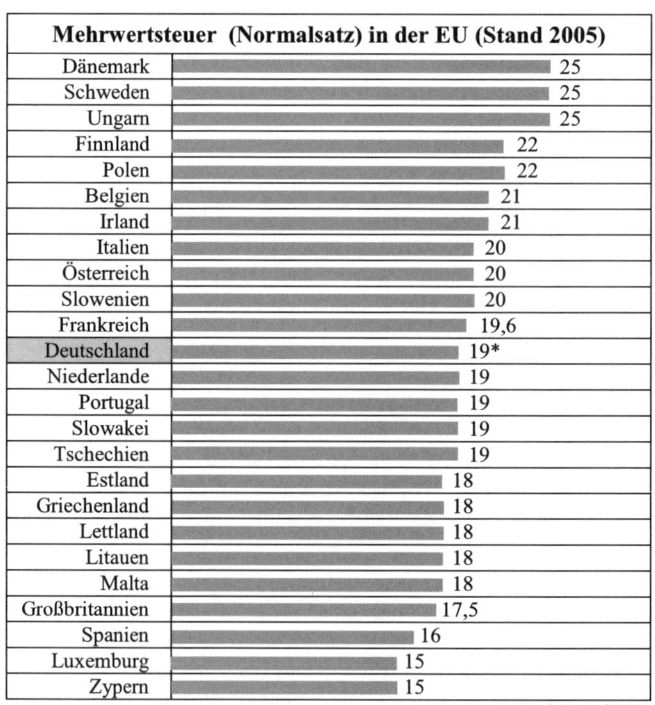

Abbildung 6.24: Mehrwertsteuersätze in Europa. [Quelle: OECD]

Inwiefern der Mehrwertsteuersatz in Deutschland als niedrig oder hoch einzuschätzen ist, zeigt der Vergleich mit den Sätzen in den anderen europäischen Ländern (Abbildung 6.24). Mit 19 Prozent liegt Deutschland im europäischen Mittelfeld. Die Bandbreite reicht von 15 Prozent für Luxemburg und Zypern bis 25 Prozent für Dänemark, Schweden und Ungarn.

9.4.5 Einkommensteuer

Während man einer indirekten Steuer wie der Mehrwertsteuer, der Mineralölsteuer oder der Tabaksteuer zumindest teilweise entgehen kann, indem potentielle Einkäufe reduziert werden, der Benzinverbrauch verringert und das Rauchen eingeschränkt wird, ist eine direkte Steuer wie die Einkommensteuer nicht umgehbar.

Einkommensteuer:

- Steuer auf das Einkommen natürlicher Personen (Die Steuer auf das Einkommen juristischer Personen nennt sich Körperschaftssteuer).

Einkommensteuer als direkte Steuer:

- Der Arbeitende und Einkommensbezieher (Steuerträger) hat auch selbst die Steuer zu bezahlen (Steuerzahler).

Man müsste schon nicht arbeiten und verdienstlos bleiben, oder dem Finanzamt selbstständige Einkünften illegal vorenthalten, um keine Einkommensteuer bezahlen zu müssen.

9.4.5.1 Zielsetzungen der Einkommensteuer:

In der theoretischen Analyse existieren unterschiedliche Konzepte der Gestaltung der Einkommensteuer. Dabei soll im Folgenden die Einkommensteuer vereinfacht der Lohnsteuer der Arbeitnehmer entsprechen.

Die Einkommensteuer besteuert den Faktor Arbeit. Zwei gegensätzliche Zielsetzungen sind zu verwirklichen.

Die Besteuerung darf nicht so weit gehen, dass Arbeit „keinen Spaß mehr macht", sich nicht mehr rentiert und offizielle Arbeit vermieden wird. Die Einkommensteuer darf also das Leistungsvermögen von Menschen und damit der ganzen Wirtschaft nicht beeinträchtigen.

Zum anderen gilt der Grundsatz, dass starke Schultern auch mehr tragen können. Leistungsfähige und -bereite Menschen, die ein hohes Einkommen erwirtschaften, müssten auch mehr Steuern tragen können – und zwar sowohl absolut als auch prozentual!

Zielsetzungen der Einkommensbesteuerung:

- Möglichst *wenig* Steuern erheben, so dass die Leistungsbereitschaft der Arbeitenden und Verdienenden nicht beeinträchtigt wird.
- Möglichst *viel* Steuern erheben, so dass unser Gemeinwesen – also Schulen, Straßen und Bibliotheken – finanziert werden kann.

Insofern bedeutet die Gestaltung der Einkommensteuer ein Austarieren von Effizienz- und Leistungsaspekten auf der einen Seite und Umverteilungs- und Gerechtigkeitsaspekten auf der anderen Seite.

Wie sieht nun ein optimales Einkommensteuersystem aus, das möglichst einfach ist, einen so niedrigen Steuersatz aufweist, dass die Leistungsbereitschaft der Menschen nicht überstrapaziert, ja besser noch gefördert wird, und gleichzeitig einen so hohen Steuersatz hat, dass der Staat, also das Gemeinwesen genug Steuern bekommt, um Straßen, Schulen und Bibliotheken bauen zu können?

9.4.5.2 Vor- und Nachteile verschiedener Einkommensteuermodelle

Sowohl in der wirtschaftspolitischen Praxis als auch in der Theorie sind unterschiedliche Einkommensteuermodelle vorzufinden, die ihre jeweiligen Vor- und Nachteile haben. Vier dieser Modelle werden vorgestellt.

Modellannahmen:

Für die unterschiedlichen Einkommensteuermodelle sind folgende Variablen vorgesehen:

- Bruttoeinkommen (Einkommen vor der Besteuerung): Y_b
- Nettoeinkommen (Einkommen nach der Besteuerung): Y_n
- Einkommensteuersatz (Steuersatz auf das Bruttoeinkommen): t

x-Achse: Auf der x-Achse wird das Bruttoeinkommen eingetragen. Wir gehen von einem Maximaleinkommen von 50.000 Euro aus.

y-Achse: Auf der y-Achse wird das Nettoeinkommen eingetragen.

Diagonale. Die Diagonale vom Nullpunkt (0/0) zum Koordinatenpunkt (50.000/50.000) bedeutet, dass überhaupt keine Steuer erhoben wird. Das Nettoeinkommen entspricht dem Bruttoeinkommen.

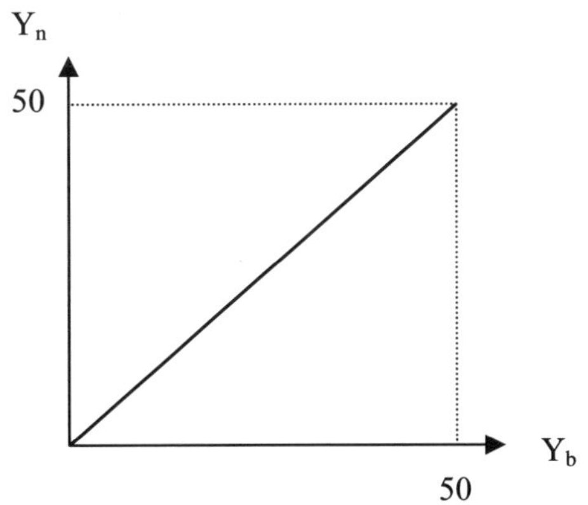

$$Y_n = Y_b$$

Unterschiedliche Besteuerungsmöglichkeiten:

Das Bruttoeinkommen zu besteuern kann auf unterschiedliche Weise erfolgen:

a) Einkommensteuer von 40 Prozent ab einem Einkommen von Null Euro.
b) Einkommensteuer von 40 Prozent ab einem Einkommen von 10.000 Euro
c) Einkommensteuer von 40 Prozent mit einem Freibetrag von 10.000 Euro.
d) Einkommensteuer von 40 Prozent auf das Einkommen minus 5.000 Euro.

Allen vier Modellen ist gemeinsam, dass ein einheitlicher konstanter Steuersatz von 40 Prozent gilt. Der Unterschied der Modelle liegen darin, dass die Steuer bei einem unterschiedlichen Einkommen ansetzt.

Hinweis: Die zu bezahlende Steuer ergibt sich grafisch als senkrechte Differenz zwischen der Diagonalen (Brutto- gleich Nettoeinkommen) und der Nettoeinkommensfunktion.

a) Einkommensteuer in Höhe von 40 Prozent ab einem Einkommen von Null

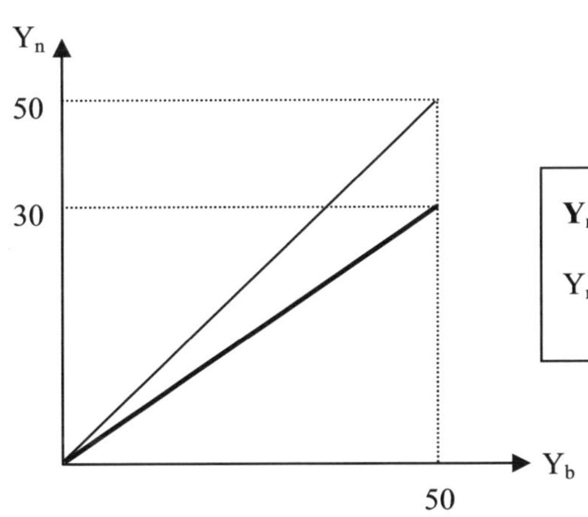

„Einfachversion“

$$\mathbf{Y_n = Y_b - 0{,}4 \cdot Y_b = 0{,}6 \cdot Y_b}$$

$$Y_n\,(Y_b = 50.000) = 0{,}6 \cdot 50.000 = 30.000$$

b) Einkommensteuer von 40 Prozent ab einem Einkommen von 10.000 Euro

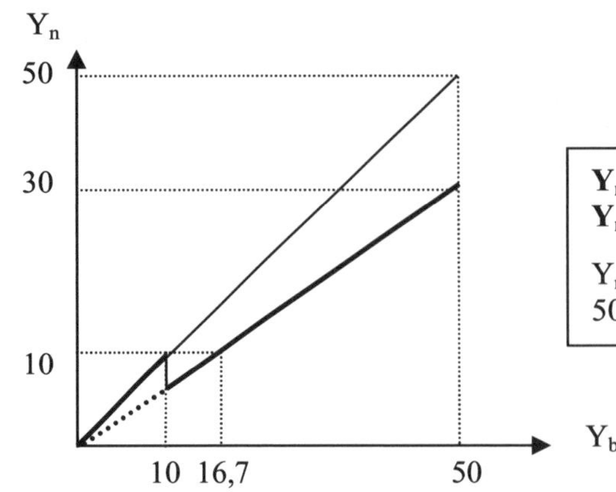

„Armutsfalle“

$Y_n = Y_b$ (bis 10.000)
$Y_n = Y_b - 0{,}4Y_b$ (ab 10.000)

$Y_n (Y_b = 50.000) =$
$50.000 - 0{,}4 \cdot 50.000 = 30.000$

c) Einkommensteuer von 40 Prozent mit einem Freibetrag von 10.000 Euro

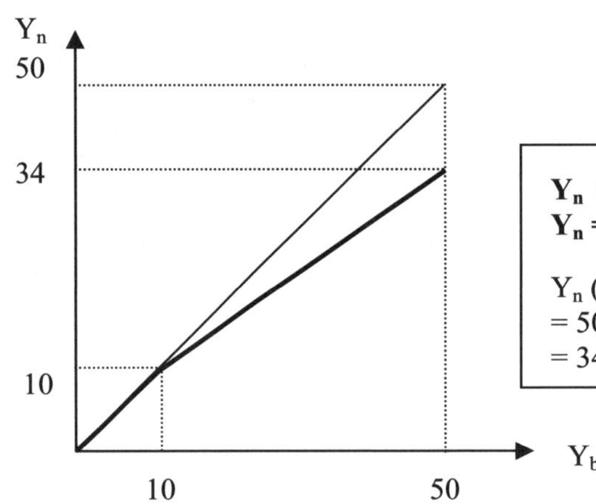

„Existenzminimum“

$Y_n = Y_b$ ($Y_b < 10.000$)
$Y_n = Y_b - (Y_b - 10.000)\ 0{,}4$

$Y_n (Y_b = 50.000)$
$= 50.000 - (50.000 - 10.000) \cdot 0{,}4$
$= 34.000$

d) Einkommensteuer von 40 Prozent auf das Einkommen minus 5.000 Euro

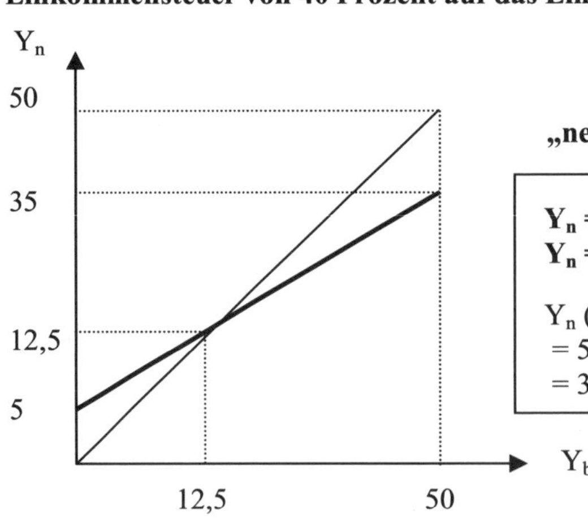

„negative Einkommensteuer“

$Y_n = Y_b - (0{,}4\ Y_b - 5.000)$
$Y_n = 0{,}6\ Y_b + 5.000$

$Y_n (Y_b = 50.000)$
$= 50.000 - (0{,}4 \cdot 50.000 - 5.000)$
$= 35.000$

Erläuterungen zu den einzelnen Modellen:

Modell A: Einfachversion

Modell A ist das einfachste Steuermodell. Ab dem ersten Euro wird bis zum Höchstbetrag von 50.000 Euro das Bruttoeinkommen mit konstant 40 Prozent besteuert. Die Steuerschuld beträgt beispielsweise beim Höchsteinkommen von 50.000 Euro 40 % auf 50.000 gleich 20.000 Euro. Das Nettoeinkommen ergibt sich als 50.000 Euro Bruttoeinkommen minus 20.000 Euro Steuerschuld gleich 30.000 Euro Nettoeinkommen.

Als problematisch könnte in diesem Modell die Besteuerung von sehr niedrigen Einkommen angesehen werden. Geht man nämlich davon aus, dass ein Existenzminimum gewährleistet werden sollte, stellt sich die Frage, ob Einkommen unter diesem Existenzminimum besteuert werden sollen. Modell B gibt hier die Antwort darauf.

Modell B: Armutsfalle

Modell B geht von einem Existenzminimum von 10.000 Euro aus und besteuert das Einkommen ab 10.000 Euro. Dies geschieht allerdings ohne Freibetrag, das heißt die Steuer von 40 Prozent wird ab 10.000 Euro auf den vollen Einkommensbetrag angerechnet. Ab 10.000 Euro verläuft die Nettoeinkommensfunktion genau gleich wie im vorigen Fall, mit dem einzigen Unterschied, dass die ersten 10.000 Euro steuerfrei sind. Ein Bruttoeinkommen von 50.000 Euro ergibt somit ebenso ein Nettoeinkommen von 30.000 Euro. Und ein Einkommen von 10.000 Euro wird mit 40 Prozent, das sind 4.000 Euro, besteuert und ergibt ein Nettoeinkommen von 6.000 Euro.

Hier liegt nun aber auch das Problem und im wahrsten Sinne des Wortes der Knackpunkt dieses Modells. Bleibt jemand mit seinem Einkommen knapp unter der 10.000 Euro-Einkommensgrenze, ist man netto besser dran, als wenn man 10.000 Euro und etwas mehr verdient. Hier „schnappt" die so genannte Armutsfalle zu. Eine Erhöhung des Einkommens über die Grenze von 10.000 Euro führt zu einer Verringerung des Nettoeinkommens.

Will man den Bereich der Armutsfalle bestimmen, muss das Bruttoeinkommen, das abzüglich der 40 Prozent auf dieses Bruttoeinkommen 10.000 Euro Nettoeinkommen ergibt, bestimmen: $Y_b - 0{,}4\ Y_b = Y_n = 10.000 \quad => Y_b = 16.666{,}66$ Euro.

Wenn das Einkommen zwischen 10.000 und 16.666,66 Euro liegt, erhält man netto weniger, als wenn der Verdienst 9.999,99 Euro beträgt. Arbeiten rentiert sich in Bezug auf das Nettoeinkommen erst dann wieder, wenn die Schwelle von 16.666,67 Euro Bruttoeinkommen überschritten wird. Um diesem Missstand und Systemfehler vorzubeugen, müsste ein Freibetrag eingeführt werden. Modell C verdeutlicht diesen Zusammenhang.

Modell C: Existenzminimum

Die Gemeinsamkeit von Modell B und C besteht darin, dass die Einkommen bis 10.000 Euro in beiden Modellen steuerfrei bleiben. Der wesentliche Unterschied zu Modell B liegt aber darin, dass in Modell C nur das zusätzliche Einkommen ab 10.000 Euro besteuert wird. Ein Bruttoeinkommen von beispielsweise 15.000 Euro wird besteuert wie ein Einkommen von 5.000 Euro (15.000 minus 10.000 Freibetrag), was eine Steuer von 2.000 Euro ergibt. Die Steuerschuld wird dann wieder vom ursprünglichen Bruttoeinkommen abgezogen. Ein besteuertes Bruttoeinkommen von 15.000 Euro ergibt somit ein Nettoeinkommen von 13.000 Euro (15.000 minus 2.000 gleich 13.000). Der Vorteil dieses Steuermodells liegt in der Umgehung der Armutsfalle.

Das Modell C repräsentiert im Übrigen auch prinzipiell das in Deutschland angewandte Steuermodell, abgesehen davon, dass die Freibeträge und Höchstbeträge sowie Steuersätze andere Werte aufweisen. Ein methodischer Unterschied besteht jedoch darin, dass in Deutschland ein progressives Steuersystem existiert, das höhere Einkommen überproportional besteuert. Doch dazu später.

Zuvor soll noch eine weitere interessante Alternative vorgestellt werden, die in der Wissenschaft und im politischen Umfeld immer wieder mal diskutiert wird, nämlich die so genannte negative Einkommensteuer.

Modell D: Negative Einkommenssteuer

Modell D zeichnet sich dadurch aus, dass eine so genannte Minussteuer oder negative Einkommensteuer eingeführt wird. Wenn also jemand sehr wenig verdient, bekommt man eine Steuer erstattet, statt eine Steuer bezahlen zu müssen. Rechnerisch funktioniert das so: Ausgehend vom Bruttoeinkommen wird eine Steuer von 40 Prozent erhoben. Von diesem Steuerbetrag werden dann 5.000 abgezogen. Das Nettoeinkommen erhält man, indem dieser Steuerbetrag, abzüglich der 5000 Euro, vom Bruttoeinkommen abgezogen wird. Ein Beispiel: Das Bruttoeinkommen beträgt 50.000 Euro. Die Steuerschuld ergibt bei 40 Prozent einen Betrag von 20.000 Euro. Von diesen 20.000 werden 5.000 abgezogen, so dass sich eine Steuerschuld von 15.000 ergibt. 50.000 minus 15.000 ergibt das Nettoeinkommen von 35.000.

Warum macht man sich diese Umstände? Interessant wird es bei einem Nulleinkommen beziehungsweise einem geringen Einkommen. Verdient jemand 10.000 Euro, wird eine Steuer von 40 Prozent gleich 4.000 Euro fällig. Von diesen 4.000 Euro werden 5.000 Euro abgezogen und das ergibt Minus 1.000 Euro. „Minus 1.000“ bedeutet, dass hier keine Steuer zu bezahlen ist, sondern 1.000 Euro erstattet werden. Das Nettoeinkommen beträgt somit 11.000 Euro. Erhält jemand überhaupt kein Einkommen, kommt die höchste Steuererstattung zum Tragen, nämlich 5.000 Euro Abzugsbetrag beziehungsweise Steuergutschrift.

9.4.5.3 Die negative Einkommensteuer

Warum aber sollte man jemandem eine Steuergutschrift zugestehen, wenn überhaupt nicht oder nur wenig gearbeitet wird? Die Philosophie der negativen Einkommensteuer liegt in der Einbeziehung des Sozialversicherungssystems. In Deutschland, wie in vielen anderen Ländern, existieren das Steuer- und das Sozialversicherungssystem nebeneinander her. Ist jemand mittellos, wird Sozialhilfe oder Arbeitslosengeld II gewährt, wobei die Konzeption des Arbeitslosengeldes II zumindest eine Zusammenführung von allgemeiner Fürsorge und Arbeitslosenversicherung bedeutet. Mit dem Modell der negativen Einkommensteuer versucht man, aus beiden parallelen Systemen ein einziges System zu schaffen. Statt der angenommenen Sozialhilfe von 5.000 Euro gibt es eine Steuererstattung von 5.000 Euro. Die negative Einkommensteuer wäre also nichts anderes als eine über das Steuersystem finanzierte Sozialhilfe.

Diskutiert wird die negative Einkommensteuer seit den 60er Jahren. Zu erwähnen sind Milton Friedman (1962) und James Tobin (1966).

Negative Einkommensteuer:

- Verwaltungsvereinfachung durch die Koordination von Steuer- und Sozialsystem.
- Sicherung eines Mindesteinkommens und Anreizsetzung zur Arbeitsaufnahme.

Income Tax Credit: In den USA (und auch in Großbritannien) gibt es Steuergutschriften beziehungsweise Steuerkreditmodelle für Menschen, deren Arbeitseinkommen unterhalb der Armutsgrenze liegt. Je mehr der Transferempfänger verdient, desto niedriger ist seine Gutschrift. Ab einem bestimmten Einkommen greift der Fiskus dann wieder zu und aus den Transferempfängern werden Steuerzahler.

Eingeführt wurde der Earned Income Tax Credit (EITC) bereits vor 30 Jahren. Nach der Reform im Jahr 1993 stieg der Steuerzuschuss von damals jährlich maximal 910 Dollar auf nunmehr höchstens 4.200 Dollar. Die Ziele der Reform bestanden darin, Armut und Abhängigkeit von der Sozialhilfe zu verringern sowie die Erwerbstätigkeit zu fördern.

Gemessen daran waren die Reformen erfolgreich: Die Erwerbsquote der Alleinerziehenden stieg und der Anteil der Alleinerziehenden, die unter der Armutsgrenze lebten, sank. Der Council of Economic Advisors führt allein 40 Prozent des Rückgangs der Kinderarmut (1993 bis 1998) auf den besonderen Steuertarif und den EITC zurück. Die Zahl der Sozialhilfeempfänger hat sich von 14,2 Millionen (1994) auf 7,2 Millionen (1999) halbiert.

Niedriglohnbereich: Die negative Einkommensteuer empfiehlt sich insbesondere im Niedriglohnbereich. Das Finanzamt stockt niedrige Erwerbseinkommen einkommens- und kinderzahlabhängig auf. Je nachdem, ob der Verdienst unter oder über der Steuerfreigrenze liegt, werden die Zuschüsse direkt ausgezahlt oder von der Steuerschuld abgezogen. Ein weiterer Vorteil dieser Regelung besteht darin, dass die Leistungen des Finanzamts nicht den negativen Beigeschmack staatlicher Alimentierung aufweisen.[102]

9.4.5.4 Einkommensteuermodell in Deutschland

Um ein Einkommensteuersystem zu charakterisieren, bedarf es einiger weniger Punkte. Dazu gehört der Einkommensteuersatz, gegebenenfalls mehrere unterschiedliche Sätze. Dazu gehören die Einkommensgrenzen, die sowohl nach unten als auch nach oben die Besteuerung ab- und eingrenzen.

Die Untergrenze der Besteuerung bildet den so genannten Grundfreibetrag ab. Der Grundfreibetrag könnte einem Existenzminimum entsprechen und ist als steuerfreies Einkommen definiert. Ab dieser Freibetragsgrenze wird der so genannte Eingangssteuersatz angewandt, also der Grenzsteuersatz auf den ersten zusätzlichen Euro nach der Freibetragsgrenze. Die Obergrenze der Besteuerung beschreibt das Einkommen, ab dem der Höchst- beziehungsweise Spitzensteuersatz gilt. Dieser Spitzensteuersatz bleibt dann auch mit weiter zunehmendem Einkommen konstant.

• **Grundfreibetrag**:	Einkommen, das bis zu dieser Grenze steuerfrei bleibt.
• **Grenzsteuersatz**:	Steuersatz, der auf das zusätzliche Einkommen angesetzt wird.
• **Eingangsteuersatz**:	Steuersatz, mit dem das „erste“ Einkommen nach dem Grundfreibetrag besteuert wird.
• **Spitzensteuersatz**:	Der höchste zu bezahlende Steuersatz auf das Einkommen.

Die konkreten Werte für Deutschland (zu versteuerndes Einkommen für Ledige) betragen mit Stand von 2005:

- **Grundfreibetrag**: 7.664 Euro
- **Eingangsteuersatz:** 15 Prozent
- **Spitzensteuersatzeinkommen**: 52.152 Euro
- **Spitzensteuersatz** 42 Prozent[103]

Steuerprogression: Zwischen 7.664 und 52.152 Euro Einkommen gilt ein ansteigender Steuersatz von 15 bis 45 Prozent.

[102] Vgl. iwd, Nr. 10, 10.03.2005, S. 4 und Nr. 3/2005 sowie WiSt, Heft 1, Januar 2006, S. 46 ff.

[103] Ab dem 1. Januar 2007 werden es 45 Prozent sein.!

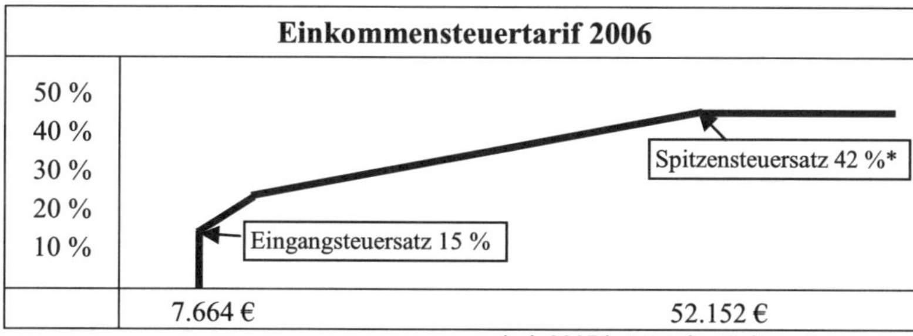

* ab 2007 beträgt der Spitzensteuersatz 45%!

Abbildung 6.25: Einkommensteuermodell.

Betrachtet man die ursprüngliche Situation im Jahr 2000, sind signifikante Änderungen feststellbar. Der Eingangssteuersatz lag damals noch bei 22,9 Prozent und der Spitzensteuersatz bei 51 Prozent. Eine deutliche Senkung der Steuersätze ist also zu verzeichnen. Der Grundfreibetrag wurde von 6.900 Euro auf 7.664 Euro erhöht. Der Spitzensteuersatz allerdings gilt nicht erst ab 58.540 Euro wie im Jahr 2000, sondern schon ab einem Einkommen von 52.152 Euro, was damit kompensiert wird, dass der Spitzensteuersatz gesenkt wurde.

9.4.5.5 Grenz- und Durchschnittsteuersatz

Ein zentraler Begriff der Steuersystematik ist der des Grenzsteuersatzes. Ist nämlich die Sprache von Einkommensteuersätzen, ist meist der Grenzsteuersatz gemeint.

a) Grenzsteuersatz:

Der Grenzsteuersatz – auch marginaler Steuersatz genannt – ist der Steuersatz, der auf eine zusätzliche Einheit des Einkommens anzuwenden ist. Alternativ kann formuliert werden, dass der Grenzsteuersatz die Zunahme der Steuerschuld definiert, wenn das Einkommen um einen Euro, beziehungsweise um eine Einheit zunimmt.

Grenzsteuersatz:

- Zunahme der Steuerschuld, wenn das Einkommen (Steuerbemessungsgrundlage) um eine Einheit zunimmt.

Üblicherweise bleibt ein bestimmter Teil des Einkommens steuerfrei, so dass die Besteuerung für das Einkommen erst ab diesem Freibetrag zur Geltung kommt.

Beispiel: Jemand erwirtschaftet ein Einkommen von 40.000 Euro im Jahr. Das zu versteuernde Einkommen ist zu berechnen. Von den 40.000 Euro ist der Grundfreibetrag von 7.664 Euro abzuziehen. Das zu versteuernde Einkommen beträgt 34.336 Euro (von sonstigen Freibeträgen und Abzugsmöglichkeiten wird abgesehen). Auf dieses Einkommen von 34.336 Euro wird nun der entsprechende (Grenz-)steuersatz angewendet. Der Grenzsteuersatz beträgt 30 Prozent. Die zu zahlenden Steuern sind also 30 Prozent auf 34.335 Euro Einkommen und das sind 11.000 Euro. Das Nettoeinkommen beträgt dann 40.000 minus 11.000 gleich 29.000 Euro.

Bruttoeinkommen (Steuerbemessungsgrundlage)		=	40.000 Euro
(Grenz-)Steuersatz =			30 Prozent
zu versteuerndes Einkommen:	40.000 - 7.664	=	34.335 Euro
Einkommensteuer:	0,3 · 34.335	=	11.000 Euro
Nettoeinkommen:	40.000 - 11.000	=	29.000 Euro

b) Durchschnittsteuersatz:

Mit dem Grenzsteuersatz nicht zu verwechseln ist der Durchschnittsteuersatz. Den Durchschnittsteuersatz erhält man, indem man die zu zahlende Steuer durch das Bruttoeinkommen dividiert. Der Durchschnittsteuersatz ergibt sich also als Verhältnis von Steuerbetrag zur Steuerbemessungsgrundlage.

Durchschnittsteuersatz (Durchschnittsbelastung):

- Verhältnis von Steuerbetrag zum versteuernden Einkommen.

Beispiel: Betrachten wir das obige Beispiel. Bezieht man die Steuerschuld von 11.000 Euro auf das ursprüngliche Bruttoeinkommen von 40.000 Euro, entspricht dies einem Anteil von 26 Prozent. Diese 26 Prozent sind der Durchschnittssteuersatz. Zum Vergleich: Der Grenzsteuersatz liegt in diesem Fall bei 30 Prozent.

Bruttoeinkommen (Steuerbemessungsgrundlage)		=	40.000 Euro
Steuerbetrag:	0,3 · 34.335	=	11.000 Euro
Durchschnittssteuersatz	11.000/40.000	=	26 Prozent

Je näher das Einkommen über und an der Freibetragsgrenze liegt, desto niedriger ist die durchschnittliche steuerliche Belastung. Liegt das Einkommen knapp über dem Grundfreibetrag bei 8.000 Euro, ist ein Grenzsteuersatz von rund 20 Prozent anzusetzen. 20 Prozent auf das zusätzliche Einkommen ab 7.664 Euro, also 336 Euro, sind 64 Euro. Dies entspricht einer durchschnittlichen Besteuerung von 64/ 8.000 gleich 0,6 Prozent.

Die durchschnittliche Besteuerung steigt ab dem Grundfreibetrag mit Null beginnend langsam an und würde im mathematisch Unendlichen schließlich wieder mit dem Grenz- und Spitzensteuersatz übereinstimmen. In Abbildung 6.26 sind der Verlauf der Grenzbesteuerung und der Durchschnittsbesteuerung im Vergleich dargestellt.

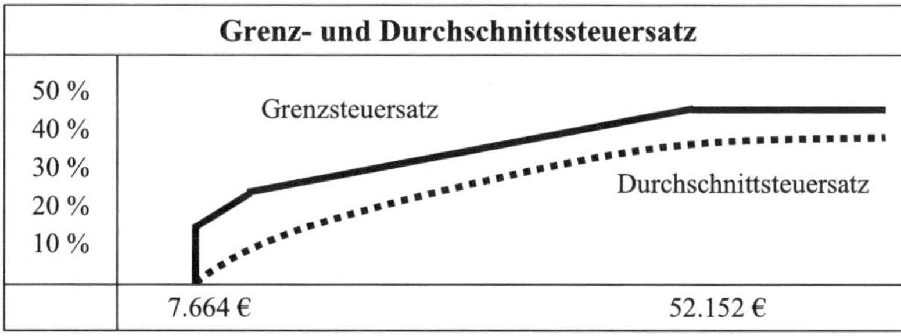

Abbildung 6.26: Verlauf des Grenz- und Durchschnittsteuersatzes.

9.4.6 Vermeidung der Steuerbelastung

Der Staat will möglichst viele Steuern einnehmen. Die Bürger wollen möglichst wenig Steuern bezahlen.

9.4.6.1 Das Paradoxon des Steueraufkommens

Beispiel Tabaksteuererhöhung: „Bisher konnte sich der Bundesfinanzminister auf die deutschen Raucher verlassen – sie qualmten, egal für welchen Preis.“[104] Doch nun scheint der Bundesfinanzminister den Bogen überspannt und aus Sicht des Bundesverbandes Deutscher Tabakwaren-Großhändler und Automatenaufsteller „die Steuerschraube überdreht“ zu haben. 70 Prozent Steuererhöhung innerhalb von zwei Jahren werden moniert.

Das **Gesundheitsministerium** müsste sich aus gesundheitlichen Gründen freuen, wenn niemand mehr raucht, sich aber auch nicht freuen, da die Steuereinnahmen in das Gesundheitssystem fließen sollen (Paradoxität: Geld der Raucher fließt in das Gesundheitssystem, um Raucher zu behandeln. Je mehr rauchen, desto höher ist das Steueraufkommen und desto höher wird die Zahl der Kranken und desto mehr Geldbedarf ist für die Behandlung der Kranken notwendig. Raucht niemand, fallen keine Steuern an und da niemand (raucher)krank ist, sind auch keine Steuereinnahmen notwendig). Das **Finanzministerium** müsste sich über jeden Raucher freuen, da er doch Einnahmen bringt.

Doch statt eines Zugewinns, sanken die Einnahmen bei der Tabaksteuer durch die Steuererhöhung im Vergleich zum Vorjahreszeitraum um 222 Millionen Euro, ein Tabaksteuer-Minus von sechs Prozent. Die Raucher stiegen auf Billigware und Schmuggelgut um oder hörten tatsächlich mit dem Rauchen auf.
Will man allgemein Steuern vermeiden, bieten sich unterschiedliche Möglichkeiten an:

- **Steuervermeidung**: nicht Rauchen, Standortverlagerung
- **Steuerüberwälzung**: Preiserhöhung: Benzinerhöhung oder Mieterhöhung

[104] Kommentar der Schwäbischen Zeitung vom 04.08.2004.

- **Steuereinholung**: Umsatzausweitung
- **Steuerhinterziehung**: illegal

9.4.6.2 Die Laffer-Kurve

Dass eine Steuerreduzierung nicht automatisch zu Einnahmeverlusten für den Staat führen muss, ja im Gegenteil sogar zusätzliche Einnahmen bedeuten kann, soll anhand der Laffer-Kurve demonstriert werden. Arthur B. Laffer ist ein amerikanischer Wirtschaftswissenschaftler, der in den siebziger Jahren bei einem Treffen mit Donald Rumsfeld und Dick Cheney angeblich anschaulich erklärt hat, warum eine geplante Steuererhöhung von fünf Prozent nicht zu mehr Steuereinnahmen, sondern zu weniger Steueraufkommen führen würde. Angeblich kritzelte Laffer damals eine Grafik auf eine Papierserviette, die in etwa folgendes Aussehen gehabt haben dürfte (Abbildung 6.27):[105]

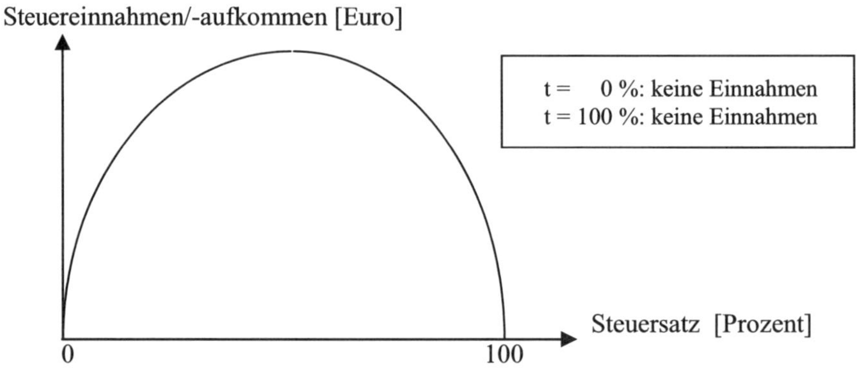

Abbildung 6.27: Die Laffer-Kurve.

Die Einnahmen ergeben sich aus Preis mal Menge. Somit sind im Hinblick auf die Steuergestaltung zwei „Hebel" denkbar: Preis (Steuersatz) und Menge (Steuerzahler und Einkommen).

> **Laffer-Kurve**:
>
> ➢ These, die einen Zusammenhang zwischen Steuersatz und Steuereinnahmen herstellt. Mit steigendem Steuersatz steigen die Steuereinnahmen zuerst überproportional, dann langsamer bis zu einem Maximum, um dann wieder zu sinken.

Folgender Zusammenhang zwischen Steuersatz und Steueraufkommen lässt sich herstellen: Mit zunehmendem Steuersatz steigt das Steueraufkommen, um ab einem bestimmten Satz wieder abzunehmen. Wird überhaupt keine Steuer berechnet (t = 0), können noch so viele Menschen arbeiten, das Steueraufkommen ist auf

[105] Vgl. Neue Zürcher Zeitung vom 02.12.2002.

jeden Fall Null. Beträgt der Steuersatz 100 Prozent, muss also alles Einkommen vollständig an den Staat abgeführt werden, wird wahrscheinlich auch niemand mehr arbeiten (höchstens auf dem Schwarzmarkt!) und der Staat kann ebenfalls auf keine Einnahmen hoffen. Irgendwo zwischen 0 und 100 Prozent muss ein für den Staat optimaler Steuersatz liegen, bei dem möglichst viele Menschen arbeiten und ihre Steuern bezahlen

Beispiel: Steueraufkommen: Steuersatz (Preis) mal Einkommen (Menge)

Steuersatz [Prozent]	Einkommen [Euro]	Steuern [Euro]
0	10.000	0
10	9.000	900
20	8.000	1.600
30	7.000	2.100
40	6.000	2.400
50	5.000	**2.500**
60	4.000	2.400
70	3.000	2.100
80	2.000	1.600
90	1.000	900
100	0	0

Annahme: Symmetrie zwischen Steuersatz und Einkommen unterstellt.

Wenn nun eine Steuererhöhung beschlossen wird und der bisherige Steuersatz lag über dem einnahmenoptimalen Satz – was in der Praxis oft der Fall ist – führt eine Steuererhöhung nicht zu mehr Einnahmen, sondern zu weniger Einnahmen. Denn je höher der Steuersatz, also der Preis für die Steuer, ist, desto weniger werden bereit sein, sich diese Steuer leisten zu wollen und arbeiten dann in der Schattenwirtschaft oder verzichten ganz auf Arbeit wenn es finanziell möglich ist oder bevorzugen eventuell auch staatliche Unterstützung durch Arbeitslosenhilfe.

Praxis: Anfang der 80er Jahre wurde in den USA in Erwartung höherer Einnahmen der Steuersatz gesenkt. Tatsächlich gingen die Steuereinnahmen jedoch zurück. Ein Problem liegt darin, den Maximalpunkt zu bestimmen. Zum anderen können time lags auftreten, wenn Einkommensbezieher beispielsweise aus der Schwarzarbeit in reguläre Beschäftigung wechseln.[106]

9.5 Kreditaufnahme und Staatsverschuldung

Steuern sind die wichtigste Einnahmequelle für den Staat. An zweiter Stelle stehen die Einnahmen aus den Sozialversicherungsbeiträgen. Zusammen erbringt das ein Aufkommen von rund 800 Milliarden Euro pro Jahr. Die Ausgaben des Staates liegen jedoch im Jahr bei über 1.000 Milliarden (1 Billion) Euro. Sonstige Einnahmen wie Müllgebühren, Bußgelder, Bundesbankgewinne oder Privatisierungserlöse reichen nicht aus, um die Ausgaben insgesamt finanzieren zu können. Was

[106] Vgl. Blanchard, Illing, 2004, S. 688.

bleibt somit an Finanzierungsmöglichkeiten, sofern die Ausgaben nicht eingeschränkt werden? Antwort: Schulden machen!

Die Kreditaufnahme ist zwischenzeitlich tatsächlich zum drittgrößten „Einnahmenblock" herangewachsen. Rund 100 Milliarden Euro beträgt die Bruttoschuldenaufnahme des deutschen Staates pro Jahr. Jedes Jahr kommen also neue Schulden dazu, die den bisherigen Schuldenberg auf über 1.500 Milliarden Euro weiter anwachsen lassen.

Gesamtverschuldung (auch Staatsschulden):
- bisheriger „Schuldenberg"

Neuverschuldung (auch Staats- oder Haushaltsdefizit):
- zusätzliche Schuldenaufnahme

9.5.1 Gesamtverschuldung

Beginnen wir mit der Gesamtverschuldung des Staates, die auch als Staatsschulden oder Schulden der öffentlichen Hand bezeichnet werden.

9.5.1.1 Höhe der Gesamtverschuldung

Der „Schuldenberg" hat in Deutschland mit Stand 2006 eine Höhe von rund 1.500 Milliarden Euro erreicht. Davon entfallen auf :

- den Bund: 850 Mrd. Euro
- die Länder: 480 Mrd. Euro
- die Gemeinden: 110 Mrd. Euro
- Fonds und Sondervermögen: 60 Mrd. Euro

Gesamtverschuldung: 1.500 Mrd. Euro (Deutschland 2006)

Ein Schuldenstand oder, wie es in den Medien oft heißt, ein Schuldenberg von 1.500 Milliarden Euro ist zunächst einmal eine mehr oder weniger aussagekräftige Zahl. Ob diese Zahl harmlos oder beängstigend ist, braucht eine Bewertung dieser Größe. Vielleicht hilft es zu sagen, dass 1.500 Milliarden ausgeschrieben 1.500.000.000.000 Euro bedeuten. Oder dass Staatsschulden von 1.500 Milliarden Euro pro Einwohner in Deutschland über 17.000 Euro. Das heißt, dass im Durchschnitt jede Person, egal ob Erwachsener oder Kind, eine staatliche Schuldenlast von über 17.000 Euro trägt.

Wichtige Vergleichs- und Bewertungsmaßstäbe zur Einschätzung der Schuldensituation sind der zeitliche und der räumliche Vergleich. Wir betrachten also die Entwicklung der Schulden in Deutschland im Zeitablauf und zum anderen die Schulden anderer Ländern.

9.5.1.2 Entwicklung der Staatsschulden in Deutschland

Wenn man sich die Entwicklung der Schulden in Deutschland seit 1950 betrachtet (Abbildung 6.28), wird man feststellen, dass die Schulden von einem sehr niedrigen Niveau aus stetig zugenommen haben. Besonders in der ersten Hälfte der neunziger Jahre ist ein starker Zuwachs zu verzeichnen. Nach der Bundestagswahl 1998 und dem Regierungswechsel von „Schwarz“ zu „Rot-Grün“ versuchte die Bundesregierung einen Konsolidierungskurs zu fahren. 1999 bis 2001 blieb der Schuldenstand auch relativ stabil, um dann aber ab 2002 wieder stark anzusteigen.

Bezieht man sich auf das Jahr 1990 und schreibt man die derzeitige Schuldenentwicklung fort, wird sich der Schuldenstand im Jahr 2008 mit über 1.600 Milliarden Euro gegenüber 1990 verdreifacht haben.

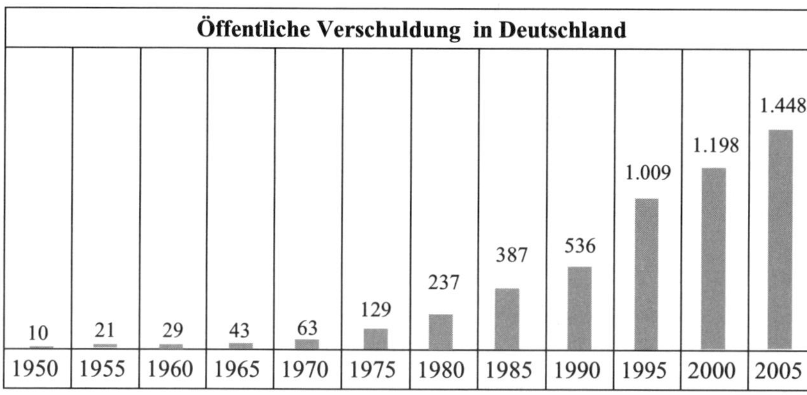

ab 1995 Gesamtdeutschland

Abbildung 6.28: Entwicklung der Schulden. [Quelle: Statistisches Bundesamt]

9.5.1.3 Die Schuldenquote

Schulden ob ihrer Problematik zu bewerten, setzt einen Vergleich mit dem Einkommen und der finanziellen Leistungskraft des Schuldners voraus. Bei einem Schuldenstand von beispielsweise 10.000 Euro macht es einen großen Unterschied, ob das Jahreseinkommen 5.000 Euro oder 200.000 Euro beträgt. Während im ersten Fall 10.000 Euro den Ruin bedeuten, sind im zweiten Fall 10.000 Euro Schulden „Peanuts“. Ob Schulden problematisch sind, hängt vor allem von der wirtschaftlichen Leistungskraft ab, die der Schuldner und in diesem Fall der Staat innehat.

Die wirtschaftliche Leistungskraft eines Staates wird durch das Bruttoinlandsprodukt (BIP) definiert. Insofern bietet es sich an, die Höhe der Schulden zur Höhe des Bruttoinlandsprodukts ins Verhältnis zu setzen. Das Bruttoinlandsprodukt betrug im Jahr 2005 2.245,5 Milliarden Euro.

Setzt man nun die Gesamtverschuldung ins Verhältnis zum Bruttoinlandsprodukt, erhält man die Gesamtverschuldungsquote. Diese beträgt somit 1.451/2.184 = 66,4

Prozent. Die Verschuldung Deutschlands macht 64,5 Prozent der Wirtschaftsleistung eines Jahres aus.

Schuldenquote:

- Gesamtverschuldung im Verhältnis zum Bruttoinlandsprodukt beziehungsweise prozentualer Anteil der Wirtschaftsleistung.

  Verschuldung: 1.447,3/2.245,5 = 64,5 Prozent (Stand 2005)

Sind nun 64,5 Prozent Schuldenquote ein erträgliches Maß oder gilt „Alarmstufe rot"? Ein wissenschaftlich „korrekter" oder verbindlicher Wert, der nun angeben würde, bis wann eine Staatsverschuldung in Ordnung ist und ab wann es zum Problem für einen Staat werden könnte, existiert nicht. Was aber existiert, ist ein politisch beschlossener Referenzwert.

Im Rahmen des Beitritts zur Europäischen Währungsunion müssen die Beitrittsländer bestimmte Konvergenzkriterien erfüllen und zu diesen Konvergenzkriterien gehört die Schuldenquote. Der Referenzwert der Schuldenquote beträgt für die Beitrittskandidaten 60 Prozent. 60 Prozent gilt als kritisches Maß einer noch akzeptablen Gesamtverschuldungsquote.

EU-Kriterium für die Schuldenquote:

- 60 Prozent gemessen am Bruttoinlandsprodukt.

Deutschland bewegt sich mit einer Quote von rund 65 Prozent gerade noch im „grünen Bereich". Allerdings gibt es Länder, die sowohl weit über den 60 Prozent als auch weit darunter liegen.

9.5.1.4 Staatsverschuldung im Vergleich mit anderen Ländern

Ein Vergleich mit anderen Ländern (Abbildung 6.29) zeigt, dass Deutschland mit seiner Schuldenquote von 68,9 Prozent[107] zum Mittelfeld gehört. Das Gros der Länder bewegt sich in einem Bereich von 50 bis etwas über 60 Prozent. Länder wie Griechenland, Italien oder Belgien fallen negativ aus der Reihe. Deren Schuldenquoten liegen zum Teil bei über 100 Prozent. Andere Länder fallen mit einer Quote von unter 30 Prozent relativ positiv aus der Reihe. Dänemark, Finnland, Großbritannien und Irland zählen hierzu. Spitzenreiter dieser Länderauswahl sind Luxemburg und die drei baltischen Staaten. Deren Gesamtverschuldung liegt im einstelligen Prozentbereich gemessen am Bruttoinlandsprodukt.

[107] Prognose für 2006. Abweichungen zwischen Zahlenwerten können durch unterschiedlich Berechnungsmethoden (Statistisches Bundesamt, Eurostat, EU-Kommission, etc.) zustande kommen.

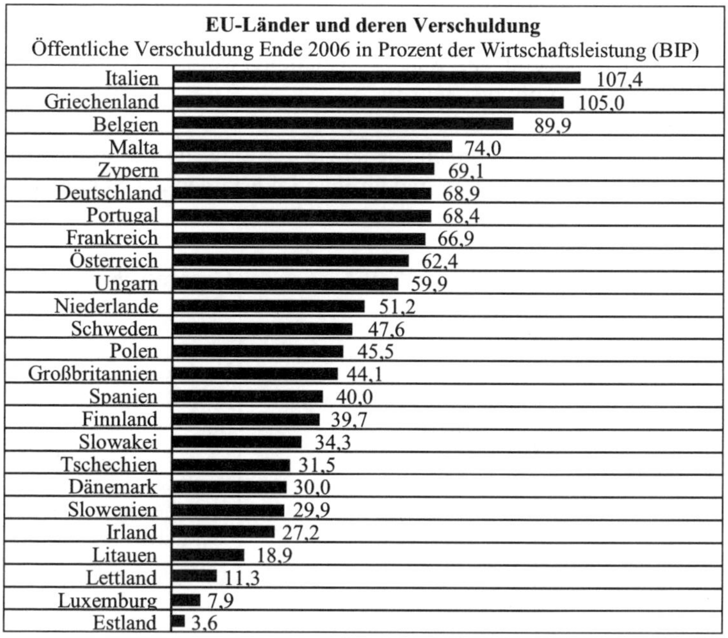

Abbildung 6.29: Staatsverschuldung im Ländervergleich.
[Quelle: EU-Kommission]

Bestandsgröße: Die Staatsverschuldung ist eine Bestandsgröße und zeigt die gesamte Verschuldung des Staates zu einem bestimmten Zeitpunkt an. Diese Größe ist wichtig und aussagekräftig für die Beurteilung der finanziellen und wirtschaftlichen Situation eines Landes. Wichtiger aber noch als die Bestandsgröße der Gesamtverschuldung ist die Veränderung dieser Größe. In welchem Maß nimmt die Gesamtverschuldung zu, sofern sie zunimmt, oder in welchem Maß ist ein Abbau der Staatsverschuldung zu verzeichnen, was am besten wäre. Der Zuwachs kommt übrigens dadurch zustande, dass immer wieder neue Schulden aufgenommen werden. Diese neuen Schulden werden terminologisch auch als Haushaltsdefizit bezeichnet.

9.5.2 Haushaltsdefizit

In der politischen Diskussion spielt aus verschiedenen Gründen das Haushaltsdefizit eine wichtige aber auch umstrittene Rolle. Betrachten wir analog zum vorigen Kapitel den aktuellen Stand in Deutschland, die Entwicklung der letzten Jahre und den Vergleich mit anderen Staaten.

9.5.2.1 Kreditaufnahme, Defizit und Schulden

Deutschland hatte im Jahr 2005 ein Haushalts- oder Staatsdefizit von 78 Milliarden Euro zu verzeichnen. Dieses Defizit ist nicht mit der Gesamtverschuldung zu verwechseln, sondern meint ausschließlich die Neuverschuldung – genauer noch die Nettoneuverschuldung. Die (Netto-)Neuverschuldung, beziehungsweise die (Netto-)Kreditaufnahme und das Staats- beziehungsweise Haushaltsdefizit oder auch nur Defizit, sind synonyme Begriffe.

In Abbildung 6.30 sind die Unterschiede sowie der logische Zusammenhang zwischen den verschiedenen Begriffen und Größen im Rahmen der Schuldenthematik dargestellt.

Kreditaufnahme		**Staatshaushalt und -defizit**		**Gesamtschulden**	
Brutto-kredit-aufnahme	Tilgung				
	Nettokre-ditaufnah-me	**Nettokre-ditaufnah-me = Defizit**	Ausgaben	**Nettokre-ditaufnah-me**	Gesamt-verschul-dung
		Einnahmen		bereits bestehende Schulden	

Abbildung 6.30: Schulden-Begriffssystematik. [Quelle: In Anlehnung an Altmann, 2000, S. 346]

9.5.2.2 Höhe des Haushaltsdefizits

Im Jahr 2005 hat Deutschland netto neue Schulden in Höhe von 78 Milliarden Euro (= Haushaltsdefizit) aufgenommen, um die Ausgaben, die durch Steuern, Sozialversicherungsbeiträge usw. nicht mehr gedeckt werden konnten, zu finanzieren. Seit 2002 bewegt sich die Höhe des Defizits um die Marke von 80 Milliarden Euro.

Haushaltsdefizit: 78 Milliarden Euro (Deutschland 2005)

Wie vorher bei der Gesamtverschuldung stellt sich auch hier die Frage, ob ein Defizit in Höhe 78 Milliarden Euro viel oder wenig ist. Die Antwort hierauf ist sowohl in der Politik als auch in der Wissenschaft heftig umstritten. Doch könnte man es sich leicht machen. Denn es existiert sowohl eine gesetzliche Regelung in Deutschland als auch ein europäischer Referenzwert.

Referenzwert: Beginnen wir mit dem Referenzwert. Als Referenzwert für das Staatsdefizit wurde im europäischen Stabilitätspakt 3 Prozent, gemessen am Bruttoinlandsprodukt, festgelegt. Der Stabilitätspakt wurde auf Initiative Deutschlands im Jahr 1996 beschlossen. Dieser Vertrag zwischen den damals 15 Mitgliedsstaaten schrieb fest, dass das Defizit der öffentlichen Haushalte die im Maastricht-

Vertrag genannte Obergrenze von 3 Prozent des Bruttoinlandsproduktes nicht übersteigen darf. Bei Überschreiten drohen Sanktionen.[108]

Die letzten Jahre wurde der Referenzwert immer wieder überschritten. Mit Stand von 2005 beträgt das Defizit 3,5 Prozent.

Haushaltsdefizit: 3,5 Prozent gemessen am BIP (Deutschland 2005)

9.5.2.3 Defizit der öffentlichen Haushalte im Zeitablauf

Abbildung 6.31 zeigt die Entwicklung des Defizits in Deutschland sowohl in absoluten Beträgen als auch in Prozentzahlen. Von 1991 bis 1998 hat Deutschland neue Schulden in einer Bandbreite von rund 40 bis 60 Milliarden Euro jährlich aufgenommen. Dies entspricht einer Quote von jeweils 2,4 bis 3,4 Prozent. 1999 war dann eine deutliche Verbesserung zu verzeichnen, die schließlich im Jahr 2000 zu einem Haushaltsüberschuss in Höhe von 22,8 Milliarden Euro führte.

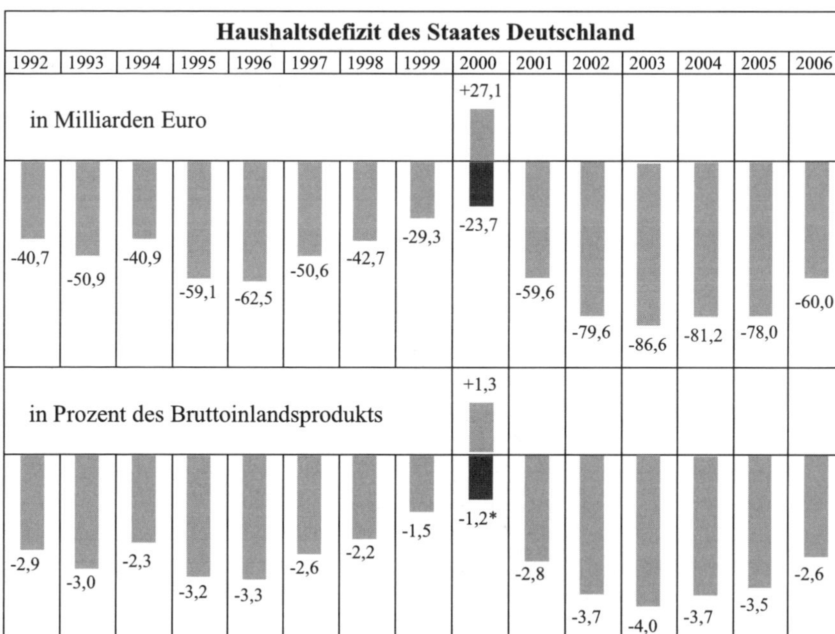

* ohne Erlöse aus der Versteigerung der UMTS-Lizenzen

Abbildung 6.31: Entwicklung des Defizits. [Quelle: Statistisches Bundesamt]

Dieser Überschuss in den öffentlichen Kassen war nun aber nicht unbedingt einer sorgsamen Haushaltsführung und guten Wirtschaftspolitik zu verdanken, sondern

[108] Zum Stabilitätspakt selbst siehe Ausführungen in Band 2 (Kapitel 12 „Europäische Währungsunion").

kam durch die Versteigerung der UMTS-Mobilfunk-Lizenzen im Jahr 2000 in Höhe von 50,8 Milliarden Euro zustande. Im Grunde genommen flossen einmalige und hohe Privatisierungserlöse in die ansonsten maroden Kassen.

Danach ging es wieder steil bergab. Seit 2002 bewegen sich die Defizite auf einer Höhe von rund 80 Milliarden Euro und einer Marke von rund 3,7 Prozent, so dass vier Jahre in Folge das Stabilitätskriterium verletzt wird. Im Jahr 2006 wird erstmals wieder mit einem Unterschreiten der 3-Prozent-Marke gerechnet (Abbildung 6.31).

9.5.2.4 Defizite im Vergleich der Europäischen Staaten

Doch nicht nur Deutschland hat Probleme mit der Einhaltung der 3-Prozent-Hürde. Auch andere Länder tun sich mit der Haushaltsdisziplin schwer. Dazu gehören die Defizitsünder Ungarn, Portugal, Griechenland, Italien, Großbritannien und Malta. Dass Defizite kein Naturgesetz sind, zeigen die Länder Dänemark, Schweden, Finnland und andere, die alle einen Überschuss erwirtschaftet haben.

EU-Länder im Vergleich (Stand 2005)
Haushaltsüberschuss/-defizit in Prozent der Wirtschaftsleistung (BIP)

Dänemark	+ 4,9
Schweden	+ 2,9
Finnland	+ 2,6
Estland	+ 1,6
Spanien	+ 1,1
Irland	+ 1,0
Lettland	+ 0,2
Belgien	+ 0,1
- 0,3	Niederlande
- 0,5	Litauen
- 1,5	Österreich
- 1,8	Slowenien
- 1,9	Luxemburg
- 2,4	Zypern
- 2,5	Polen
- 2,6	Tschechien
- 2,9	Slowakei
- 2,9	Frankreich
- 3,3	Malta
- 3,3	Deutschland
- 3,6	Großbritannien
- 4,1	Italien
- 4,5	Griechenland
- 6,0	Portugal
- 6,1	Ungarn

Abbildung 6.32: Haushaltsdisziplin in der EU. [Quelle: Eurostat]

9.5.2.5 Neuverschuldung und Investitionsausgaben

Im Zusammenhang mit der Neuverschuldung ist bisher ein Aspekt außen vor geblieben, nämlich die Frage, zu welchen Zwecken Kredite aufgenommen werden. Dies ist ein äußerst wichtiger Aspekt, macht es doch einen Unterschied, ob man einen Kredit für eine Konsumausgabe wie eine Wohnzimmergarnitur oder für eine Investition wie einen Personalcomputer ausgibt, mit dem man gegebenenfalls wieder Geld verdienen und eine Rendite erwirtschaften kann, die im Idealfall sogar höher ausfällt, als die Zinsen, die für den Kredit zu bezahlen sind. Lapidar könnte man sagen, dass Kredite für Konsum schlecht und Kredite für Investitionen nicht schlimm, wenn nicht sogar gut sind.

Wenn also Kredite aufgenommen werden, und das gilt auch für den Staat, sollten diese Kredite für Investitionen ausgegeben werden oder anders gesagt, dürfen die Kredite nicht höher sein als die vorgesehenen Investitionsausgaben. Diesem Umstand hat der deutsche Verfassungsgeber Rechnung getragen. Im Artikel 115 des Grundgesetzes heißt es nämlich: „Die Einnahmen aus Krediten dürfen die Summe der im Haushaltsplan veranschlagten Ausgaben für Investitionen nicht überschreiten.“ (Abbildung 6.33)

Grundgesetz Art 115:

- „Die Einnahmen aus Krediten dürfen die Summe der im Haushaltsplan veranschlagten Ausgaben für Investitionen nicht überschreiten. Ausnahmen sind nur zulässig zur Abwehr einer Störung des gesamtwirtschaftlichen Gleichgewichts.“

Wie in vielen rechtlichen Regelungen, ist auch hier eine Ausnahmeregelung vorgesehen. Weiter heißt es nämlich: „Ausnahmen sind nur zulässig zur Abwehr einer Störung des gesamtwirtschaftlichen Gleichgewichts.“

In Deutschland hat die Höhe der Nettokreditaufnahme die Höhe der Investitionen teilweise um bis zu 20 Milliarden Euro pro Jahr überschritten. Doch die vage Formulierung der „Störung des gesamtwirtschaftlichen Gleichgewichts“ hilft der Regierung, nicht grundgesetzwidrig zu handeln.

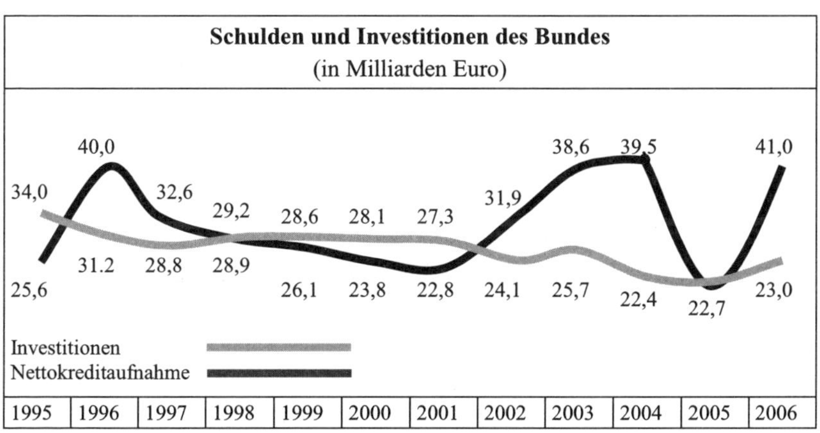

Abbildung 6.33: Schulden und Investitionen. [Quelle: Bundesministerium für Finanzen]

9.5.3 Bedeutung und Problematik der Staatsverschuldung

Was passiert eigentlich, wenn der Staat seine Schulden nicht mehr zurückbezahlt? Wie macht der Staat Schulden? Bei wem hat der Staat Schulden? Sind Schulden wirklich schlimm? Kann ein Staat sogar zahlungsunfähig werden? Dies sind Fragen, die im Zusammenhang mit der Schuldenthematik immer wieder zu recht gestellt werden.

9.5.3.1 Sind Schulden schlimm?

Was die Einschätzung der Staatsschulden anbelangt, sind die Meinungen höchst unterschiedlich. Die Meinungspalette reicht vom propagierten Staatsbankrott bis zur Segensverheißung.

Unwidersprochen ist sicherlich die Feststellung, dass Schulden per se immer auch Guthaben in derselben Höhe bedeuten müssen. Somit bedeuten höhere Schulden immer auch höhere Guthaben. Per Saldo ist die Finanzierung immer ausgeglichen.

Summe der Schulden = Summe der Guthaben!

Dieses buchhalterische Gleichgewicht heißt nun nicht, dass keine Probleme auftreten können. Gewaltige Konzentrations- und Verteilungsprozesse werden in Gang gesetzt, die zum Ruin mancher Akteure und damit auch zum Ruin eines Staatswesens führen können.

Finanzierung: Wenn der Staat Schuldner ist, müssen entsprechende Gläubiger vorhanden sein. In erster Linie finanziert sich der Staat über die

- Ausgabe von Wertpapieren (Bundesschatzbriefe und Finanzierungsschätze) am Kapitalmarkt/Rentenmarkt,
- über Bank- und Versicherungskredite,
- über Kredite öffentlicher Haushalte sowie
- über sonstige Quellen wie zum Beispiel Fremdwährungsschulden.[109]

An **Problemen** einer übermäßigen Staatsverschuldung können sich ergeben: [110]

a) Blockierung des Haushalts (Zinsen)

b) Belastung des Kapitalmarktes:
   - Verdrängung privater Kredite und von Investitionen und Konsum (crowding out)
   - Zinsanstieg

c) Inflationsgefahren:
   - Zunahme der Nachfrage durch höhere Kreditausgaben (Nachfragesog)

---

[109] Die Ausgabe von Wertpapieren macht zirka zwei Drittel des Finanzierungsvolumens aus. Vgl. iwd 29./30.10.2003.

[110] In Anlehnung an Altmann: Wirtschaftspolitik, 2000, S. 355.

- Zunahme der Kosten durch höhere Zinsen
- Geldmengenerhöhung

d) Umverteilung:
   - viele Steuerzahler und wenige Gläubige
   - zwischen den Generationen zu Lasten der nachfolgenden Generationen

e) Verschlechterung der Leistungsbilanz mit der Tendenz zur Abwertung der heimischen Währung

9.5.3.2 Bonität Deutschlands

Deutschland ist ein Schuldner, der sich von Banken, anderen Staaten und insbesondere den Kapitalmarktinvestoren finanzielle Mittel zur Verfügung stellen lässt. Und ebenso wie andere Schuldner – Privatpersonen oder Firmen – gute oder schlechte Schuldner sind, kann auch ein Staat wie Deutschland als vertrauensvoller oder als problematischer Kreditrückzahler eingestuft werden. Eine solche Einstufung nennt sich Rating. Unter Rating versteht man also die Einschätzung der Bonität (Güte) eines Schuldners, konkret die Fähigkeit, den vereinbarten Zins- und Tilgungszahlungen fristgerecht nachkommen zu können.

Rating (Einschätzung):

- allgemein: Einschätzung der Bonität (Güte) eines Schuldners.
- konkret: Fähigkeit, vereinbarte Zins- und Tilgungszahlungen fristgerecht zu begleichen.

Institutionen, die solche Einschätzungen vornehmen, sind Ratingagenturen. Die drei weltweit führenden Ratingagenturen sind Standard and Poor's (S&P); Moody's und Fitch.

Ratingagenturen:

- Moody's
- Standard & Poor's
- Fitch

S&P sowie Moody's haben auch Staaten wie Deutschland ihrer kritischen Analyse und Bewertung unterzogen. Die sechzehn Ratingklassen von S&P reichen von der Bestklasse AAA mit einer Ausfallwahrscheinlichkeit von 0,000 % bis zur schlechtesten Klasse B- mit einer Ausfallwahrscheinlichkeit von 13,1500 %.

Wie hat nun Deutschland abgeschnitten? Sowohl Standard & Poor's als auch Moody's haben für Deutschland das bestmögliche Rating vergeben: AAA (bzw. Aaa) – ein so genanntes Tripple-A! Kreditgeber können davon ausgehen, dass ihre Kredite an den deutschen Staat mit einer Wahrscheinlichkeit von 100 Prozent zurückgezahlt werden können, also sicher sind.

Bonität Deutschlands: → AAA bzw. Aaa (Tripple-A)!

Doch auf seinen Lorbeeren kann sich Deutschland nicht ausruhen. Denn auch eine Ratingherabstufung stand in der Diskussion. Solch eine potentielle Herabstufung bedeutet eine negative Signalwirkung und kann in Folge zu steigenden Finanzierungskosten führen. Ist nämlich ein Schuldner weniger glaub- und rückzahlungswürdig, desto mehr werden sich die Kreditgeber durch höhere Zinsen gegen das Risiko absichern.

9.6 Die Staatsquote

Das Wirtschaftssystem einer Marktwirtschaft zeichnet sich gegenüber der Planwirtschaft dadurch aus, dass es durch den freien Markt bestimmt wird. Den Umkehrschluss zu ziehen, dass die freie Marktwirtschaft eine Wirtschaft frei vom Staat sei, wäre voreilig. Auch in einer freien Marktwirtschaft hat der Staat durch Gesetze und die Wettbewerbsordnung „seine Hände mit im Spiel". Erst recht gilt das für die Soziale Marktwirtschaft. Der Einfluss des Staates in das Wirtschaftsgeschehen kann sogar recht groß sein. Oftmals ist der Staat neben den Unternehmen und den privaten Haushalten größter Akteur der Wirtschaft. Der Einfluss des Staates auf die Wirtschaft kann bestimmt und gemessen werden und zwar durch die Staatsquote.

9.6.1 Definition der Staatsquote

Die Staatsquote ist der wichtigste Indikator für das Mitwirken (eher positiv betrachtet) oder das „Einmischen" (eher negativ betrachtet) des Staates in die Wirtschaft. Die Staatsquote ist definiert als der Anteil der Staatsausgaben am Bruttoinlandsprodukt und wird üblicherweise als Prozentzahl dargestellt.

Staatsquote: Anteil der Staatsausgaben am Bruttoinlandsprodukt.

Im Jahr 2005 betrug die Staatsquote in Deutschland 46,7 Prozent. Das heißt, 46,7 Prozent des Bruttoinlandsprodukt in Höhe von 2.245,5 Mrd. Euro gingen durch die „Hände" des Staates. In absoluten Zahlen sind das 1.049,3 Mrd. Euro.

Staatsquote: 46,7 % (Deutschland 2005)

Berechnung: Staatsausgaben (G): 1.049,3 Mrd. €
Bruttoinlandsprodukt (BIP): 2.245,5 Mrd. €

Staatsquote = G/BIP = 1.049,3/2.245,5 = 46,7 %.

9.6.2 Wie hoch darf oder soll die Staatsquote sein?

Die Staatsquote beträgt in Deutschland rund 47 Prozent. Ist eine Staatsquote in dieser Größenordnung viel oder nicht viel? Ginge man vom Extremfall aus, dass es ein Wirtschaftssystem ohne jeglichen Staatseinfluss gibt (Staatsquote 0 %) und vom anderen Extremfall, dass die gesamte Wirtschaft ein reiner Staatsbetrieb ist (Staatsquote 100 %), würde eine Staatsquote von 50 % eine „halbe" Marktwirtschaft oder eine „halbe" Planwirtschaft definieren. Ist also unsere Soziale Marktwirtschaft in Deutschland eine halbe Staatswirtschaft?

Dass es nicht Sinn sein kann, den Staat vollständig aus der Wirtschaft zu verbannen, dürfte klar sein. Eine Staatsquote von 0 % ist ein irrealer und unsinniger Vergleichsmaßstab. Aber lässt sich nicht doch eine vernünftige Quote bestimmen – nicht im Sinne eines Minimums oder Maximums, sondern eines Optimums? Ist eine Staatsquote von 50 % in Ordnung oder sind 40, 30 oder gar nur 20 Prozent anzustreben?

➔ **Optimierung statt Maximierung oder Minimierung!**

Die Antwort auf diese Frage, hängt von der wirtschaftspolitischen Einstellung des Antwortenden ab. Je parteipolitisch linker und sozialistischer jemand eingestellt ist, desto höher sollte die Quote, und je rechter und liberaler, desto niedriger sollte die Quote sein. Zwischenzeitlich hat sich in Deutschland insofern ein Konsens gebildet, dass ein Wert von 40 Prozent als realistische Zielgröße dienen könnte und sollte. Das heißt, der Anteil der Staatsausgaben sollte nicht mehr als 40 Prozent des Bruttoinlandsprodukts ausmachen.

Zielgröße für die Staatsquote in Deutschland: 40 %!

Um eine Maßgröße wie die Staatsquote einschätzen zu können, bietet sich neben der Formulierung einer Zielgröße auch ein zeitlicher und ein räumlicher Vergleich an: Welchen Wert hatte die Staatsquote in früheren Jahren und wie hat sie sich seither entwickelt? Wie hoch oder niedrig ist die Staatsquote Deutschlands im Vergleich zu anderen Wirtschaftsnationen?

9.6.3 Die Staatsquote im Zeitablauf

Beginnen wir im Jahre 1970 und schauen uns die Entwicklung der Staatsquote in Deutschland bis heute an (Abbildung 6.34).

Die Staatsquote hat sich in Deutschland von rund 39,1 Prozent im Jahr 1970 auf fast 50 Prozent im Jahr 1975 erhöht. Die Ölpreiskrise und die damit verbundene keynsianische Reaktion einer Staatsausgabenerhöhung sind wesentliche Ursachen für diesen Anstieg. Nach einem Rückgang auf unter 45 Prozent im Jahr 1990 hat sich die Staatsquote anschließend auf ein Niveau von rund 47 Prozent eingependelt.

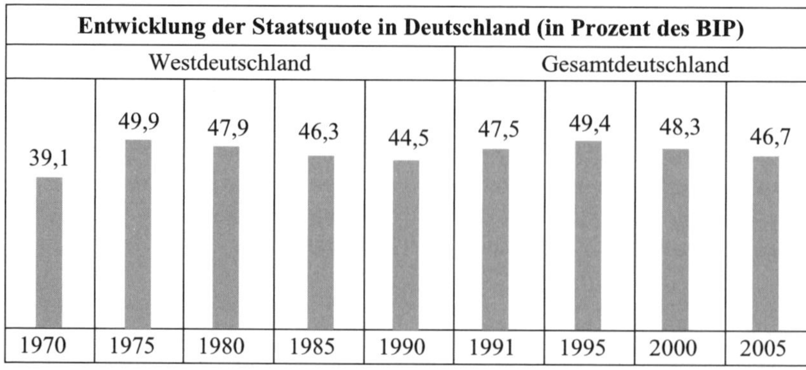

Abbildung 6.34: Entwicklung der Staatsquote [Quelle: Bundesministerium für Finanzen]

Ob der Korridor von 40 bis 50 Prozent einen üblichen Rahmen für die Staatsquote darstellt, zeigen die Staatsquoten im internationalen Vergleich.

9.6.4 Die Staatsquoten im internationalen Vergleich

Betrachtet man die Staatsquoten im internationalen Vergleich, fallen Länder auf, die eine hohe Staatsquote haben und solche, die im Vergleich eine niedrige Quote aufweisen. Spitzenkandidat der Länder mit einer hohen Quote ist weiterhin und bekanntermaßen der „Wohlfahrtsstaat“ Schweden mit einer Quote von 57 Prozent.

Land	2006	Land	2006
Schweden	56,8	Luxemburg	46,1
Frankreich	54,2	Griechenland	45,4
Dänemark	54,1	Großbritannien	45,1
Finnland	51,2	Kanada	39,9
Niederlande	49,5	Japan	37,5
Österreich	49,4	Schweiz	36,7
Belgien	49,3	Irland	35,0
Italien	48,8	USA	34,8
Portugal	47,8	Südkorea	30,9
Deutschland	**47,0**	Spanien	30,1

Abbildung 6.35: Staatsquoten im internationalen Vergleich. [Quelle: OECD]

Auch Frankreich und Dänemark zählen zu den Staaten mit deutlich über 50 Prozent. Am unteren Ende der Skala rangieren Südkorea und Spanien mit rund 30 Prozent.

9.6.5 Abgabenquote

Wenn die Staatsquote als Gesamtausgaben des Staates im Verhältnis zu den gesamten Ausgaben der Wirtschaft definiert ist, müsste sich die Staatsquote analog über die Einnahmenseite bestimmen lassen. Denn was der Staat für Schulen, Straßen und Krankenhäuser ausgibt, muss er vorher über Steuern und Sozialversicherungsbeiträge eingenommen haben.

- Staatsquote: Ausgabenseite des Staates
- Abgabenquote: Einnahmenseite des Staates

Abgaben: Steuern und Sozialversicherungsbeiträge sind aus Sicht der Steuer- und Beitragszahler nichts anderes als Abgaben, die an den Staat zu entrichten sind. Nimmt man diese Abgaben, die wir alle, ob Arbeitnehmer oder Arbeitgeber zu entrichten haben, und fasst sie zu den Gesamtabgaben zusammen und setzt diese ebenfalls ins Verhältnis zum Bruttoinlandsprodukt einer Volkswirtschaft erhält man die Abgabenquote.

Abgabenquote:

➢ Anteil der Steuern und Sozialversicherungsbeiträge (Abgaben) am Bruttoinlandsprodukt

Wenn die Ausgaben des Staates seinen Einnahmen entsprechen, müsste die Abgabenquote den gleichen Wert haben wie die Staats(ausgaben)quote. Schaut man sich den Wert für Deutschland im Jahr 2005 an, wird man jedoch feststellen, dass die Abgabenquote nur 38,5 Prozent beträgt. Zur Erinnerung: Die Staatsquote als Verhältnis der Ausgaben zum Bruttoinlandsprodukt beträgt 46,7 Prozent. Wie kann das sein?

Die Logik kann nur eine Antwort geben: Die gesamten Ausgaben des Staates müssen größer sein als die Einnahmen des Staates durch Steuern und Sozialversicherungsbeiträge. Und das ist auch tatsächlich der Fall. Der Staat hat weitere Einnahmen wie Bundesbankgewinne, Privatisierungserlöse und Einnahmen durch Kredite. Diese Einnahmen sind nicht in den Abgaben enthalten. Insofern ist die Staatsquote als Ausgabenquote höher als die Abgabenquote durch die Steuer- und Beitragseinnahmen.

Abgabenquote: 38,5 % (Deutschland 2005)

Berechnung:	Steuereinnahmen (T):	491,1 Mrd. €
	Sozialversicherungsbeiträge (Tr):	373,1 Mrd. €*

Abgabenquote = (T+Tr)/BIP = 864,3/2.245,5 = 38,5 %

* Hinweis: Die Sozialversicherungsbeiträge setzen sich aus den tatsächlich gezahlten Sozialbeiträgen zusammen. Unterstellte Beiträge für Beamte sind nicht enthalten!

9.7 Schattenwirtschaft und Schwarzarbeit

Für viele Bürger ist sie ein Kavaliersdelikt, für den Staat ein ärgerliches Übel und für Experten ein nicht ganz leicht einzuschätzendes Phänomen – die Schwarzarbeit oder die Schattenwirtschaft.[111]

9.7.1 Definition von Schwarzarbeit

Wie der Name sagt, ist Schwarzarbeit oder Schattenwirtschaft nicht etwas, das im „Hellen“ und Offiziellen geschieht, sondern im „Dunkeln“ und Verborgenen. Wenn die Leistung für den Handwerker nicht über eine Rechnung beglichen wird, sondern in bar bezahlt wird, ohne dass eine Steuer an den Staat entrichtet wird, ist das eine illegale, nicht gemeldete Beschäftigung. Unter Schwarzarbeit versteht man also Arbeitsleistungen, die für andere erbracht werden und bei denen die gesetzlichen Anmelde- und Anzeigepflichten umgangen werden. Insbesondere die Bauwirtschaft, das Handwerk und der Tourismus gelten als für Schwarzarbeit anfällige Branchen.

Schwarzarbeit:

- Arbeitsleistungen, die für andere erbracht werden und bei denen die steuerlichen und sozialversicherungsrechtlichen Pflichten umgangen werden (illegale, nicht gemeldete Beschäftigung).

Für die Akteure ist Schwarzarbeit verführerisch, kann man doch einiges an Abgaben und auch an umständlicher Bürokratie sparen. Für den Staat bedeutet Schwarzarbeit mehr oder weniger hohe Einnahmeausfälle.

9.7.2 Messung und Ausmaß der Schwarzarbeit

Das Ausmaß der Schwarzarbeit zu messen, ist per se schwierig, da das Wesen der Schwarzarbeit als illegale, nicht gemeldete Beschäftigung gerade darin besteht, nicht offiziell zu sein, sondern im „dunkeln“ zu geschehen.

Eine Möglichkeit der Bestandsaufnahme „schwarzer Arbeit“ besteht darin, dass Wissenschaftler Menschen nach ihren Schwarzmarktaktivitäten befragen. Solche Umfrageergebnisse beziffern die Schwarzarbeit auf rund 4 Prozent des Bruttoinlandsproduktes. Eine andere Methode setzt an der Bargeldnachfrage an. Da verbotene Arbeit meist in bar bezahlt wird, kann von der zusätzlichen Nachfrage nach Euro-Scheinen auf den Umfang der illegalen Beschäftigung geschlossen werden.

[111] Der Begriff der Schattenwirtschaft kann weiter gefasst werden als der der Schwarzarbeit. Schattenwirtschaft meint dann neben der eigentlichen Schwarzarbeit als irreguläre Wirtschaft, auch die (reguläre) Haushalts- und Selbstversorgungswirtschaft sowie die kriminelle Untergrundwirtschaft (Korruption, Drogenhandel, etc.).

Messung der Schwarzarbeit:

- Umfrageergebnisse
- Erhöhung der Bargeldnachfrage
- Entdeckungen („Delikte")

Schätzungen hierzu fallen deutlich höher aus, als die aus den Umfragen gewonnenen Ergebnisse. Offiziell wird die „inoffizielle Beschäftigung" für 2005 in Deutschland mit 15,6 Prozent des Bruttoinlandsprodukts angegeben. Dies entspricht einem Betrag von 346 Milliarden Euro.

Ausmaß der Schwarzarbeit:

- laut Schätzungen 346 Milliarden Euro (Deutschland 2005)
- entspricht einem Anteil von 15,6 Prozent am Bruttoinlandsprodukt

9.7.3 Entwicklung der Schwarzarbeit in Deutschland

Schaut man sich die Entwicklung der letzten Jahre in Deutschland an, so hat die Schwarzarbeit einen regelrechten Boom erfahren. Man ist fast versucht zu sagen, dass eine schlechte offizielle Wirtschaftsentwicklung mit einer guten inoffiziellen einhergeht. Zudem gilt, dass der Anteil am Bruttoinlandsprodukt in dem Maß zunimmt, wie die Schwarzarbeit steigt und das Bruttoinlandsprodukt abnimmt.

1995 lag der Anteil der Schwarzarbeit mit einem Umsatz von 241 Milliarden Euro bei 13,9 Prozent des Bruttoinlandsproduktes und stieg dann auf 370 Milliarden Euro im Jahr 2003 an. Im Jahr 2004 erfolgte erstmals wieder ein leichter Rückgang auf 356 Milliarden Euro. Für das Jahr 2005 wird ein weiterer Rückgang auf 346 Milliarden Euro und eine Quote von 15,6 Prozent erwartet (Abbildung 6.36)

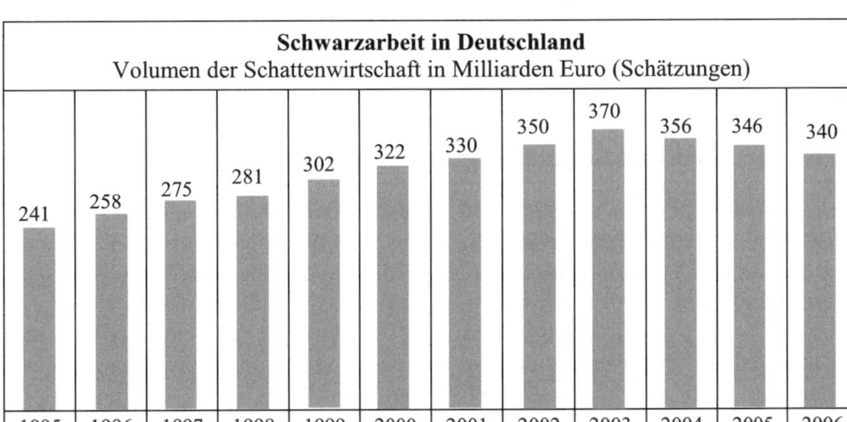

Abbildung 6.36: Schwarzarbeit in Deutschland. [Quelle: iwd]

Je mehr die Reformen am Arbeitsmarkt und im Steuerrecht und in der Sozialversicherung greifen, desto eher wird ein Absinken der Schwarzarbeit zu erwarten sein. Man geht nämlich davon aus, dass eine Absenkung der Steuer- und Abgabenlast um 10 Prozentpunkte die Schattenwirtschaft um über 2 Prozentpunkte verringert.

9.7.4 Schwarzarbeit im internationalen Vergleich

Im internationalen Vergleich liegt Deutschland im Mittelfeld aller Industrieländer. Besonders stark ausgeprägt ist die Schwarzarbeit in den Mittelmeerländern. In Griechenland liegt die Quote über 25 Prozent, in Italien knapp darunter und in Spanien und Portugal bei rund 21 Prozent.

Am anderen Ende der Skala rangieren die USA und die Schweiz mit einem Anteil von unter 10 Prozent gemessen am Bruttoinlandsprodukt. Auch Japan und Österreich gehören mit jeweils rund 10 Prozent zu den Staaten mit relativ niedrigem Schattenwirtschaftsanteil (Abbildung 6.37).

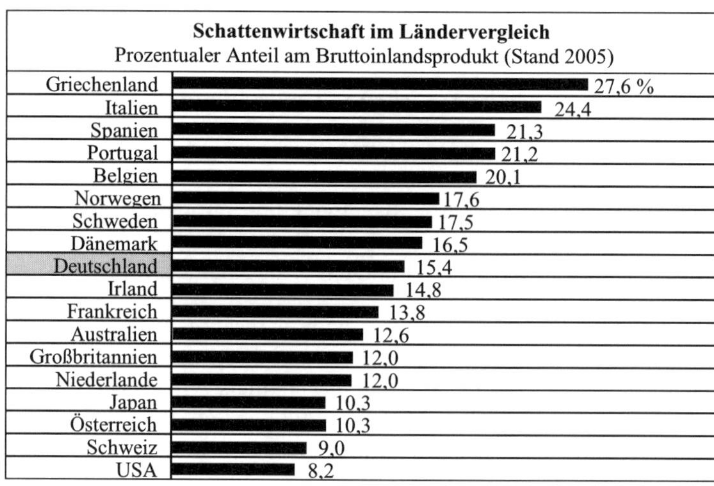

Abbildung 6.37: Schattenwirtschaft im internationalen Vergleich. [Quelle: IAW, F. Schneider]

9.7.5 Ursachen und Bekämpfung der Schwarzarbeit

Wird Schwarzarbeit als illegales und staatshaushaltlich schädigendes Verhalten klassifiziert, hat erstens die Bekämpfung von Schwarzarbeit Priorität und zweitens diese Bekämpfung zwei logische Ansätze, den juristischen im Sinne der Symptom- und Folgenbekämpfung (Strafe und Verfolgung) und den wirtschaftlichen im Sinne der Ursachenbekämpfung (Vermeiden der Gründe für Schwarzarbeit durch Abgabensenkung und Deregulierung). Helfen beide letztlich vom Staat initiierten Maßnahmen nicht aus, bleibt schließlich nur die moralische Einsicht und das Unrechtsbewusstsein jedes Einzelnen im Sinne von „So etwas tut man nicht!“.

Juristische Perspektive:
- Verbot von Schwarzarbeit und Strafverfolgung.

Wirtschaftliche Perspektive:
- Beseitigung der Ursachen von Schwarzarbeit durch Senkung der Abgabenlast und Deregulierung des Arbeitsmarktes.

Moralische Perspektive:
- Unrechtsbewusstsein „So etwas tut man nicht!".

9.7.5.1 Strafe und Verfolgung

Aus der juristischen Sichtweise wird Schwarzarbeit als illegales, verbotenes Tun betrachtet, was mit Strafe und Verfolgung geahndet wird – unabhängig von den Ursachen und der „Berechtigung" dieser illegalen Beschäftigung. Dieser juristische Ansatz der Bekämpfung von Schwarzarbeit ist in den letzten Jahren verschärft worden.

„Gesetz zur Intensivierung der Bekämpfung der Schwarzarbeit und damit zusammenhängender Steuerhinterziehung" (2004)[112]

Ordnungswidrigkeit und Straftatbestand Die maximale Geldbuße für illegale Arbeit ist von 5.000 auf 500.000 Euro heraufgesetzt worden. Zudem soll zukünftig Schwarzarbeit nicht mehr nur als Ordnungswidrigkeit, sondern als Straftatbestand eingestuft werden (jedoch nicht bei haushaltsnahen Dienstleistungen wie dem Beschäftigen einer Putzhilfe).

Die Zuständigkeit für die Verfolgung von Delikten soll von der Bundesagentur für Arbeit auf den Zoll übergehen. Die Personal- und Sachkosten der Schwarzarbeitsbekämpfung sind mit rund einer halben Milliarde Euro zu kalkulieren (Stand 2004).

9.7.5.2 Abgabensenkung und Deregulierung

Als Hauptursache für illegale Beschäftigung werden neben der kriminellen Energie vor allem wirtschaftliche Anreize gesehen, also das Verlangen, etwas mehr in der Tasche zu haben, ja vielleicht sogar die „Notwendigkeit" auf dieses „etwas mehr" angewiesen zu sein. Denn je höher die Abgabenbelastung durch Steuern und Sozialabgaben ist, desto eher wird man versucht sein, diese Abgabenbelastung zu umgehen.

[112] Dieses Gesetz ist eine Weiterführung des Gesetzes zur Bekämpfung der Schwarzarbeit aus dem Jahr 1957 (30.03.1957) und 1982 (29.01.1982).

Steuer- und Abgabenbelastung: In Deutschland beträgt die Steuer- und Abgabenbelastung der Arbeitskosten (einschließlich Mehrwertsteuer und Arbeitgeberanteil zur Sozialversicherung), die für einen ledigen Durchschnittsverdiener anfallen, 67,3 Prozent. Vergleicht man die Steuer- und Abgabenbelastung und die Quoten der Schwarzarbeit in anderen Ländern, lässt sich feststellen, dass die Länder, welche eine niedrige Abgabenbelastung aufweisen (Japan, Schweiz und USA mit jeweils unter 40 Prozent), auch die Länder sind, die eine niedrige Schattenwirtschaftsquote haben (von 8,7 bis 11,1 Prozent).

Doch gibt es auch Länder, die nicht in dieses Schema passen. Österreich sieht sich trotz einer sehr niedrigen Belastung von 33,6 Prozent einer im Vergleich dazu relativ hohen Schwarzarbeitsquote von 14,1 Prozent konfrontiert. Griechenland und Italien, die für hohe Schwarzarbeitsquoten von über 27 Prozent bekannt sind, haben jedoch mit 61,8 und 66 Prozent eine niedrigere Steuer- und Abgabenbelastung Deutschland.[113]

Im Grundsatz wird man sagen können, dass mit zunehmender Abgabenbelastung der Anreiz für das Umgehen dieser Belastungen ebenfalls zunimmt. Je niedriger die Steuern und Sozialabgaben, desto weniger Anreiz und Notwendigkeit besteht, diese vermeiden zu wollen. Steuersenkungen und Reduzierungen der Sozialversicherungsbeiträge fallen dem Staat jedoch äußerst schwer, fürchtet er doch hohe Einnahmeausfälle. Diese sollen zwar durch vermehrte offizielle Tätigkeit kompensiert werden – was ja Sinn der ganzen Sache ist -, wobei diese Kompensierung jedoch Zeit braucht und eventuell auch nicht den gewünschten Effekt hat.

Regulierungsdichte: Neben der zu hohen Abgabenbelastung, die als Grund für Schwarzarbeit betrachtet wird, gilt auch die zu hohe Regulierungsdichte auf dem Arbeitsmarkt als Ursache für illegale Beschäftigungen. Je komplizierter es ist, jemanden anzustellen oder selbst eine unternehmerische Beschäftigung zu ergreifen, desto eher ist man versucht, den Weg der Beschäftigungsaufnahme zu vereinfachen, indem das „per Handschlag" geschieht. Besonders kleine Jobs wie Putzarbeiten oder Aushilfstätigkeiten werden gerne am Staat vorbei organisiert.

Mit der Einführung von Minijobs und Erleichterungen bei der Existenzgründung – zum Beispiel teilweise Abschaffung des Meisterzwangs – versucht die Bundesregierung hier Erleichterung zu verschaffen, die gepaart mit einer schärferen strafrechtlichen Verfolgung die Schwarzarbeit in Deutschland zurückdrängen soll. Die Steuer- und Sozialversicherungsreformen sind noch in Gange und werden ebenfalls ihre Auswirkungen zeigen.

Unrechtsbewusstsein „So etwas tut man nicht!"

Ob Maßnahmen und Reformen greifen, wird auch damit zu tun haben, inwieweit Menschen dem Staat vertrauen: Wird das Geld, das an den Staat zwangsabgeführt wird, auch gut verwendet. Wird Leistungsfähigkeit auch tatsächlich belohnt und nicht durch ein Zuviel an Abgaben beeinträchtigt? Gebietet die Wertehaltung des Einzelnen auch ohne Zwang und Strafandrohung, das zu tun was rechtens ist?

---

[113] Vgl. iwd, 04.12.2003, Nr. 49, S. 5 (Institut der deutschen Wirtschaft, Köln).

Moral und Motivation der Bürger sind belastbar, dürfen aber nicht überstrapaziert werden. Beides muss sich lohnen: Motivation und Leitungsbereitschaft einerseits und Moral und ehrliches Handeln andererseits.

10 Sozialpolitik

10.1 Einführung in die Sozialpolitik

Wirtschaftspolitik in Zeiten grundlegender Reformen beinhaltet vor allem zwei Themen, erstens die Steuerpolitik und zweitens die Sozialpolitik. Im Rahmen der Sozialpolitik und der Infragestellung verschiedener sozialer „Errungenschaften", stellen sich Politiker und Bürger Fragen wie:

- Ist meine Rente sicher?
- Werde ich ab einem Lebensalter von 80 Jahren noch operiert?
- Bekomme ich zukünftig beim Bau eines Hauses noch eine staatliche Förderung?
- Muss ich Zahnersatz selbst bezahlen?

Analog zu diesen Fragen lassen sich die wichtigsten Themenbereiche der Sozialpolitik bestimmen, nämlich die Rentenpolitik, die Gesundheitspolitik und die Arbeitsmarktpolitik. Bevor auf diese einzelnen Themenbereiche näher eingegangen wird, ist die Sozialpolitik im Allgemeinen zu definieren und zu erläutern.

10.1.1 Definition und Systematik der Sozialpolitik

10.1.1.1 Definition von Sozialpolitik

Mit Sozialpolitik verbindet man üblicherweise die sozialen Sicherungssysteme wie Kranken-, Arbeitslosen- und Rentenversicherung. Neben dieser traditionellen und engeren Sichtweise von Sozialpolitik lässt sich Sozialpolitik auch weiter fassen. Dann meint Sozialpolitik eine Einstellung und Haltung dem Mitmenschen gegenüber, die von Moral und Werten geprägt ist, und sie meint die Ordnung der Gesellschaft nach bestimmten Wertvorstellungen wie Freiheit und Verantwortung.

Definition von Sozialpolitik:

- i.w.S.: Ordnung des gesellschaftlichen Zusammenlebens nach Maßgabe bestimmter Wertvorstellungen (soziale Politik).
- i.e.S.: Planung und Durchführung von Maßnahmen zum Erhalt und zur Verbesserung der Lebensgrundlagen gesellschaftlich schwacher und schutzbedürftiger Gruppen (System der sozialen Sicherung).

10.1.1.2 Ebenen der Sozialpolitik (institutionelle Perspektive)

Die Gestaltung der unterschiedlichen Bereiche ist vor allem eine nationale Angelegenheit, besitzt aber auch eine supranational europäische und eine international weltweite Dimension, wenn auch bei weitem nicht in dem Maße, wie das bei der Geldpolitik oder der Außenwirtschaftspolitik der Fall ist. Nach innen kann die Sozialpolitik weiter in die gemeinschaftliche, betriebliche und individuelle Ebene differenziert werden. Hinzu kommen Sonderformen wie zum Beispiel kirchliche Träger (Abbildung 6.38).

Institutionelle Ebenen der Sozialpolitik		
Ebenen	**Beschreibung**	**Beispiele**
international	Sozialcharta der Vereinten Nationen	• Verbot von Sklaverei • Soziale Mindeststandards
supranational	Europäische Sozialpolitik	• EU-Sozialfonds
national	Staatliche Sozialpolitik	• Sozialversicherungssystem in Deutschland • Arbeitsschutzgesetze
gemeinschaftlich	Verbände	• tarifvertragliche Urlaubsregelungen
betrieblich	Sozialpolitik der Unternehmen	• Betriebskrankenkasse • Betriebliche Altersvorsorge • Betriebskindergarten
individuell	Eigenvorsorge	• Sparen und Versicherungen
Sonderformen	Kirchen	• Kinderheime

Abbildung 6.38: Ebenen der Sozialpolitik.

10.1.1.3 Bereiche der Sozialpolitik (inhaltliche Perspektive)

Kern der Sozialpolitik ist die Gestaltung sozialer Sicherungssysteme wie Renten-, Arbeitslosigkeits- oder Krankenversicherung. Darüber hinaus können im Rahmen der Sozialpolitik Bereiche wie die Arbeitsmarktpolitik (z. B. Arbeitszeit, Arbeits-

Bereiche der Sozialpolitik				
Soziale Sicherung	**Arbeitnehmerschutz im Betrieb**	**Ordnung des Arbeitsmarktes**	**Betriebs- und Unternehmensverfassung**	**Ausgleichs- und Gesellschaftspolitik**
Renten-, Unfall-, Arbeitslosen-, Krankenversicherung, Sozialhilfe	Betriebsgefahrenschutz, Arbeitszeitregelung, Kündigungs- und Lohnschutz	Arbeitsförderung, -vermittlung und -beratung Tarifpolitik	Informations-, Einspruchs-, Mitberatungs- und Mitbestimmungsrechte	Familien-, Jugend und Altenhilfepolitik, Bildungspolitik, Wohnungspolitik

Abbildung 6.39: Bereiche der Sozialpolitik
[Quelle: In Anlehnung an May, 2003, S. 482]

vermittlung oder Mitbestimmung) und die Gesellschaftspolitik (z. B. Familien- oder Bildungspolitik) thematisiert werden.[114] In Abbildung 6.39 sind diese unterschiedlichen Bereiche der Sozialpolitik dargestellt.

10.1.2 Leitbilder und Ordnungsprinzipien der Sozialpolitik

Da Sozialpolitik per se sozial und kollektiv ausgelegt ist, spielt das Ausmaß der staatlichen Einflussnahme hier eine besonders große Rolle.

10.1.2.1 Leitbilder der Sozialpolitik

Leitbilder der Sozialpolitik bewegen sich zwischen den beiden Polen der Freiheit und Selbstverantwortung auf der einen Seite und der Solidarität und Pflichtverantwortung auf der anderen Seite (Abbildung 6.40).

Individualprinzip	**Sozialprinzip**
→ „Leistungsgesellschaft“	→ „Sozialstaat“
Recht auf freie Entfaltung der Persönlichkeit: Freiheit, Eigenverantwortung und Selbsthilfe.	Kollektive Vorsorge: Unzureichende Bereitschaft und Fähigkeit der individuellen Vorsorge.
Nicht distributive Gerechtigkeit, sondern gleiche Ausstattung mit Freiheitsrechten und Chancen.	Grundsatz der Solidarität und der sozialen Gerechtigkeit.
Gerechte Handlungsregeln statt Verteilungsergebnis, z. B. Marktmechanismus.	Verteilungsgerechtigkeit: Staat sorgt für gerechte Güterverteilung.
Freiheit => Wohlstand => Sicherheit und sozialer Friede.	Materielle Freiheit und distributive Gerechtigkeit.
Problem: Fehlende Versicherbarkeit bestimmter Risiken.	Problem: Einschränkung der Leistungsbereitschaft

Abbildung 6.40: Individualprinzip versus Sozialprinzip.

Während das Individualprinzip Freiheit des Individuums, Selbstverantwortung und Chancengleichheit betont, fordert das Sozialprinzip staatliche Vorsorge, Solidarität und Verteilungsgerechtigkeit.[115]

---

[114] Die Systematik ist letztlich „Geschmacksache“. Arbeitsmarktpolitik kann als eigenständiger Politik- und Reformbereich aufgefasst werden oder sie kann als Teilbereich der Sozialpolitik definiert werden.

[115] Hier kommen auch unterschiedliche Prägungen kontinentaleuropäischen und amerikanischen Versicherungsdenkens zum Ausdruck. Die Europäer sicherten ihre Seefahrten durch Versicherungssysteme ab („Beten ist gut. Versicherung ist besser.“). [Vgl. auch Peter Sloterdijk: Im Weltinnenraum des Kapitals, 2005, 138 - 150] Die Amerikaner dagegen sicherten sich durch „Gott“ (Dollarnote: „We trust in God“) und Schusswaffen ab.

10.1.2.2 Ordnungs- und Gestaltungsprinzipien der Daseinsvorsorge

Die Sozialpolitik im Sinne der Daseinsvorsorge lässt sich durch einige wesentliche Prinzipien charakterisieren. In folgender Abbildung sind diese Prinzipien im Zusammenhang dargestellt:

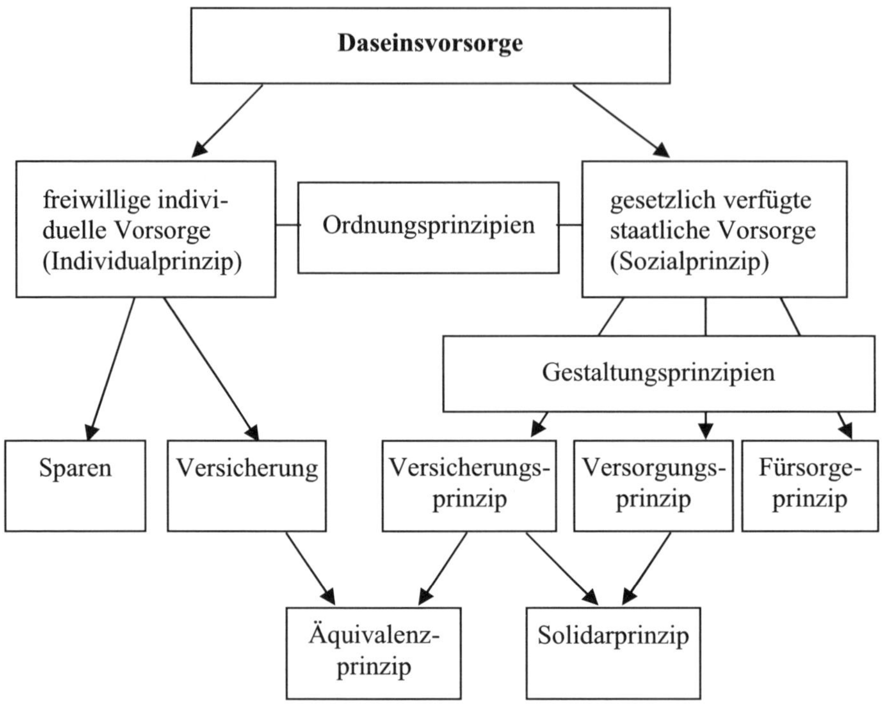

Abbildung 6.41: Prinzipien der Daseinsvorsorge [Quelle: Dietmar Kath: Sozialpolitik. In Vahlens Kompendium der Wirtschaftstheorie und Wirtschaftspolitik, Bd. 2, 1999, S. 503]

Manche dieser Prinzipien wie Sparen und Versicherung sind verständlich, andere Prinzipien wie Versorgung und Fürsorge erschließen sich nicht auf den ersten Blick.

1) Individualprinzip

Individualprinzip meint, dass die Verantwortung für die Vorsorge beim einzelnen Menschen, beim Individuum, liegt – und zwar freiwillig.

Individualprinzip: → freiwillige individuelle Vorsorge.

Diese individuelle und private Vorsorge kann auf zwei grundlegende Weisen geschehen – durch Ersparnisbildung und durch den Abschluss von Versicherungen.

1a) Sparen

Sparen bedeutet Vorsorge durch Ersparnisbildung, sei es, dass man Geld auf dem Sparkonto anlegt oder in Aktien investiert.

1b) Versicherung

Die zweite Möglichkeit der privaten Vorsorge besteht darin, durch den Zusammenschluss einer hinreichend großen Zahl von Individuen zu einer Gemeinschaft Versicherungen abzuschließen. Versicherungen werden üblicherweise gegen Risiken wie Krankheit, Tod, Unfall oder Arbeitsunfähigkeit abgeschlossen. Tritt der versicherte Fall ein, erhält der Versicherungsnehmer oder dessen Angehörige entsprechende Beitragsleistungen. Versicherungen können aber auch für etwas abgeschlossen werden, sei es die Ausbildungsversicherung für die Kinder oder den Aufbau einer Versorgung in späteren Lebensjahren im Rahmen einer Kapitallebensversicherung.

Versicherung:

- „Finanzdienstleistung, bei der das Versicherungsunternehmen (Anbieter) dem Versicherten (Nachfrager) eine bedingte Zusage auf Gewährung einer Leistung im Schadensfall gibt.“[116]

2) Sozialprinzip

Das Sozialprinzip ist durch eine **gesetzlich verfügte Vorsorge** gekennzeichnet. Im Gegensatz zur individuellen Vorsorge ist die gesetzlich verfügte Sozialvorsorge **eine staatliche Zwangsversicherung**.

Sozialprinzip: → staatliche Zwangsvorsorge (gesetzlich verfügt)
z. B. gesetzliche Sozialversicherung

Diese staatlich verfügte Vorsorge beruht auf unterschiedlichen Prinzipien, wozu das Versicherungs-, Versorgungs- und Fürsorgeprinzip gehören.

2a) Versicherungsprinzip:

Beiträge: Beitragshöhe ist abhängig vom Einkommen.

Leistungen:

Eintritt bei Notfallsituationen wie Arbeitslosigkeit und Krankheit; Anspruch aufgrund der geleisteten Beiträge ohne Bedürftigkeitsprüfung; Die Leistungshöhe ist in der Regel abhängig von der Höhe der eingezahlten Beiträge (vgl. Arbeitslosigkeit und Rente); Leistungen aus

[116] Lexikon Volkswirtschaft, 2000, S. 1021f.

der Krankenversicherung wie zum Beispiel eine Operation sind dagegen „gleich“ (relative Beitragsäquivalenz).

Die Versicherungskasse ist getrennt vom Staatshaushalt, das heißt in der Regel nicht steuerfinanziert (betr. Kranken-, Renten- und Arbeitslosenversicherung).

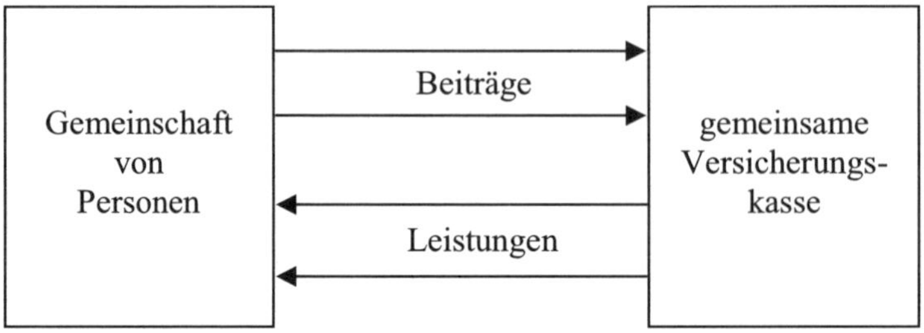

Kalkulation von Beiträgen und Leistungen: Das Versicherungsprinzip als gesetzlich verfügte Vorsorge geht von der Annahme aus, dass Risiken umso kalkulierbarer sind, je größer die relevante Gruppe und je homogener die Gruppenmitglieder sind (man denke an Rentner oder Kranke). So ist zum Beispiel die eigene Lebenserwartung kaum kalkulierbar, sehr wohl aber die Lebenserwartung der über 80 Millionen Menschen in Deutschland. Ob eine bestimmte Person beispielsweise Krebs bekommt oder nicht, ist kaum kalkulierbar, aber für eine Masse von Menschen existieren eindeutige Häufigkeitswahrscheinlichkeiten.

Bemessung der Beitragssätze: Der Unterschied zwischen individueller Versicherung und kollektiver Versicherung zeigt sich auch in der Bemessung der Beitragssätze. Beim privaten Risikoschutz im Rahmen des Individualprinzips werden die Versicherungsprämien auf der Grundlage von Risikoausgleichskalkülen nach dem Prinzip der versicherungstechnischen Äquivalenz (Prämienleistung ≡ beanspruchbare Leistung ≡ Wahrscheinlichkeit des Risikoeintritts) bemessen.

Beiträge in der Sozialversicherung orientieren sich nicht (zumindest bisher) an individuellen Risikowahrscheinlichkeiten (Rauchen oder Gewicht im Rahmen der Krankenversicherung oder Bildungsniveau im Rahmen der Arbeitslosenversicherung), sondern am Gehalt der Beitragszahler.

2b) Versorgungsprinzip:

Im Gegensatz zum Versicherungsprinzip entstehen Leistungsansprüche nicht aufgrund von Beitragszahlungen, sondern aufgrund anderer Voraussetzungen wie das **Erbringen von Leistungen für den Staat**. Dies betrifft Beamte und Wehrdienstleistende, die vom Staat als ihrem Dienstherrn und Arbeitgeber *versorgt* werden. So kümmern sich beispielsweise Landesämter für Besoldung und Versorgung um die Gehaltszahlungen und Krankenversicherung ihrer Landesbediensteten.

> **Versorgungsprinzip:**
> - Leistungsansprüche (z. B. Gehälter und Krankenversicherung) auf Grundlage einer generellen Bedürftigkeit.
> - Voraussetzung: Leistungserbringung für den Staat (z. B. Beamte und Wehrdienstleistende).

Zur staatlichen Versorgung gehören auch die Kriegsopferversorgung und der Lastenausgleich für Vertriebene. Auf diese Leistungen besteht ein grundsätzlicher Rechtsanspruch, der sich auf **Grundlage einer „generellen Bedürftigkeit"** ergibt. Die Finanzierung dieser Versorgungsleistungen erfolgt über Steuereinnahmen.

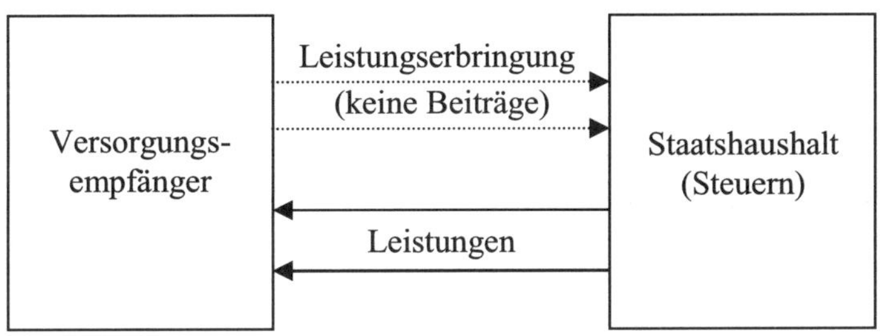

2c) Fürsorgeprinzip:

Während das Versorgungsprinzip auf einer *generellen* Bedürftigkeit beruht, beruht das Fürsorgeprinzip auf der so genannten **„speziellen Bedürftigkeit"**. Grundlage oder Anlass einer solch „speziellen Bedürftigkeit" kann der **Eintritt eines Schadensfalls oder einer Notlage sein, unabhängig davon ob diese un- oder selbstverschuldet ist**.

> **Fürsorgeprinzip**:
> - Leistungsansprüche auf der Grundlage einer speziellen Bedürftigkeit (z. B. Sozialhilfe)
> - Voraussetzung: Eintritt eines Schadensfalles oder eines Notfalls (z. B. Langzeitarbeitslosigkeit oder Obdachlosigkeit)

In solchen Schadensfällen oder Notlagen – man denke zum Beispiel an Arbeitslosigkeit, bei der die Arbeitslosenversicherung nicht greift – werden öffentliche Geld- und/oder Sachleistungen gewährt. Unter das Fürsorgeprinzip fällt in Deutschland typischerweise die klassische Sozialhilfe und neuerdings auch das Arbeitslosengeld II.

Für Sozialhilfe besteht im Übrigen ein Rechtsanspruch, der „dem Grunde nach“ zu gewähren ist, nicht aber in Art und Höhe garantiert wird. Die Sozialhilfe wird nämlich aus Steuern finanziert und ist Aufgabe der Gemeinden und Städte. Der Fall „Florida-Rolf“[117] verdeutlicht auch die Kritik an Fürsorgeprinzip: Unbestimmtheit der Leistungen, Notwendigkeit der Bedürfnisprüfung und Fremdhilfecharakter statt Eigenverantwortung und Subsidiarität.

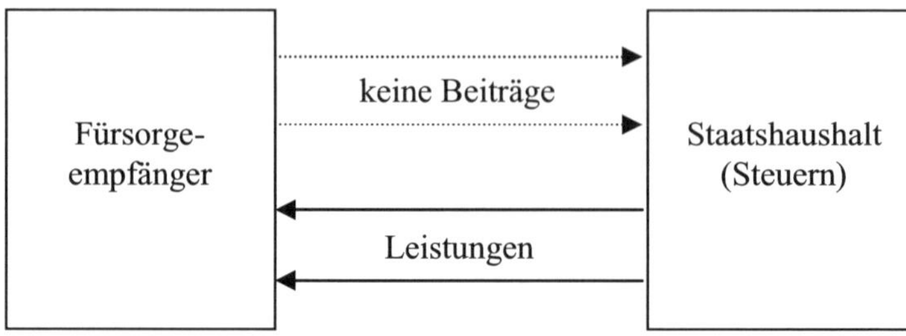

3a) Äquivalenzprinzip:

Äquivalenzprinzip bedeutet, dass ein Äquivalent – also ein Entsprechendes zwischen Geben und Nehmen beziehungsweise zwischen Leistung und Gegenleistung – besteht. Es gilt das Motto: Leistung entspricht Gegenleistung.

Äquivalenzprinzip

- Leistung entspricht Gegenleistung
  z. B. KfZ-Versicherung und Schadensleistungen

Das Äquivalenzpinzip ist eines der maßgeblichen Grundprinzipien von Versicherungen. Das heißt, dass die Versicherungsleistungen den Beitragsleistungen entsprechen. So leiste ich zum Beispiel Versicherungsbeiträge im Rahmen einer Unfallversicherung. Tritt der Unfall ein, habe ich Anspruch auf eine entsprechende Leistung. Zahle ich Beiträge in die Arbeitslosenversicherung, erhalte ich bei Eintritt der Arbeitslosigkeit entsprechendes Arbeitslosengeld.

Das Äquivalenzprinzip wird im Übrigen nicht nur bei Versicherungen angewendet, sondern findet sich auch im Steuersystem. Eine zu entrichtende Grundsteuer beispielsweise wird nach der Größe des Grundstücks bemessen.

[117] Dass der Rechtsanspruch auch für „Florida-Rolf“ gegelten hatte, war dann aber der Öffentlichkeit nicht mehr zu vermitteln (über Jahre bezog der deutsche Staatsbürger „Rolf“ Sozialhilfe aus den deutschen Steuerkassen und konnte damit anscheinend in Florida recht gut leben).

3b) Solidarprinzip:

Neben dem Äquivalenzprinzip, das im Versicherungsbereich Anwendung findet, ist ein weiteres bedeutendes Prinzip der Daseinsvorsorge zu nennen, nämlich das Solidarprinzip. Das Solidarprinzip gehört zu den Gestaltungsprinzipien der staatlichen Vorsorge, ist also ein Sozialprinzip. Das „Soziale" des Solidarprinzips besteht darin, dass die Gemeinschaft dem Einzelnen hilft, unabhängig von dessen Leistungskraft und Beitragszahlungen (kollektive Vorsorge).

Kollektive Vorsorge:

- Versicherte tragen gemeinsam (solidarisch) die zu versichernden Risiken.
- Gewährung staatlicher Leistungen unabhängig von einer Beitragszahlung.

Dieses Solidarprinzip – die Gemeinschaft erklärt sich solidarisch mit dem Notfall und der Bedürftigkeit eines Einzelnen – findet sich in der Gewährung von Kindergeld, Wohngeld und Sozialhilfe.

10.2 System der sozialen Sicherung

Im Mittelpunkt der Sozialpolitik steht das System der sozialen Sicherung. Das System der sozialen Sicherung wiederum basiert hauptsächlich auf dem Sozialversicherungssystem, ist aber nicht identisch mit diesem. Denn nicht alle Komponenten der sozialen Sicherung (Sozialhilfe oder Kindergeld) sind Sozialversicherungen, die auf dem Versicherungsprinzip beruhen. Insofern ist das Sozialversicherungssystem ein Teil des Systems der sozialen Sicherung.

Sozialpolitik
↓
System der sozialen Sicherung
↓
Sozialversicherungssystem

10.2.1 Zielsetzungen des Systems der sozialen Sicherung

Zweck des Systems der sozialen Sicherung ist die Unterstützung und Förderung gesellschaftspolitisch wichtiger Tatbestände und Güter.

Die Unterstützung und Förderung dieser bedeutenden „Güter" wie Familie, Gesundheit und Wohnen besteht vor allem auch darin, dass man die Menschen gegen Risiken, die diese Güter gefährden könnten, in Schutz nimmt. Zu diesen Risiken gehören Krankheit, Mutterschaft, Unfall, Alter, Arbeitslosigkeit oder Tod. Ge-

Unterstützung und Förderung im Rahmen der sozialen Sicherung:

- Ehe und Familie
- Gesundheit
- Beschäftigung
- Alter und Hinterbliebene
- Folgen politischer Ereignisse (z. B. Kriegsfolgeschäden)
- Wohnen
- Sparen und Vermögensbildung
- Allgemeine Lebenshilfen

meinsam ist diesen Risiken, dass Einkommensausfälle und/oder zusätzliche Belastungen damit verbunden sind.

Risiken des Lebens:

- Vorübergehender oder dauernder Verlust des Arbeitseinkommens, bedingt durch Krankheit, Mutterschaft, Unfall, Alter oder Arbeitslosigkeit.
- Tod des Ernährers (Ehepartner oder Eltern).
- Unplanmäßige Ausgaben im Falle von Krankheit, Mutterschaft, Unfall oder Tod.

10.2.2 Finanzierung der sozialen Sicherung

Zur Finanzierung des Systems der sozialen Sicherung existieren zwei grundsätzliche Wege:

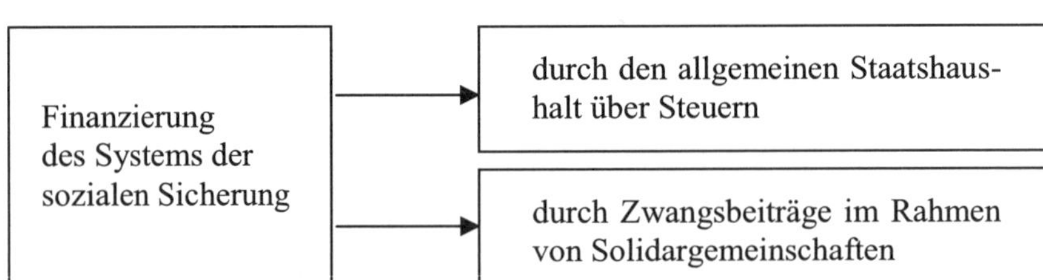

Mischformen: Beitragsfinanzierte Versicherung auf Gegenseitigkeit → Beitragsleistung des Versicherten und umlagefinanzierte Solidargemeinschaft im Versicherungsfall.

Die Mittel der Sozialversicherung werden durch Beiträge der Versicherten und ihrer Arbeitgeber sowie durch staatliche Zuschüsse aufgebracht. Staatliche Zuschüsse im Sozialwesen, die aus allgemeinen Steuermitteln finanziert werden und an deren Finanzierung jeder Steuerzahler beteiligt ist, werden mit einer allgemeinen gesellschaftlichen „Motivation" gerechtfertigt, zum Beispiel Anrechnung von Kindererziehungszeiten.

10.2.3 Gründe für eine verpflichtende Solidarversicherung

Warum ist ein soziales, gemeinschaftliches Absicherungssystem überhaupt notwendig oder zumindest hilfreich für den Einzelnen? Im Normalfall sollte es ja so sein, dass sich jeder Mensch sein eigenes Auskommen schafft und für Notfälle wie Krankheit oder Pflegebedürftigkeit, Unfall, Arbeitslosigkeit, Erwerbsminderung und Alter vorsorgt.

Ob und in welchem Maß man in Notlagen gerät, ist nicht absehbar und kann die persönlichen Möglichkeiten und Kräfte übersteigen, so dass man froh sein wird, Hilfe zu erfahren. Die „Philosophie" der sozialen Sicherung besteht darin, dass jeder einen Beitrag in eine gemeinsame Kasse entrichtet, zum Beispiel in die Krankenkasse. Wer dann krank wird, bekommt eine Leistung aus diesem gemeinsamen Topf.

Vergleich Glückspiel: Man könnte das soziale Sicherungssystem mit Glückspielen vergleichen: Viele Menschen füllen ihren Lottoschein aus und entrichten einen mehr oder weniger kleinen Beitrag. Wenige werden dann das große Los ziehen und große Summen bekommen. In die Sozialversicherung zahlen auch viele etwas ein, nur mit dem Unterschied, dass man hier üblicherweise hofft, nicht zu den „Auserwählten", also Arbeitslosen oder Schwerkranken zu gehören, beziehungsweise, wenn doch der Fall eintreten sollte, man dann die Gewissheit hat, abgesichert und versorgt zu sein.

Pflicht: Es gibt im Gegensatz zum Lottospiel noch einen weiteren wesentlichen Unterschied. Die Teilnahme am Lottospiel ist freiwillig. Die Teilnahme am Sozialversicherungssystem in Deutschland ist Pflicht. Jeder muss teilnehmen, ob man will oder nicht.

Grundsätzlich könnte das System auch auf freiwilliger Basis durchgeführt werden. Wer vorsorgt und sich absichert, kann das tun und wer nicht, soll es lassen, bekommt dann aber auch nichts, wenn der Ernstfall eintritt. Dass das System der sozialen Sicherung aber nicht freiwillig, sondern verpflichtend und solidarisch ist, hat mehrere Gründe:

Gründe für den Versicherungszwang:

- mangelnde Mündigkeit (nicht wollen)
- mangelnde Finanzkraft (nicht können)
- Vermeidung negativer externer Effekte
- Schaffung positiver externer Effekte
- Risikoasymmetrie und sozialer Ausgleich

- **Mangelnde Mündigkeit**: Erstens kann unterstellt werden, dass nicht alle Menschen weise und mündig genug sind (oder es nicht sein wollen), ihre zukünftigen Lebensrisiken einzuschätzen und sie deshalb zu “ihrem Glück“ gezwungen werden. Anscheinend neigen Menschen dazu, **künftige Bedürfnisse zu unterschätzen und zukünftige Einkommen zu überschätzen**, was eine zu geringe Eigenvorsorge zur Folge haben kann.

- **Mangelnde Finanzkraft:** Zweitens, kann es Fälle geben, dass jemand von vornherein überhaupt nicht die Möglichkeit hat, Geld anzusparen und zurückzulegen (Schwerstbehinderter oder unfreiwillig Arbeitsloser, evtl. Bezieher niedriger Einkommen). Statt „nicht wollen“, gilt hier „nicht können“.

- **Vermeidung negativer externer Effekte**: Auch wenn man dem Einzelnen zugestehen könnte, für sich selbst verantwortlich zu sein und sich gegebenenfalls die Gesundheit zu ruinieren, sind andere Menschen oft mitbetroffen, ja können sogar mitgeschädigt werden (Passivrauchen). Insofern kann es doch sinnvoll sein, allgemeine Gesetze zu erlassen (z. B. Rauchverbot) oder Pflichtversicherungen für den Krankheitsfall (Raucherlunge) einzuführen.

- **Schaffung positiver externer Effekte**: Die Allgemeinheit hat ein Interesse, die individuelle Erwerbsfähigkeit zu sichern (z. B. Reha-Maßnahmen), weil das Humankapital als wichtiger Nährboden für Wohlstandserwerb gilt.

- **Risikoasymetrie und sozialer Ausgleich**: Die Arbeitswelt und Arbeitsbedingungen bergen Risiken (z. B. Unfälle am Arbeitsplatz), die nicht immer von denen getragen werden, die von den damit verbundenen Wohlstandssteigerungen profitieren. Der Staat sorgt hier für einen sozialen Ausgleich.

- **Moral hazard**: Unter Moral hazard versteht man das moralische Risiko beziehungsweise Wagnis, dass Unmoral belohnt wird. Ein Taugenichts und Beitragsverweigerer spekuliert mit dem Wohlwollen der Gesellschaft, die ihn im Notfall unterstützen und retten wird – zum Nutzen für ihn und zum Schaden der anderen.[118]

Ob nun möglichst viel der privaten Initiative und Verantwortung überlassen wird, oder möglichst viel sozialisiert wird, also der Staat entscheidet, was für den Einzelnen „gut“ ist, muss immer wieder gesellschaftlich (**Wünschbarkeit**) und wirtschaftlich (**Machbarkeit**) neu abgewogen und ausdiskutiert werden.

---

[118] Unsolidarischen Verhalten kann auch dadurch gefördert werden, dass solidarische Versicherungssysteme eingeführt werden. Sobald man versichert ist und Beiträge entrichtet hat, nimmt die Bereitschaft zur Leistungsinanspruchnahme (mittels Schadensfällen) zu.

10.2.4 Das System der Sozialversicherung in Deutschland

10.2.4.1 Entstehung der Sozialversicherungen in Deutschland

Die erste Sozialversicherung wurde 1883 unter Bismarck eingeführt und zwar die Krankenversicherung. Ein Jahr später folgte die Unfallversicherung. Geburtsjahr der Rentenversicherung – damals noch Invaliditäts- und Altensicherung – war 1889. Nach einer längeren Zeitspanne kam 1927 die Arbeitslosenversicherung an die Reihe. Jüngstes Kind der Sozialversicherungen ist die Pflegeversicherung von 1995.

Einführungsjahr	Versicherung
1883	Krankenversicherung
1884	Unfallversicherung
1889	Rentenversicherung[119]
1927	Arbeitslosenversicherung
1995	Pflegeversicherung

Abbildung 6.42: Einführung der Sozialversicherungen in Deutschland.

Organisiert wird das soziale Sicherungssystem durch öffentlich-rechtliche Versicherungsträger (gesetzliche Krankenkassen oder Rentenanstalt) unter staatlicher Aufsicht. Finanziert wird es durch Beitragszahlungen der Versicherten und der Arbeitgeber. Bemessungsgrundlage ist üblicherweise das Arbeitseinkommen.

Sozialversicherung

➢ In einzelne Versicherungszweige gegliederte, öffentlich-rechtliche Pflichtversicherung, die in Selbstverwaltung von eigenständigen Trägern unter staatlicher Aufsicht betrieben wird und zu deren Finanzierung Beiträge von Versicherten und Arbeitgebern erhoben werden, die sich (mit Ausnahme der Unfallversicherung) nach dem Arbeitseinkommen der Versicherten bemessen.

10.2.4.2 Beitragssätze zur Sozialversicherung

Wer ist nun verpflichtet Beiträge zu entrichten, welche Sätze gelten und in welcher Höhe sind die Sozialversicherungsbeiträge zu entrichten? Beitragspflichtig sind alle, die ein Arbeitseinkommen (Lohn oder Gehalt) beziehen. Konkret sind folgende Beiträge zu entrichten (Stand 2006):

- Krankenversicherung: 14,2 % (Durchschnittswert)
- Pflegeversicherung: 1,7 %
- Arbeitslosenversicherung 6,5 %
- Rentenversicherung 19,5 %

➔ Summe **41,9 %**

[119] Ursprünglich Invaliditäts- und Altenversicherung.

Dabei ist zu beachten, dass sich Arbeitgeber und Arbeitnehmer die Beitragszahlung teilen. Jeder zahlt also die Hälfte!

In der Summe zahlen Arbeitnehmer und Arbeitgeber rund 42 Prozent des Arbeitsentgeltes in die Sozialkassen. Im Jahr 1960 lag dieser Anteil bei 24,4 Prozent, um dann sukzessive auf die heutigen 42 Prozent anzusteigen. Ohne eine Reform der sozialen Sicherungssysteme wäre ein weiterer Anstieg der Sozialabgaben unausweichlich.

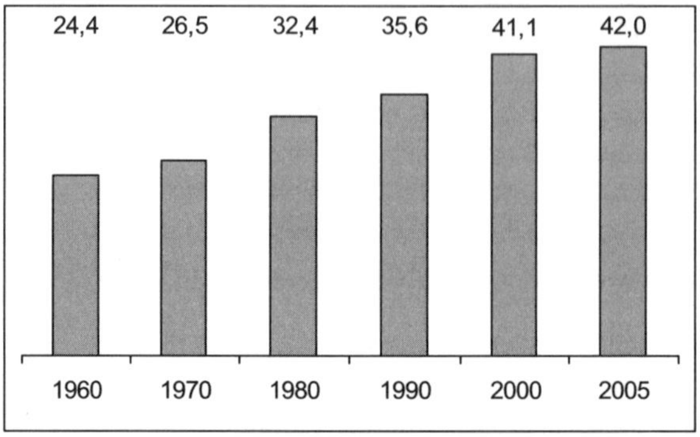

Abbildung 6.43: Beitragssätze zur Sozialversicherung in Deutschland in Prozent des Bruttoverdienstes [Quelle: Bundesministerium für Gesundheit und soziale Sicherung]

10.2.4.3 Beitragsbemessungsgrenzen und Höchstbeiträge der Sozialversicherung

Die Beitragssätze sind kontinuierlich gestiegen. Doch was bedeuten diese prozentualen Beitragssätze konkret in Euro und Cent? Die Beiträge ergeben sich als Prozentsatz auf das Bruttoeinkommen eines Arbeitnehmers. Verdient beispielsweise ein Arbeitnehmer 2.000 Euro, sind 390 Euro Rentenversicherung, 130 Euro Arbeitslosenversicherung, 288 Euro Krankenversicherung und 34 Euro Pflegeversicherung zu bezahlen. Insgesamt macht dies einen Gesamtbeitrag von 842 Euro aus, den sich Arbeitgeber und Arbeitnehmer zur Hälfte teilen.[120]

Zu beachten ist noch, dass Höchstbeiträge für diese Versicherungszahlungen existieren. Ab einem bestimmten Einkommen bleibt der Höchstbeitrag konstant. Diese Höchstgrenzen ergeben sich aus den so genannten Beitragsbemessungsgrenzen. Für die einzelnen Versicherungen lauten die Beitragsbemessungsgrenzen wie folgt:

[120] Zwischenbemerkung: Letztlich zahlt der Arbeitnehmer doch den ganzen Beitrag, da der Arbeitgeber den von ihm zu entrichtenden Anteil durch eine geringere Entlohnung oder durch höhere Produktpreise wieder kompensiert.

Monatliche Höchstbeiträge in der Sozialversicherung					
Deutschland 2006 Arbeitnehmer- und Arbeitgeberanteil	Beitrags-satz	Beitragsbemessungs-grenzen West	Ost	Höchstbeiträge West	Ost
Rentenversicherung	19,5 %	5.250,00	4.400,00	1.023,75	858,00
Arbeitslosenver-sicherung	6,5 %	5.250,00	4.400,00	341,25	286,00
Krankenversiche-rung	14,2 %	3.562,50	3.562,50	505,88	505,88
Pflegeversicherung	1,7 %	3.562,50	3.562,50	60,56	60,56
Summe	**41,9 %**			**1.931,44**	**1.710,44**

Abbildung 6.44: Beitragsbemessungsgrenzen und Höchstbeiträge [Quelle: Bundesministerium für Gesundheit und soziale Sicherung]

Spezielle Hinweise zu einzelnen Versicherungen:

- zur Krankenversicherung: Die Versicherungspflichtgrenze liegt bei 3.900 Euro.
- zur Pflegeversicherung: Kinderlose zahlen einen Extrabeitrag in Höhe von 0,25 Prozent der Bemessungsgrenze (bis zu 8,91 Euro).
- zur Arbeitslosenversicherung: Im Rahmen der Mehrwertsteuererhöhung auf 19 Prozent zum 1.1.2007 soll der Beitragssatz zur Arbeitslosenversicherung auf 4,5 Prozent reduziert werden.

10.2.4.4 Die soziale Gesamtrechnung

Die Sozialleistungen in Deutschland machen zwischenzeitlich ein Drittel der Wirtschaftsleistung, gemessen am Bruttoinlandsprodukt, aus. Zu Beginn der 60er Jahre lag der Anteil noch bei einem Fünftel.

Die größten Posten des rund 700 Milliarden Euro Etats sind Alter und Krankheit, für die rund 70 Prozent der Sozialausgaben veranschlagt werden.

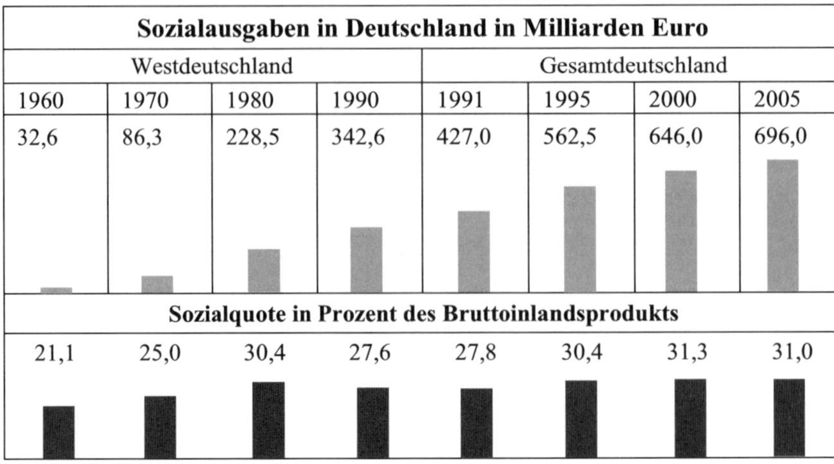

Abbildung 6.45: Sozialleistungen in Deutschland. [Quelle: Deutschland in Zahlen 2006, Institut der deutschen Wirtschaft, Köln]

11 Gesundheitspolitik

11.1 Der Fall Krankheit – ein paar Fakten

11.1.1 Todesursachen und Krankheitsmacher

Todesursachen: Die mit Abstand häufigste Todesursache sowohl weltweit als auch speziell in Deutschland sind die Herz-Kreislauferkrankungen. In Deutschland folgen auf den nächsten Plätzen Krebs, Atemwegserkrankungen und Erkrankungen der Verdauungswege. Nicht unerheblich sind schließlich die Zahlen, die sich aus Stürzen, Selbstmorden und Verkehrsunfällen ergeben (Abbildung 6.46).

Weniger todesrelevant sind bei uns Infektionen und parasitäre Erkrankungen. Diese Ursachen stehen weltweit an zweiter Stelle. Von den 57 Millionen Menschen, die 2002 auf der Welt starben, kamen 10,9 Millionen durch Infektionen und parasitäre Erkrankungen zu Tode.

Weltweit betrachtet kommen weitere Todesursachen hinzu, die in Deutschland lediglich unter „andere Ursachen" fallen. Dazu gehören Tod durch Krieg, Schwangerschaft und Ernährungsmangel.[121]

Todesursachen in Deutschland Im Jahr 2004 starben in Deutschland 818.271 Menschen		
Frauen: 434.883	davon an:	Männer: 383.388
216.004	Herzkreislauf-Erkrankungen,	152.468
30.346	darunter Herzinfarkt	36.803
98.316	Krebs	111.013
25.286	Atemwegs-erkrankungen	27,214
20.909	Erkrankungen der Verdauungswege	21.304
12.551	Folgen äußerer Ursachen, darunter	20.758
4.480	Stürze	3.433
2.794	Suizide	7.939
1.649	Verkehrsunfälle	4.438
61.817	andere Ursachen	50.631

Abbildung 6.46: Die häufigsten Todesursachen in Deutschland.
[Quelle: Statistisches Bundesamt]

[121] Angaben zu den Todesursachen weltweit sind über die Weltgesundheitsorganisation (WHO) abrufbar.

Krankmacher: Was die häufigsten Krankmacher anbelangt, existiert eine spiegelbildliche Situation zwischen Industrie- und Entwicklungsländern. Während die häufigsten Krankmacher in den Industrienationen durch ein „Zuviel“ und zwar an Tabak, Alkohol, Essen (Überfluss- und Wohlstandsfaktoren) zustande kommen, sind die häufigsten Krankmacher der Entwicklungsländer durch ein „Zuwenig“ und zwar von Essen, Hygiene, Vitamine (Mangelerscheinungen) gekennzeichnet.

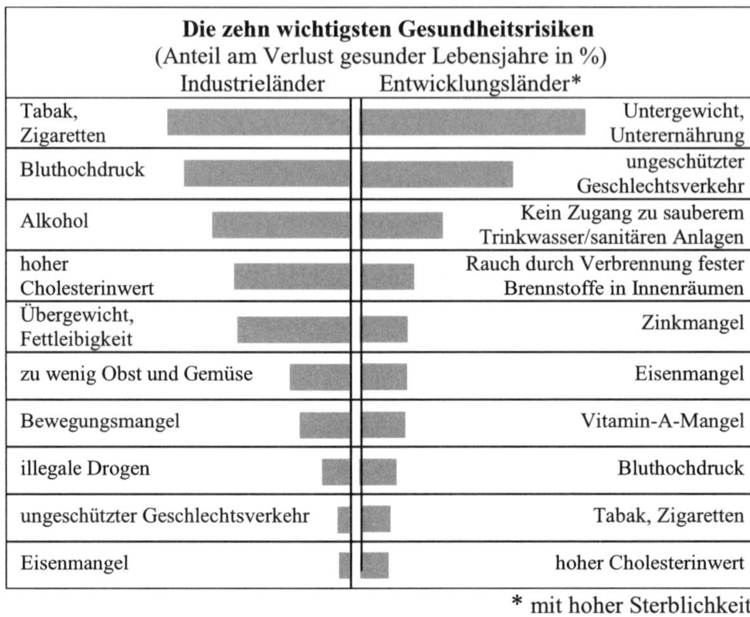

Abbildung 6.47: Die häufigsten Krankmacher [Quelle: WHO Weltgesundheitsreport 2002]

11.1.2 Gesundheit als Wirtschaftsfaktor

Gesundheit ist ein bedeutender Wirtschaftsfaktor. Die Vermeidung von Tod und Krankheit und der Einsatz für Gesundheit und die Sorge um ein langes Leben[122] machen Gesundheit zu einem Milliardengeschäft:

Ausgaben:

- Die Gesundheitsausgaben betragen pro Jahr rund 240 Milliarden Euro.
- Das entspricht 11 Prozent der Wirtschaftsleistung (gemessen am Bruttoinlandsprodukt); anders gesagt, jeder neunte erwirtschaftete Euro fließt in den Gesundheitsbereich.

[122] Kommentar: Gesundheit – das höchste Gut!? Dass Menschen krank sind und werden, muss nicht unbedingt dramatisch sein. Problematisch wird es, wenn wir uns unsere Krankheiten nicht mehr leisten können. Solange man eine Krankmeldung bekommt, der Arzt Tabletten verschreibt und die Kasse die Kosten übernimmt oder im hohen Alter ein neues Hüftgelenk zugestanden wird, ist die Welt noch in Ordnung. Das heißt, nicht die Krankheit an sich ist das Problem, sondern, ob wir uns Krankheit noch leisten können.

Arbeitgeber:

- 4,2 Millionen Menschen in Deutschland sind im Gesundheitswesen (Krankenhäuser, Arztpraxen, stationäre und teilstationäre Pflege) beschäftigt.
- Das entspricht knapp 11 Prozent aller Berufstätigen.
- Fast drei Viertel der im Gesundheitsbereich tätigen Personen sind Frauen.

11.2 Das Krankenversicherungssystem

Die soziale Sicherung im Krankheitsfall erfolgt mehrheitlich über Versicherungssysteme – seien sie nun gesetzlich oder privat – und über die Lohnfortzahlungspflicht der Arbeitgeber.

System der sozialen Sicherung in Krankheitsfall:

- Gesetzliche Krankenversicherung (GKV)
- Private Krankenversicherung (PKV)
- Sonstige Sicherungssysteme (zum Beispiel Unfallversicherung)
- Lohnfortzahlungspflicht der Arbeitgeber bei Erkrankungen ihrer Mitarbeiter

11.2.1 Die Gesetzliche Krankenversicherung

Die Finanzierung des Gesundheitswesens in Deutschland wird hauptsächlich über die gesetzliche Krankenversicherung geregelt. 70 Millionen Menschen, das entspricht 85 Prozent der Bevölkerung, gehören der gesetzlichen Krankenversicherung an.

11.2.1.1 Wahl der Krankenkassen:

Die bekanntesten gesetzlichen Krankenversicherungen sind die Allgemeinen Ortskrankenkassen (AOK)[123], die Deutsche Angestellten Krankenkasse (DAK) und die Barmer Ersatzkasse (BEK). Die beiden Letztgenannten gehören zu den Ersatzkassen. Großer Beliebtheit erfreuen sich auch die Betriebskrankenkassen, die mit relativ niedrigen Beitragssätzen locken.

Welche Kasse die Versicherten wählen, ist ihnen freigestellt. 1996 wurde die freie Wahl der Krankenkasse eingeführt. Bis dahin war man als Arbeiter oder Angestellter an bestimmte Kassen gebunden.

Sowohl die Ortskrankenkassen als auch die Ersatzkassen machen jeweils rund ein Drittel der Mitglieder der Gesetzlichen Krankenversicherung aus. Die Betriebskrankenkassen liegen, was die Mitgliederzahl anbelangt, bei 20 Prozent.

---

[123] Die AOK bezeichnet sich selbst nicht als „Krankenkasse", sondern spricht von „Gesundheitskasse".

Krankenkassen:

- Allgemeine Ortskrankenkassen (AOK)
- Ersatzkassen wie die Deutsche Angestellte Krankenkasse (DAK) oder die Barmer Ersatzkasse (BEK).
- Betriebskrankenkassen (BKK „Firma")
- Innungskrankenkassen
- Sonstige wie die Bundesknappschaft für Bergleute oder die Seekrankenkasse für Matrosen

11.2.1.2 Versicherungspflicht und Beitragssätze

Während die Wahl der Kassen freigestellt ist, besteht keine Wahlfreiheit, ob man sich überhaupt versichern möchte. Sind bestimmte Kriterien gegeben, besteht die Pflicht zur gesetzlichen Versicherung.

Versicherungspflicht	Versicherungsfreiheit
• Arbeitnehmer mit einem Verdienst von unter 3.900 Euro pro Monat • Arbeitslose • Landwirte • Künstler	• Arbeitnehmer, die mehr als 3.900 Euro pro Monat verdienen • Personen, die eine geringfügige Beschäftigung ausüben (400 Euro Jobs) • Selbstständige • Beamte

a) Versicherungspflichtgrenze und Beitragsbemessungsgrenze:

Was die Versicherungspflichtgrenze und die Beitragsbemessungsgrenze anbelangt, kann es Missverständnisse geben. Bis zum Jahr 2002 waren nämlich beide Werte identisch. Danach wurde die Versicherungspflichtgrenze herauf gehoben, mit dem Zweck und der Folge mehr Beitragszahler in der gesetzlichen Krankenversicherung zu halten.

Versicherungspflichtgrenze:

- Grenze, bis zu der Versicherungspflicht in einer gesetzlichen Kasse besteht: 3.900 Euro (Stand 2006).

Beitragsbemessungsgrenze:

- Höchstgrenze, bis zu der die Beiträge berechnet werden: 3.562,50 Euro (Stand 2006).

b) Beitragssätze und Kassenbeitrag:

Die Beitragssätze der gesetzlichen Versicherungen sind je nach Kasse unterschiedlich. Sie bewegen sich in einem Rahmen von zirka 10 bis 15,5 Prozent.

Beispiel: Berechnung Krankenkassenbeitrag (2004/2005)

Familienvater: Einkommen 4.000 Euro, Beitragssatz 14,2 Prozent

2004: Beitragsbemessungsgrenze: 3.487,50 Euro
2005: Beitragsbemessungsgrenze: 3.525,00 Euro

2004: → 14,2 % mal 3.487,50 = 495,23 Euro
2005: → 14,2 % mal 3.525,00 = 500,55 Euro

Die wichtigsten Merkmale der Gesetzlichen Krankenversicherung sind abschließend dargestellt:

Gesetzliche Krankenversicherung:

- Mitglieder: Über 85 % der Bevölkerung sind gesetzlich versichert
- Versicherungspflicht: Arbeitnehmer (Verdienst unter 3.900 €)
- Krankenkassen: AOK, DAK, BEK, BKK
- Beitragssatz: 11,8 % bis 14,6 % (Durchschnitt 14,2 %)
- Versicherungspflichtgrenze: 3.900,00 Euro
- Beitragsbemessungsgrenze: 3.562,50 Euro

11.3 Die Private Krankenversicherung

Ein Teil der Bevölkerung ist privat versichert. Dazu gehören die Beamten, die automatisch privat versichert sind und ihre Rechnungserstattungen über die Beihilfeämter abrechnen. Personen, die mit ihrem Gehalt die Versicherungspflichtgrenze von 3.900 Euro übersteigen, haben ein Wahlrecht. Sie können sich privat versichern oder auch in der gesetzlichen Krankenversicherung verbleiben.

Rund 26,3 Millionen Menschen sind privat versichert, wobei nicht alle voll versichert sind. Rund 18 Millionen haben lediglich private Zusatzversicherungen.

Private Krankenversicherung:

- Beamte sind automatisch privatversichert.
- Wahlrecht bei Einkommen über der Versicherungspflichtgrenze.

Die private Krankenversicherung weist einige signifikante Unterschiede zur gesetzlichen Krankenversicherung auf:

Rechnung: Privatpatienten bekommen eine Rechnung vom Arzt, die sie direkt zu bezahlen haben. Der Privatversicherte reicht dann die Rechnung bei seiner Privatkrankenkasse ein, die dann üblicherweise die Kosten erstattet. Gesetzliche Versicherte sehen üblicherweise nie eine Rechnung, da die Bezahlung zwischen Arzt und Krankenkasse direkt erfolgt.

Keine Familienmitversicherung: Ein weiteres Unterscheidungsmerkmal zur gesetzlichen Krankenversicherung besteht darin, dass privat versicherte Familien jede Person und damit auch die Kinder, extra versichern müssen. Bei den gesetzlichen Krankenversicherungen sind die Familienmitglieder kostenlos mitversichert. Was die Leistungsseite anbelangt, können Privatversicherte je nach Versicherungsumfang auf bessere Leistungen hoffen. Und aus Sicht der Ärzte können Privatversicherte interessanter sein, da mehr abgerechnet werden kann, als bei gesetzlich Versicherten.

Beitragsrückerstattung: Manche Privatversicherungen bieten bei Nichtinanspruchnahme von Leistungen Beitragsrückerstattungen an.

Spezifische Merkmale der privaten Krankenversicherung:

- Privatpatienten erhalten eine Rechnung.
- Keine kostenlose Familienmitgliedschaft.
- Eventuell Kostenrückerstattung bei Nichtinanspruchnahme von Leistungen.

11.4 Akteure des Gesundheitswesens

Patienten: Die Hauptakteure des Gesundheitswesens sind die Beitragszahler und Patienten. Diese beiden Personengruppen können identisch sein, müssen es aber nicht. Das heißt, es kann Beitragszahler geben, die keine Patienten und somit auch keine Leistungsempfänger sind, weil sie nicht krank sind. Es kann Patienten geben, die Leistungen empfangen, obwohl sie keine Beitragszahler sind, zum Beispiel Sozialhilfeempfänger. Doch die Mehrheit der Beitragszahler sind sowohl Patienten als auch Leistungsempfänger (Abbildung 6.48).

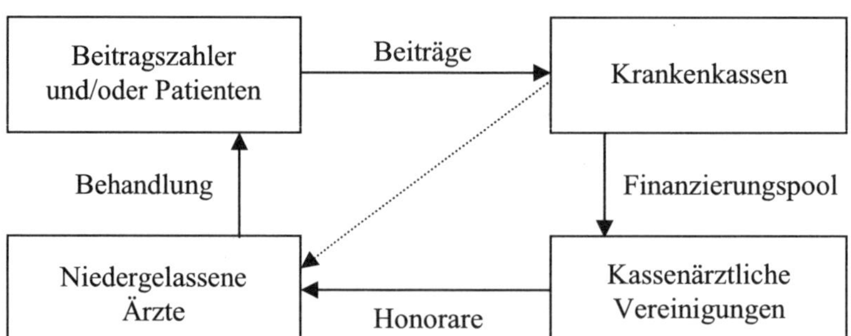

Abbildung 6.48: Zusammenwirken der Akteure im Gesundheitswesen.

Ärzte und Krankenkassen: Schließlich sind die Ärzte zu erwähnen, die selbstständig sind (niedergelassen) oder in Krankenhäusern ihre Anstellung haben. Ein weitere Hauptakteur sind die Krankenkassen. Die Krankenkassen erhalten die Beitragszahlungen der Arbeitnehmer und Arbeitgeber und bezahlen davon die Rechnungen des Arztes bei den gesetzlich Versicherten oder erstatten die Rechnungen der Privatversicherten.

Kassenärztliche Vereinigungen: Die Abrechnung mit den Ärzten erfolgt nicht direkt – auch wenn es zur Zeit erste vorsichtige Versuche seitens der Krankenkassen gibt, eine direkte Abrechnung mit den Ärzten zu installieren – sondern über einen vierten Hauptakteur, nämlich die Kassenärztlichen Vereinigungen. Die Krankenkassen rechnen nämlich nicht mit jedem einzelnen Arzt direkt ab, sondern überweisen einen Milliardenpool an die Kassen(zahn)ärztlichen Vereinigungen, die ihrerseits damit ihre niedergelassenen Ärzte bezahlen.

Reform: Das Gesundheitswesen befindet sich im Reformprozess. Einige Änderungen sind beschlossen und umgesetzt. Diese betreffen „Kleinigkeiten" wie Praxisgebühr, Arzneimittelzuzahlung, Festbetragsregelung, Zahnersatz. Die „große" Reform steht noch aus (Stand 2006). Mit welchem Ergebnis der Reformprozess – Schlagworte sind Bürgerversicherung, Gesundheitsprämie (Kopfpauschale), Fondsmodell – enden wird, ist an dieser Stelle nicht absehbar.

11.5 Die Gesetzliche Pflegeversicherung

Die Pflegeversicherung ist jüngstes Kind der Sozialversicherungen in Deutschland und wurde **1995 als „fünfte Säule"** eingeführt. Die Pflegeversicherung ist eine gesetzliche Versicherung mit Versicherungspflicht. Pflichtversichert sind alle gesetzlich und privat Krankenversicherten, sowie Arbeitslose, Rentner, Behinderte und Studenten. Der Beitragssatz für die Pflegeversicherung beträgt 1,7 Prozent vom Einkommen, der je zur Hälfte vom Arbeitnehmer und Arbeitgeber übernommen wird. Faktisch kann die Pflegeversicherung als eine Erweiterung der Krankenversicherung um den Tatbestand der Pflegefälle betrachtet werden.

Pflegeversicherung

- gesetzliche Pflichtversicherung

- Finanzierung: Umlageverfahren
- Leistungsempfänger: Versicherte und pflegebedürftige Personen
- Beitragszahler: Krankenversicherte und Arbeitgeber
- Beitragssatz: 1,7 Prozent vom Arbeitsentgelt*
- Beitragsbemessungsgrenze: 3.562,50 Euro
- Versicherungspflichtgrenze: 3.900,00 Euro

* 0,25 % Beitragszuschlag für Kinderlose (trägt allein der Arbeitnehmer).

Träger der Pflegeversicherung sind die Pflegekassen, die unter dem Dach der Gesetzlichen Krankenversicherung verwaltet werden. Analog der gesetzlichen

Rentenversicherung wird auch bei der Pflegeversicherung das Umlageverfahren angewandt. Das heißt, die jetzigen Beitragszahler finanzieren die jetzigen Anspruchsberechtigten. Leistungen erhalten versicherte und pflegebedürftige Personen.

Die Höhe der Leistungen ist abhängig vom Grad der Pflegebedürftigkeit. Die Pflegebedürftigkeit wird in drei Stufen oder Schweregrade eingeteilt.

Pflegestufen:

Pflegestufe I:	Erhebliche Pflegebedürftigkeit mit einen einmaligen, täglichen Hilfebedarf (mind. 1,5 Std./Tag).
Pflegestufe II:	Schwerpflegebedürftigkeit mit einem dreimaligen, täglichen Hilfebedarf (mind. 3 Std./Tag).
Pflegestufe III:	Schwerstpflegebedürftigkeit mit einem Pflegebedarf „rund um die Uhr“ (mind. 5 Std./Tag).

12 Rentenpolitik und Altersvorsorge

Neben der Sorge um Gesundheit und der Angst vor Krankheit, ist das Thema Alter ein „Sorgenthema" der Sozialpolitik. Auch hier gilt, dass nicht das Alter im Sinne des Älterwerdens der Angstauslöser ist, sondern analog der Gesundheitsthematik, die Sorge um sich das Älterwerden-Nichtleistenkönnen. Man lebt gerne lang – sofern man gesund ist und in Wohlstand lebt.

12.1 Das System der Altersvorsorge

Das System der Altersvorsorge und der Rentenversicherung verfolgt das Ziel der Vorsorge für das Alter und für Hinterbliebene. Um dieses Ziel zu erreichen, sind mehrere Wege begehbar.

Es gibt den Weg der gesetzlichen Rentenversicherung, der individuellen freiwilligen Lebensversicherung und der betrieblichen Alterssicherung (**Drei-Säulen-Konzept**). Neben diesen typischen Wegen existieren weitere Möglichkeiten der Altersvorsorge, die jedoch nicht auf dem Versicherungsprinzip beruhen. Dazu gehören das Sparen, der Hausbau, die Heirat und das Erben.

Altersvorsorge:

Ziel: → Vorsorge für das Alter und für Hinterbliebene

Mittel:
- Versicherungen (Drei-Säulen-Konzept):
  - Gesetzliche Rentenversicherung
  - Lebensversicherung (Individualversicherung)
  - Betriebliche Alterssicherung
- Sparen, Hausbau, Heirat, Erbschaft

Wie funktioniert nun die Sorge um das Alter und die Vorsorge für das Alter? Wichtigster Baustein der Alterssicherung in Deutschland ist das System der Rentenversicherung und hier die gesetzliche Rentenversicherung.

12.2 Die Gesetzliche Rentenversicherung

12.2.1 Beitragszahler und Leistungsempfänger

Die Bürger, genauer, die abhängig Beschäftigten, sind gesetzlich verpflichtet, für das Alter und für Hinterbliebene vorzusorgen. Dazu haben sie einen bestimmten Anteil des Einkommens an die Rentenkasse abzuführen. Der Beitragssatz beträgt 19,5 Prozent (Stand 2006), der jeweils vom Arbeitnehmer und vom Arbeitgeber zur Hälfte übernommen wird.

Dem Erwerbsleben mit Beitragszahlung schließt sich schließlich das Nacherwerbsleben beziehungsweise der Ruhestand mit Rentenbezug an. Die durchschnittliche Nettorente (Eckrente) liegt bei 1.064 Euro (Stand 2005). Dieser Betrag setzt allerdings voraus, dass man 45 Jahre lang Beiträge in die Rentenkasse entrichtet hat. Der generelle Anspruch auf die Regelaltersrente wird mit Erreichen des 65. Lebensjahres erreicht, vorausgesetzt die Mindestversicherungszeit (Wartezeit) von fünf Jahren wird erfüllt. Das tatsächliche durchschnittliche Renteneintrittsalter liegt bei rund 62 Jahren (Stand 2006).

Gesetzliche Rentenversicherung:

➢ Ziel: Vorsorge für das Alter und für Hinterbliebene

• Beitragszahler:	Arbeitnehmer und Arbeitgeber
• Beitragssatz:	19,5 Prozent
• Leistungsempfänger:	Rentner
• Regelaltersrente:	ab 65 Jahren
• Mindestversicherungszeit:	5 Jahre
• Nettorente:	1.064 Euro (im Durchschnitt nach 45 Beitragsjahren)
• Finanzierungsverfahren:	Umlageverfahren

Dass die Rente im Rahmen der Sozialversicherung eine maßgebliche Rolle spielt, zeigt sich allein am Anteil der Renten an den gesamten Sozialleistungen. Rund 40 Prozent aller sozialen Leistungen entfallen nämlich auf die Altersversorgung.

12.2.2 Generationenvertrag und Umlageverfahren

Wenn es darum gehen soll, das gesetzliche Rentenversicherungssystem in Deutschland zu charakterisieren, dürfen zwei Begriffe nicht fehlen – Generationenvertrag und Umlageverfahren. Der Generationenvertrag ist quasi die ideologische Untermauerung des Rentenversicherungssystems, während das Umlageverfahren die dazugehörende Methodik der Finanzierung beschreibt.

Generationenvertrag:

➢ Die heute Aktiven (Erwerbstätigen) finanzieren mit ihrem aus dem Arbeitseinkommen entrichteten Beiträgen die Renten der heute Alten (ehemals Erwerbstätigen) und erwerben zugleich einen Anspruch auf Rente in der Zukunft, der dann von den heute Jungen (zukünftig Erwerbstätigen) über deren Beitragszahlungen einzulösen ist.

Im Jahr 1957 wurde in Deutschland das umlagenfinanzierte, auf dem Generationenvertrag basierende Rentenversicherungssystem eingeführt. Generationenvertrag bedeutet, dass die jeweilige arbeitende und Beiträge bezahlende (aktive) Generation die jeweilige sich im Ruhestand befindliche Generation finanziert.

Hinweis: Wenn man einen Staat finanziell vom „Nullpunkt" aus startet, ist ein Umlageverfahren notwendig, sonst würden die ersten Rentner keine Rente bekommen. Insofern ist das Argument, dass man einen Anspruch auf Rente hat, wenn man Beiträge entrichtet hat, richtig und nicht richtig. Man erwirbt sich lediglich Ansprüche auf die Zukunft. Sollte später niemand da sein, der arbeitet und Beiträge entrichtet, sind die Ansprüche faktisch wertlos.

12.2.3 Kapitaldeckungsverfahren versus Umlageverfahren

Grundsätzlich gibt es zwei Möglichkeiten, die Rente zu finanzieren – über das Umlageverfahren oder über das Kapitaldeckungsverfahren. Die gesetzliche Rentenversicherung funktioniert über das Umlageverfahren, während die relativ neue – zwar freiwillige aber vom Staat unterstützte – Riester-Rente nach dem Kapitaldeckungsverfahren funktioniert. Worin besteht der wesentliche Unterschied zwischen diesen beiden Verfahren?

Beispiel:

a) Kapitaldeckungsverfahren

- Beitragszahler und Rentner sind identisch (Personenidentität)
- Der Beitragszahler finanziert sich selbst (Ungleichzeitigkeit).

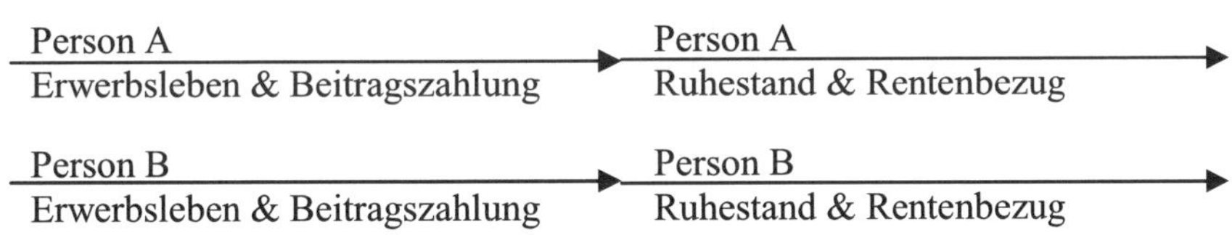

b) Umlageverfahren

- Beitragszahler und Rentner sind nicht identisch (Personennichtidentität).
- Der Beitragszahler finanziert den jetzigen Rentner (Gleichzeitigkeit).

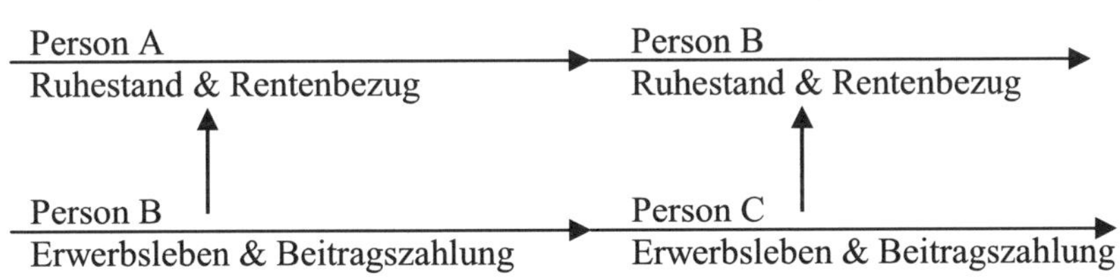

12.2.4 Verhältnis von Beitragszahlern und Rentenempfängern

Um das Dilemma der demografischen Entwicklung der Beitragszahler und der Rentenempfänger plastisch zu beschreiben, wird der Begriff der (umgedrehten) Alterspyramide verwendet. Während das Fundament (der Anteil) der Beitragszahler heutzutage noch deutlich größer ist, soll sich dieses Verhältnis in den nächsten

Jahrzehnten umkehren. Ein kleineres Fundament müsste einen größeren Überbau tragen. Dieses Bild ist jedoch überzeichnet, wenn auch der Anteil der Rentner im Verhältnis zu den Beitragszahlern deutlich zunimmt.

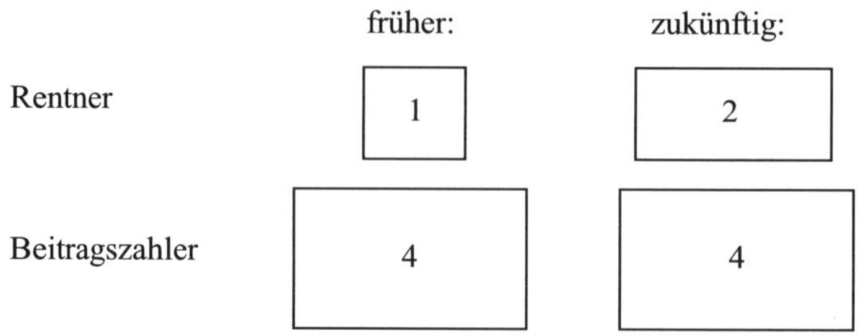

Während heute das Verhältnis 4 zu 1 beträgt, soll es in Zukunft 2 zu 1 betragen. Statt vier Beitragszahler müssten dann zwei Beitragszahler einen Rentner finanzieren.[124]

Gründe für diese Entwicklung:

a) Steigende Lebenserwartung der Menschen

Im 19. Jahrhundert lag die Lebenserwartung bei 38,5 Jahren bei Frauen und bei 35,6 Jahren bei Männern. Heute betragen die Werte für neugeborene Mädchen 81,6 Jahre und 75,9 Jahre für Jungen. Schaut man fünfzig Jahre in die Zukunft, werden 86,6 und 81,1 Lebenserwartungsjahre prognostiziert (Abbildung 6.49).

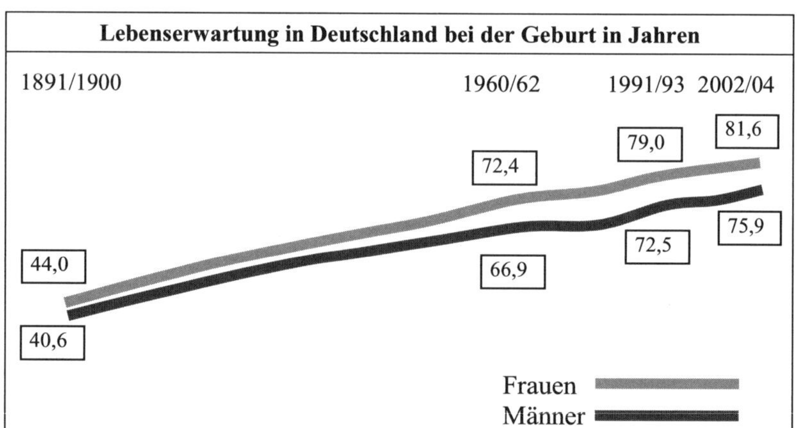

Abbildung 6.49: Lebenserwartung [Quelle: Statistisches Bundesamt]

[124] Nach Einschätzung von Norbert Reuter sind jedoch die Belastungen nicht so groß wie sie befürchtet werden. Er berechnet einen Anteil von 2,7 zu 1, wenn die Erwerbsfähigkeit altersmäßig von 15 bis 65 Jahre angesetzt wird und davon ausgegangen wird, dass 69 Prozent dieser Altersgruppe beschäftig sind. Zudem weist er darauf hin, dass weniger Kinder weniger (finanzielle) Belastung bedeuten. [Norbert Reuter: Die fetten Jahre sind nicht vorbei. In: Forschung & Lehre 5/2004, S. 264 f.]

b) Sinkende Geburtenraten

„Kinder werden sowieso geboren." (Konrad Adenauer)

Um die Bevölkerungszahl unabhängig von Zuwanderung konstant zu halten, müssten Frauen im Durchschnitt 2,1 Kinder zur Welt bringen. Tatsächlich sind es durchschnittlich 1,4 Kinder pro Frau.

Nach Angaben des Statistischen Bundesamtes schrumpfte die Bevölkerungszahl in Deutschland im Jahr 2005 um 65.000 auf 82,4 Millionen. 686.000 Kinder wurden geboren, 830.000 Menschen starben. Die Nettozuwanderung nach Deutschland betrug 79.000 Menschen.

12.3 Die Rentenformel

Das gesetzliche Rentenversicherungssystem in Deutschland beruht auf dem Umlagesystem und dem Generationenvertrag. Die jeweils Erwerbstätigen finanzieren mit ihren aktuellen Beiträgen zur Rentenversicherung die Zahlungen für die Rentner. Mit den Beitragszahlungen erwerben sich die jetzigen Erwerbstätigen einen Anspruch darauf, später selbst als Rentner ein bestimmtes Einkommen zu erhalten. Die Höhe dieses Renteneinkommens wird nach folgender Formel errechnet:[125]

Rentenformel:

➢ **Monatliche Rente = PEP x ZF x RAF x AR**

- PEP: Persönliche Entgeltpunkte eines Arbeitnehmers
- ZF: Zugangsfaktor.
- RAF: Rentenartfaktor
- AR: Aktueller Rentenwert

PEP Die Persönlichen Entgeltpunkte eines Arbeitnehmers sind abhängig von der Höhe der geleisteten Beiträge und der Zahl der Beitragsmonate. Für jedes Versicherungsjahr, in dem so viel verdient wurde wie der Durchschnittswert aller Versicherten, wird 1 Entgeltpunkt angerechnet; ansonsten kann der persönliche Entgeltpunkt über oder unter 1 liegen.

ZF Der Zugangsfaktor berücksichtigt die unterschiedliche Rentenbezugsdauer im Vergleich zur Normalrente bei vorzeitiger oder aufgeschobener Inanspruchnahme der Rente.

RAF Die unterschiedlichen Rentenartfaktoren entsprechen unterschiedlichen Rentenarten (z. B. 1,0 für Alters- und Erwerbsunfähigkeitsrente oder 0,6 für Witwen- und Witwerrente oder 0,2 für Vollwaisen).

[125] Zu den Ausführungen Rentenformel und Rentenniveau vgl. Bofinger, 2003, S. 206 ff.

AR Der Aktuelle Rentenwert koppelt die Höhe der Rente an die Lohnentwicklung.

$$AR = \frac{\overbrace{BAG \cdot RN}^{\text{Durchschnittsrente}}}{45}$$

BAG = durchschnittliches Bruttoarbeitsentgelt eines Erwerbstätigen (1.691,42 €)
RN = Rentenniveau (derzeit 68,8 %)
BAG · RN = durchschnittlicher Rentenwert

AR: aktueller Rentenwert in Westdeutschland: 25,86 (Stand 2003)

Zielsetzung der Rente:

Soll: Altersrente eines Durchschnittverdieners mit 45 Versicherungsjahren soll zwei Drittel des durchschnittlichen Nettoeinkommens der Erwerbstätigen betragen.

- Eckrente: $45 \cdot 1 \cdot 1 \cdot 25{,}86 = 1.163{,}70$ €

Ist: Die tatsächliche durchschnittliche Altersrente eines männlichen Rentners liegt bei 1.071 Euro (Stand 2006). Der Grund dafür ist, dass viele Rentner nicht immer ein Durchschnittseinkommen erzielen konnten und bei weitem nicht immer die vollen 45 Jahre im Erwerbsleben standen.

Bedeutung des Rentenniveaus

Das Rentenniveau beträgt 68,8 Prozent. Will man das Rentenniveau sichern, ist das Verhältnis der Beitragszahler zu den Rentenempfängern eine entscheidende Größe. Demonstrieren lässt sich das an einer Gegenüberstellung von Einnahmen und Ausgaben im Rahmen der Rentenfinanzierung:

Einnahmen = $n_A \cdot BAG \cdot BS$	**Ausgaben = $n_R \cdot BAG \cdot RN$**
n_A = Zahl der Beitragspflichtigen BAG = durchschnittliches Brutto-Arbeitsentgelt BS = Beitragssatz	n_R = Zahl der Eckrentner (Soll) BAG = durchschnittliches Bruttoarbeitsentgelt RN = Rentenniveau
Einnahmen = Ausgaben => **$RN = n_A/n_R \cdot BS$**	

Neben dem Beitragssatz ist das Verhältnis von Aktiven zu Rentnern (n_A/n_R) die entscheidende Größe zur Bestimmung des Rentenniveaus!

Sollte sich das Verhältnis halbieren, wie Berechnungen voraussagen, müsste das folgende Konsequenzen haben:

- Rentenniveau halbieren: Problem der Grundsicherung.
- Beitragssatz verdoppeln: Problem der Leistungskraft und Motivation der Beitragszahler.

12.4 Reform der Rentenversicherung

Nach der ersten grundlegenden Rentenreform im Jahr 1957 gab es längere Zeit keine Änderungen. Erst 1992 wurde das Rentenreformgesetz beschlossen, dem weitere Gesetzesvorhaben folgen sollten und bis heute in Bearbeitung sind.

1957 Rentenreform

1992 Rentenreformgesetz (RRG 1992): Anrechnungszeiten (Ausbildung) wurden reduziert und die Altersgrenze für Frauen von 60 auf 65 Jahre angehoben.

1996 Gesetz zur Reform der gesetzlichen Rentenversicherung (Rentenreformgesetz 1996): Einführung des „Demographischen Faktors", der jedoch im Rahmen des Regierungswechsels von 1998 wieder abgeschafft wurde, um dann 2004 als „Nachhaltigkeitsfaktor" wieder eingeführt zu werden.

2001 Gesetz zur Neuregelung der Renten: Absenkung des Rentenniveaus auf 68 Prozent bis zum Jahr 2038 (faktisch entspricht dies 65 Prozent infolge einer Neudefinition des Einkommensbegriffs) und Einführung der freiwilligen, Kapital gedeckten und vom Staat geförderten Riester-Rente, mit dem Ziel, den Beitragssatz bis 2030 nicht über 22 Prozent steigen zu lassen.

2004 Weitere Beschlüsse wie zum Beispiel:
- Absenkung der Mindestschwankungsreserve der Rentenversicherung von 50 auf 20 Prozent einer Monatsausgabe.
- Übernahme des Pflegeversicherungsbeitrags durch die Rentner ab dem 1. April 2004.
- Verlegung des Termins für die erstmalige Zahlung der Rente auf das Monatsende.

Rentenversicherungs-Nachhaltigkeitsgesetz:

- Nachhaltigkeitsfaktor (ehemals Demografischer Faktor) bei der Rentenanpassung: Der künftige Rentenanstieg soll damit gedämpft werden.
- Absenkung des Rentenniveaus (derzeit 48 Prozent Durchschnittsverdiener gemessen am Bruttoarbeitsentgelt) und gleichzeitige Festlegung eines Mindestrentenniveaus von 43 Prozent.
- Heraufsetzung des Renteneintrittsalters: Frühest möglicher Renteneintritt (Vorruhestand) von 60 auf 63 Jahre ab 2006 bis 2008.
- Stabilisierung des Beitragssatzes auf maximal 22 Prozent des Bruttoeinkommens bis 2030

Ausblick: Da die Nacherwerbszeit und der Ruhestand zeitlich länger dauern werden als die Erwerbsphase, wird es nicht nur unumgänglich (finanziell), sondern auch sinnvoll sein, neue Lebensphasen einführen! Vergleichbar den Phasen Kindheit, Jugend, Ausbildung wird es zukünftig auch im Alter neue Lebensphasen des gleitenden Übergangs, einer „Nach"-Bildung und verschiedenster Aktivitäten geben: Oder soll man 40 Jahre lang im Ruhestand verharren?

13 Arbeitsmarktpolitik

13.1 Arbeitslosenversicherung und -unterstützung

Die Arbeitslosenversicherung in Deutschland wurde 1927 eingeführt und gehört zum System der Sozialversicherungen. Gesetzliche Grundlage sind das Sozialgesetzbuch und das Arbeitsförderungsgesetz.

Versicherungspflicht: Alle gegen Entgelt beschäftigten Arbeitnehmer und ihnen gleichgestellte Personen mit Ausnahme von Beamten unterliegen der Arbeitslosenversicherungspflicht. Eine Befreiung von der Arbeitslosenversicherungspflicht erfolgt für geringfügig Beschäftigte. Die Einführung von Beitragsbemessungsgrenzen führt dazu, dass ein Teil des Einkommens von der Versicherungspflicht ausgenommen ist.

Finanzierung: Die Finanzierung erfolgt im Rahmen des Beitragssystems, wonach 6,5 Prozent des Bruttolohns je zur Hälfte vom Arbeitgeber und vom Arbeitnehmer zu entrichten sind. Als Versicherungsleistung gewährt die Bundesagentur für Arbeit Lohnersatzleistungen beziehungsweise Fürsorgeleistungen, das sind Arbeitslosengeld I und II:

Arbeitslosenversicherung:

- Beitragssatz: 6,5 Prozent des Bruttolohns.
- Beitragsbemessungsgrenze: 5.250 Euro.

➢ Leistung: Arbeitslosengeld I und II

➢ Anspruch: Arbeitsloser, wenn er vor Eintritt des Versicherungsfalles innerhalb der letzten drei Jahre mindestens 360 Tage versicherungspflichtig beschäftigt war.

- Träger: Bundessagentur für Arbeit.

Arbeitslosengeld I:

Versicherungsleistung, die sich nach der Höhe des zuletzt bezogenen Einkommens bemisst. Konkret beträgt das Ar-beitslosengeld I 60 Prozent des letzten Nettoeinkommens (mindestens 1 Kind: 67 Prozent). Arbeitslosengeld I wird in der Regel für ein Jahr ausbezahlt.[126]

[126] Arbeitslosengeldbezieher, die von Arbeitslosengeld I zu Arbeitslosengeld II überwechseln, bekommen in den ersten zwei Jahren im Rahmen einer Stufenregelung Zuschüsse, bevor im dritten Jahr der ALGII-Regelsatz greift.

Arbeitslosengeld II:

Fürsorge- bzw. Grundsicherungsleistung für Langzeitarbeitslose und erwerbsfähige Sozialhilfeempfänger (quasi Sozialhilfe für Arbeitsfähige). Die Regelleistung beträgt 345 Euro pro Person und Monat. Hinzu kommen Erstattungen von Unterkunfts- und Heizkosten in angemessener Höhe[127] plus Übernahme der Beiträge für die Kranken-, Pflege- und Rentenversicherung.

> **Arbeitslosengeld II**
> - Keine beitragsfinanzierte Versicherungsleistung, sondern eine steuerfinanzierte Fürsorgeleistung!

13.2 Problematik und Lösungsansätze der Arbeitslosenversicherung

In den 50er und 60er Jahren herrschte in Deutschland Vollbeschäftigung. Die „Kassen" in Nürnberg waren gut gefüllt. Die Ausgaben waren entsprechend der geirngen Zahl an Arbeitslosen niedrig. Heute sind bei hoher Arbeitslosigkeit die Ausgaben deutlich höher. Den drohenden Rückgang der Einnahmen versuchte man durch eine Erhöhung der Arbeitslosenbeiträge wenigstens in Teilen wettzumachen.

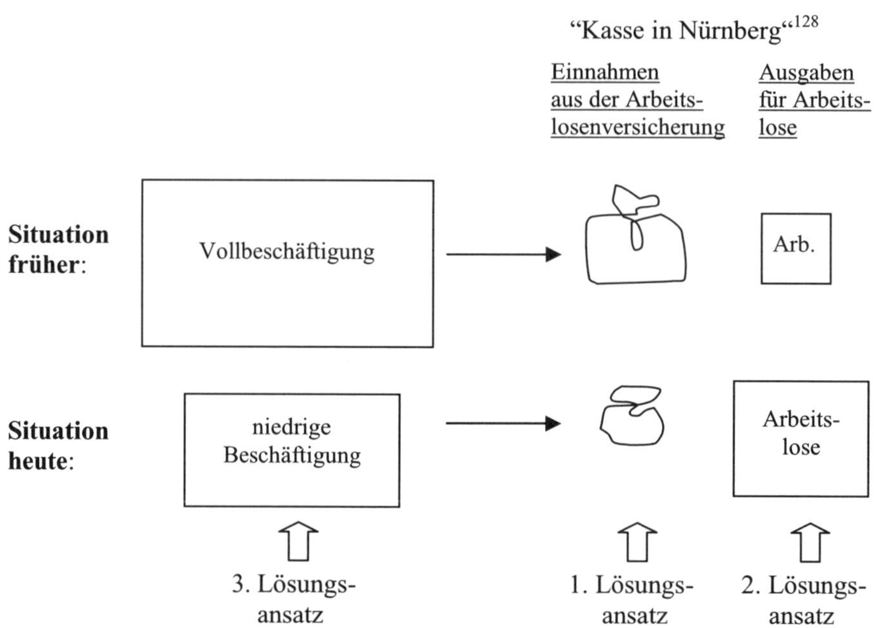

[127] Als angemessene Wohnraumgrößen gelten für Singles 45 qm, für Paare 60 qm und für eine Familie mit einem Kind 75 qm.

[128] Bundesagentur für Arbeit, die die Einnahmen aus den Beiträgen zur Arbeitslosenversicherung verwaltet.

Wenn nun ein Ungleichgewicht zwischen Einnahmen- und Ausgabenseite besteht und diese Situation aus kassenorientierter Sichtweise betrachtet wird, gebietet die Logik zwei Lösungsansätze: Entweder man erhöht die Einnahmen oder man senkt die Ausgaben. Einnahmenerhöhung bedeutet Erhöhung der Beitragssätze und Beitragszahlungen und Ausgabensenkung bedeutet Leistungsreduzierung.

1. Lösungsansatz: Einnahmen erhöhen? ... d. h. Beitragssätze erhöhen!

Eine Erhöhung der Beitragssätze (seit den 60er Jahren von 2 auf heute 6,5 Prozent gestiegen) bedeutet eine Verteuerung der Arbeit für Unternehmen und eventuell noch mehr Arbeitslose sowie eine Verringerung der Kaufkraft für Arbeitnehmer. Beides wirkt leistungsmindernd und motivationshemmend.

2. Lösungsansatz: Ausgaben reduzieren? ... d. h. Leistungen reduzieren!

Leistungen reduzieren bedeutet, dass Arbeitslosengeldempfänger weniger zur Verfügung haben, was die grundsätzliche Grundsicherung gefährden könnte, beziehungsweise politisch schwer durchsetzbar wäre.

3. Lösungsansatz: Beitragssätze senken? … d. h. mehr Beschäftigung!

Anstatt kassenorientiert über Einnahmen und Ausgaben zu versuchen, das Arbeitslosenversicherungssystem zu retten, bietet sich eine beschäftigungsfördernde Vorgehensweise an. Man erhöht nicht die Beitragssätze, sondern senkt diese, um Arbeit zu verbilligen und somit für mehr Beschäftigung zu sorgen, die ihrerseits über eine größere Beschäftigtenzahl wieder zu mehr Einnahmen und durch weniger Arbeitslose zu weniger Ausgaben führt. [129]

13.3 Arbeitsmarktpolitische Maßnahmen

13.3.1 Die Hartz-Gesetze

Die Hartz-Gesetze sind Verheißung für die einen und Unheil für die anderen. Am bekanntesten dürften die Mini-Jobs und Ich-AGs sein. Absoluter „Kampfbegriff" in der politischen Auseinandersetzung jedoch ist „ALG II".

> **Hartz-Gesetze** (2003 – 2005):
> - „Gesetze für moderne Dienstleistungen am Arbeitsmarkt"

Die Hartz-Gesetze sind Ergebnisse einer Kommission unter der Leitung von Peter Hartz, ehemaliger Personalchef bei Volkswagen. Der offizielle Name dieser Gesetze lautet: „Gesetze für moderne Dienstleistungen am Arbeitsmarkt".

---

[129] Im Zweifel ist es besser, die Ausgaben zu kürzen, als versuchen zu wollen, die Einnahmen zu erhöhen. Denn sonst könnte es passieren, dass durch Schwarzarbeit und Arbeitsplatzverlagerung das Problem nur in die Zukunft mit noch gravierenderen Folgen verschoben wird.

Bisher wurden vier Gesetzesregelungen beschlossen und umgesetzt, deshalb spricht man auch von Hartz 1 bis 4. Die Hartz-Gesetze beinhalten eine Fülle unterschiedlichster Regelungen (Abbildung 6.50).

Gesetze für moderne Dienstleistungen am Arbeitsmarkt (Hartz I – IV)

Hartz I (1. Januar 2003)

- Personal-Service-Agenturen (PSA)
- Arbeitnehmerüberlassungsgesetz
- Frühzeitige Meldepflicht
- Bildungsgutscheine
- Regelungen für ältere Arbeitnehmer

Hartz II (1. Januar 2003 und später)

- Ich-AG
- Minijobs („geringfügige Beschäftigungsverhältnisse")

Hartz III (1. Januar 2004)

- Bundesagentur für Arbeit und Job-Center
- Vereinfachung des Leistungsrechtes
- Stärkung der Vermittlungstätigkeit

Hartz IV (1. Januar 2005)

- Zusammenlegung von Arbeitslosen- und Sozialhilfe zum Arbeitslosengeld II
- Verschärfte Zumutbarkeitskriterien für ALGII-Bezieher
- Arbeitsgelegenheiten (Ein-Euro-Jobs)
- Arbeitslosengeld

Abbildung 6.50: Die Hartz-Gesetze im Überblick.

Zu den Regelungen im Einzelnen:

Hartz I: ---

- **Personal-Service-Agenturen** (PSA): Personalserviceagenturen sind freie Vermittler, die in einem Vertragsverhältnis mit den Arbeitsämtern stehen und in deren Auftrag Vermittlungsfunktionen für Arbeitslose zu übernehmen. Das geschieht dadurch, dass die Personal-Service-Agenturen Arbeitslose bei sich „anstellen" und diese dann an Unternehmen weitervermitteln („ausleihen"). Für die Unternehmen soll dieses Entleihen von Arbeitslosen zu möglichst günstigen Konditionen geschehen, in der Hoffnung, dass bei Zufriedenheit die Leiharbeitsverhältnisse in reguläre Arbeitsverhältnisse übergehen. Das Ziel besteht also darin, möglichst viele Zeit-Arbeitnehmer möglichst schnell in reguläre Arbeitsverhältnisse zu vermitteln.

- **Arbeitnehmerüberlassungsgesetz**: Bestimmungen, die die Arbeit von Zeitarbeitsunternehmen erschwert haben – wie Befristungs-, Wiedereinstellungsverbot oder Beschränkung der Überlassungsdauer – sind außer Kraft gesetzt worden.
- **Frühzeitige Meldepflicht**: Ein Arbeitnehmer muss sich unverzüglich arbeitssuchend melden, sobald er Kenntnis vom Beendigungszeitpunkt des Arbeitsverhältnisses hat.
- **Bildungsgutscheine**: Stellt das Arbeitsamt die Notwendigkeit zur Weiterbildung fest, erhält der Arbeitslose Bildungsgutscheine. Diese können bei einem Bildungsträger eingelöst werden, der von einem externen Zertifizierer zugelassen wurde.
- **Regelungen für ältere Arbeitnehmer**: Arbeitgeber, die Arbeitslose über 55 Jahre einstellen, werden für diese Beschäftigten von der Beitragszahlung zur Arbeitslosenversicherung befreit.

Hartz II: --

- **Ich-AG**: Mit der Ich-AG (die im Übrigen keine Rechtsform darstellt) soll Arbeitslosen die Selbstständigkeit schmackhaft gemacht und erleichtert werden. Zum einen erhalten die Selbstständigen in den ersten drei Jahren Zuschüsse aus der Arbeitslosenversicherung und zum anderen sind einige bürokratische Regelungen reduziert worden. Dazu gehören die vereinfachte Buchführungspflicht und steuerliche Gewinnermittlung sowie die Befreiung von Gewerbe- und Umsatzsteuer. Die Zuschüsse belaufen sich auf 600 Euro monatlich im ersten Jahr und 360 sowie 240 Euro im zweiten und dritten Jahr.
- **Minijobs (geringfügige Beschäftigungsverhältnisse)**: Die Minijobs betreffen die Neuregelung der geringfügigen Beschäftigungsverhältnisse (bisher 325-Euro-Jobs) zum 1. April 2002. Bis zu einem Einkommen von 400 Euro fallen für den Arbeitsnehmer keine Steuern und Sozialabgaben an. Der Arbeitgeber zahlt eine Pauschale von 25 Prozent bei haushaltsnahen Beschäftigungsverhältnissen 12 Prozent.

  Liegt das Einkommen im Bereich von 400 bis 800 Euro, muss der Arbeitgeber die üblichen Sozialbeiträge entrichten. Die Arbeitnehmer ihrerseits bezahlen Sozialbeiträge, die jedoch gemäßigt und gleitend bis zur vollen Abgabenpflicht ansteigen, um einen Anstieg des Nettolohns zu gewährleisten.

Hartz III: --

- **Neustrukturierung der Bundesanstalt für Arbeit**:
  - Umbenennung der Bundesanstalt für Arbeit in **Bundesagentur für Arbeit**
  - Einrichtung von **Job-Centern.**

Vom „Amt“ und der „Behörde“ soll die Bundesanstalt für Arbeit zum modernen kundenorientierten Dienstleistungszentrum werden. Allein der neue Name „Bundesagentur für Arbeit“ soll suggerieren, dass die Zeiten von der eher planwirtschaftlichen administrativen Anstalt als Behörde vorbei sind und Job-Center, die vom Namen an Profit-Center erinnern, ein „all-inclusive-Dienstleistungsangebot (Dienstleistungs-Gedanke, Service-Charakter) vermitteln. Zudem soll die Wirtschaftlichkeit und Leistungsbereitschaft und -fähigkeit durch ein Controllingsystem verbessert werden.

- **Vereinfachung**: Das Leistungs- und Förderungsrecht der Arbeitslosenversicherung sowie Eingliederungszuschüsse werden vereinheitlicht; Strukturanpassungs- und Arbeitsbeschaffungsmaßnahmen werden zusammengeführt.

  Die Zahl der Personen, die in Arbeitsbeschaffungsmaßnahmen (ABM) beschäftigt sind, beträgt rund 86.000 (Stand 2004).

- **Stärkung der Vermittlungstätigkeit**: Die eigentliche Funktion des Arbeitsamtes, nämlich Arbeitslose in Stellen zu vermitteln, soll verstärkt werden. Dazu werden Verwaltungs- und Vermittlungsaufgaben getrennt, um eine schnellere und passgenauere Vermittlung von Arbeitslosen zu ermöglichen.

Hartz IV: --

- **Zusammenlegung von Arbeitslosen- und Sozialhilfe zum Arbeitslosengeld II**: Zum 1. Januar 2005 wurden die Arbeitslosenhilfe und die Sozialhilfe zum Arbeitslosengeld II zusammengelegt. Die Aufteilung zwischen Bund, Länder und Kommunen ist umstritten. Während der Bund das Arbeitslosengeld auszahlt sollen die Kommunen das Wohngeld zahlen, was bisher Sache der Länder war. Geprüft wird zurzeit, ob es Kommunen auch möglich sein soll, in Eigenregie Vermittlungstätigkeit zu übernehmen.

  Das Arbeitslosengeld II könnte man als Sozialhilfe für Arbeitsfähige bezeichnen. Insofern ist das Arbeitslosengeld II keine beitragsfinanzierte Versicherungsleistung mehr, sondern eine steuerfinanzierte Fürsorgeleistung.

- **Arbeitslosengeld**: Die maximale Bezugsdauer von Arbeitslosengeld (gemeint Arbeitslosengeld I) wird auf 12 Monate und bei Arbeitslosen über 55 Jahren auf 18 Monate verkürzt.

- **Verschärfte Zumutbarkeitskriterien**: Für die zukünftigen Bezieher von Arbeitslosengeld II gelten verschärfte Zumutbarkeitskriterien. Geringfügige Beschäftigungen müssen in Zukunft angenommen werden. Bei Ablehnung drohen Kürzungen des Arbeitslosengeldes.

- **Arbeitsgelegenheiten (Ein-Euro-Jobs)**

- Die so genannten Ein-Euro-Jobs sind eingeführt worden, um Arbeitslose wieder besser in den Arbeitsmarkt zu integrieren. Es handelt sich um eine Eingliederungsmaßnahme in Form so genannter Arbeitsgelegenheiten.

- Erwerbsfähige Leistungsbezieher sollen beziehungsweise dürfen zeitlich befristet (sechs bis neun Monate) und maximal 30 Stunden pro Woche gemeinnützige Arbeiten übernahmen. Für diese Tätigkeiten erhalten sie eine Mehraufwandsentschädigung von 1 bis 2 Euro je Stunde. Anzumerken ist, dass diese gering anmutende Entlohnung zusätzlich zum Arbeitslosengeld und den Wohn- und Heizkostenzuschüssen bezahlt wird. Es erfolgt keine Verrechnung. Lehnen Arbeitslose und Leistungsbezieher eine zumutbare Stelle ab, soll ihnen das Arbeitslosengeld II gekürzt werden.

Die Große Koalition hat zwischenzeitlich Änderungen der bisherigen Regelungen beschlossen (Stand 2006)!

13.3.2 Aktive Arbeitsmarktpolitik

Die Hartz-Gesetze sind aktueller und politisch brisanter Teil einer allgemeinen Arbeitsmarktpolitik. Vorrangiges Ziel der Arbeitsmarktpolitik muss sein, Rahmenbedingungen zu schaffen, die es der Wirtschaft ermöglichen, gewinnbringend zu arbeiten, konkurrenzfähig zu sein, und Arbeitsplätze zu schaffen und zu erhalten. Unterstützung soll auch den Arbeitnehmern in ihrer Arbeitsplatzsuche und Qualifizierung angeboten werden.

Aufgabe und Ziel der aktiven Arbeitsmarktpolitik besteht darin, Rahmenbedingungen zu schaffen und Maßnahmen durchzuführen, die das Ziel eines hohen Beschäftigtenstandes zu verwirklichen mithelfen. Träger der Arbeitsmarktpolitik in Deutschland sind die Bundesagentur für Arbeit, die Landesarbeitsämter und die einzelnen Arbeitsagenturen.

Aktive Arbeitsmarktpolitik

- Schaffen von Rahmenbedingungen und Durchführung von Maßnahmen mit dem Ziel eines hohen Beschäftigtenstandes.

Träger der Arbeitsmarktpolitik:
- Bundesagentur für Arbeit
- Landesarbeitsämter
- Arbeitsagenturen

Maßnahmen der aktiven Arbeitsmarktpolitik: Die Maßnahmen der aktiven Arbeitsmarktpolitik reichen von Information und Beratung bis hin zur finanziellen Förderung von Bildung und Beschäftigung:

- Information und Berufsberatung
- Arbeitsvermittlung
- Förderung der Arbeitsaufnahme, z. B. Zuschüsse zu Reise- und Umzugskosten
- Lohnkostenzuschüsse: Eingliederungsbeihilfen
- Förderung der beruflichen Bildung: Fortbildung und Umschulung
- Kurzarbeitergeld
- Arbeitsbeschaffungsmaßnahmen (ABM)

Der Sinn der der aktiven Arbeitsmarktpolitik liegt darin, Menschen zu fördern und für die Arbeitsaufnahme und -vermittlung besser zu qualifizieren. Diese bewusste Förderung ist kompensatorischen Maßnahmen wie der „Verwaltung" der Arbeitslosen vorzuziehen.

Leitbild der aktiven Arbeitsmarktpolitik:

- Aktive und vorbeugende Maßnahmen wie berufliche Qualifizierungen und Arbeitsbeschaffungsmaßnahmen haben Vorrang vor kompensatorischen Leistungen wie Zahlung des Arbeitslosengeldes.

13.3.3 Bundesagentur für Arbeit

Agentur für Arbeit: Was die Veröffentlichung von Zahlen, die Verwaltung der Arbeitslosigkeit und die Durchführung von arbeitsmarktpolitischen Maßnahmen anbelangt, ist eine „Behörde" wohlbekannt, nämlich die sich in jeder größeren Stadt befindliche Agentur für Arbeit (ehemals „Arbeitsamt") und die Bundesagentur für Arbeit in Nürnberg.

Präsidenten: Vielleicht erinnern sich manche auch noch an den Skandal um die damalige Bundesanstalt für Arbeit unter dem Präsidenten Bernhard Jagoda im Jahr 2002, bei dem geschönte Vermittlungsergebnisse die Existenz und den Sinn dieser Mammutbehörde in Frage gestellt hatten. Nachfolger von Jagoda wurde Florian Gerster, der dann selbst infolge umstrittener Kommunikations-Beraterverträge seinen Hut nehmen musste. Derzeitiger Vorstandsvorsitzender der Bundesagentur für Arbeit ist Frank-Jürgen Weise

Gründung: Die heutige Bundesagentur für Arbeit wurde 1952 als Bundesanstalt für Arbeitsvermittlung und Arbeitslosenversicherung gegründet. Sie diente der Integration von Kriegsheimkehrern, Vertriebenen und Flüchtlingen in den Arbeitsmarkt. Die damalige Arbeitslosenquote lag bei 9,5 Prozent.

„Bundesunke": In den sechziger Jahren herrschte mit einer Quote von 0,7 Prozent Vollbeschäftigung. Die siebziger Jahre zeichneten sich durch eine rasante Zunahme der Arbeitslosenzahlen aus. 1975 überschritt die Arbeitslosenzahl erstmals die 1 Millionen Grenze. Die Bundesanstalt für Arbeit wurde vor dem Hintergrund immer düster werdenden Zahlen „Bundesunke" gerufen. In den achtziger Jahren überschritt man die 2 Millionen Marke. In den neunziger Jahren wurde diese Zahl verdoppelt. 1994 waren 4 Millionen Menschen arbeitslos. In den 2000er Jahren wurde schließlich die 5 Millionen Marke geknackt.

13.3.4 Sozialhilfe

13.3.4.1 Definition und Ziel der Sozialhilfe

Letztes aber bei weitem nicht unbedeutendes und unwichtiges Element der sozialen Sicherung ist die Sozialhilfe. Nachdem bereits eine soziale Absicherung für individuelle Notfälle wie Krankheit, Pflegebedürftigkeit, Unfall, Arbeitslosigkeit und Nichterwerbstätigkeit im Alter existiert, stellt sich die Frage warum und wozu Sozialhilfe überhaupt noch gebraucht wird.

Begriff der Sozialhilfe

- Im Rahmen des Bundessozialhilfegesetzes vom 30.06.1961 eingeführte Bezeichnung für die bis dahin als öffentliche Fürsorge oder Fürsorgeunterstützung bezeichneten staatlichen Maßnahmen zugunsten Hilfebedürftiger.

Anspruch: Bedürftigkeit und Anspruch auf Sozialhilfe kann dann entstehen, wenn Menschen weder als erwerbsfähige Personen im Alter von 15 bis 65 Jahren das Arbeitslosengeld II, noch als über 65jährige beziehungsweise als dauerhaft voll Erwerbsgeminderte die Leistungen der Grundsicherung im Alter und bei Erwerbsminderung erhalten. Sozialhilfe erhalten somit Menschen, für die vorübergehend keine Erwerbstätigkeit möglich ist. Wenn also Menschen in Not geraten und keine Unterstützung durch die Kranken-, Arbeitslosen- oder Rentenversicherung erfahren, erhalten sie Sozialhilfe, früher unter dem Namen Fürsorge bekannt.

Zielsetzung: Diesen Notlagen ist gemein, dass vorübergehend keine Erwerbstätigkeit möglich ist. Mit der Sozialhilfe soll also ein dringender individueller Bedarf eines Hilfesuchenden in einer akuten Notlage befriedigt werden und ein menschenwürdiges Leben ermöglicht werden. Menschenwürdiges Leben wird durch den Terminus **„soziokulturelles Existenzminimum“** genauer spezifiziert. Soziokulturelles Existenzminimum meint nicht eine absolute Armutsgrenze (zum Beispiel, dass das Einkommen weniger als die Hälfte eines durchschnittlichen Arbeitnehmerverdienstes ausmacht), sondern ein Einkommen, dass es Menschen ermöglicht, am Schulausflug teilzunehmen, jemandem ein Geschenk zum Geburtstag kaufen zu können und sich einen Fernsehanschluss leisten zu können.

Ziel der Sozialhilfe

- Mit der Sozialhilfe soll ein dringender individueller Bedarf eines Hilfesuchenden in einer akuten Notlage befriedigt werden und ein menschenwürdiges Leben („soziokulturelles Existenzminimum“) ermöglicht werden.
- Sozialhilfe wird bei Bedürftigkeit gewährt.

Notlagen: Notlagen, die zu Sozialhilfe berechtigen können, sind:

- Langzeitarbeitslosigkeit
- Pflegebedürftigkeit
- Unvollständige Familien (Alleinerziehende mit geringfügigem bzw. ohne Einkommen)
- Zuzug aus dem Ausland
- Zugehörigkeit zu Problemgruppen (Obdachlose, Drogenabhängige)

13.3.4.2 Anspruchsberechtigte und Leistungen der Sozialhilfe

Anspruchsberechtigung: Anspruchsberechtigt sind alle Personen mit gewöhnlichem Aufenthalt in Deutschland. 2,76 Millionen Menschen in 1,44 Millionen Haushalten erhielten im Jahr 2002 Sozialhilfe. Besonders betroffen sind Alleinstehende – mit 31 Prozent der Fälle. Ausländer sind mit 22 Prozent der Sozialhilfeempfänger ebenfalls überdurchschnittlich betroffen. Ihr Anteil an der Gesamtbevölkerung beträgt rund 8 Prozent.

Regelsatz: Der Regelsatz zur Sozialhilfe liegt ab 2006 bei 345 Euro pro Monat im Westen und im Osten. Hinzu kommen Miet- und Heizkostenzuschüsse. Der neue Regelsatz gilt für allein stehende Erwachsene und Haushaltsvorstände. Alle anderen Haushaltsangehörigen über 14 Jahren erhalten 80 Prozent und Kinder unter 14 Jahren 60 Prozent des Betrages.

Abstandsgebot: Abstandsgebot bedeutet, dass ein Erwerbstätiger nicht weniger verdienen darf als ein Sozialhilfeempfänger. Aus Sicht des Sozialhilfeempfängers heißt das, dass das Niveau der Sozialhilfe unter dem Einkommen eines gering verdienenden Erwerbstätigen liegen muss. Wäre dem nicht so, würde zumindest finanziell kein Anreiz mehr bestehen, eine Arbeit aufzunehmen.

Grundsicherung im Alter (sozialhilfeähnliche Leistung)

2003 führte der Gesetzgeber die Grundsicherung ein, um Altersarmut zu vermeiden, indem ein ausreichender Geldbetrag zur Deckung des grundlegenden Bedarfs für den Lebensunterhalt zur Verfügung steht. Die Grundsicherung entspricht einer Rente, bei der ein Arbeitnehmer 27,1 Jahre lang durchschnittliche Beiträge einbezahlen musste. Im Unterschied zur Rentenzahlung wird jedoch privates Vermögen angerechnet. Finanziert wird diese Leistung aus Steuermitteln des Bundes (2003: 409 Millionen Euro), die selbst wiederum aus Einnahmen der Ökosteuer bestehen.

Träger der Sozialhilfe sind:

- Kommunen
- Landeswohlfahrtsverbände
- Verbände der freie Wohlfahrtspflege: Spitzenverbände der freien Wohlfahrtspflege sind: Arbeiterwohlfahrt, Deutscher Caritasverband, Diakonisches Werk der evangelischen Kirche, Deutscher Paritätischer Wohlfahrtsverband, Deutsches Rotes Kreuz und Zentralwohlfahrtsstelle der Juden.

Die Wohlfahrtsverbände stellen übrigens auch einen bedeutenden ökonomischen Faktor dar. Über 1 Million hauptamtliche Mitarbeiter sind dort beschäftigt und in den rund 90.000 Einrichtungen stehen rund 3,2 Millionen Betten beziehungsweise Plätze zur Verfügung.

Abkürzungs- und Symbolverzeichnis

A	Angebot
ALQ	Arbeitslosenquote
BIP	Bruttoinlandsprodukt
ΔBIP	Wachstumsrate des Bruttoinlandsprodukts
CO_2	Kohlendioxyd
E	Einkommen
EU	Europäische Union
G	Gewinn
G	Staatsausgaben
GATT	Allgemeines Zoll- und Handelsabkommen
GKV	Gesetzliche Krankenversicherung
HVPI	Harmonisierter Verbraucherpreisindex
IWF	Internationaler Währungsfond
K	Kosten
l	Lohnsatz
L	Lohn
M	Geldmenge
N	Nachfrage
OECD	Organisation für wirtschaftliche Zusammenarbeit und Entwicklung
p	Preis
P	Preisniveau
PKV	Private Krankenversicherung
t	Zeitraum (Jahr)
t	Steuersatz
T	Steuern
U	Umsatz
v	Umlaufgeschwindigkeit des Geldes
VPI	Verbraucherpreisindex
WTO	Welthandelsorganisation
x	Menge
Y	Einkommen
Y_b	Bruttoeinkommen
Y_n	Nettoeinkommen

Abbildungsverzeichnis

Modul 5

Modul 6

Literaturverzeichnis

Abelshauser, Werner: Deutsche Wirtschaftsgeschichte seit 1945. beck, München 2004.

Altmann, Jörn: Volkswirtschaftslehre. 6. Auflage, Lucius & Lucius, Stuttgart 2003.

Altmann, Jörn: Wirtschaftspolitik. 7. Auflage, Lucius & Lucius, Stuttgart 2000.

Arnold, Lutz: Makroökonomik. Mohr Siebeck, Tübingen 2003.

Bartling, Hartwig und **Luzius,** Franz: Grundzüge der Volkswirtschaftslehre. 15. Aufl., Vahlen, München 2004.

Baßeler, Ulrich, **Heinrich**, Jürgen und **Utecht**, Burkhard: Grundlagen und Probleme der Volkswirtschaft. 18. Auflage, Schäffer-Poeschel, Stuttgart 2006.

Beck, Bernhard: Volkswirtschaft verstehen. 4. Auflage, vdf, Zürich 2005.

Blanchard, Olivier und **Illing,** Gerhard: Makroökonomie. 3. Aufl., Pearson Studium, München 2004.

Bofinger, Peter: Grundzüge der Volkswirtschaftslehre. Pearson Studium, München 2003.

Bontrup, Heinz-J.: Volkswirtschaftslehre. Grundlagen der Mikro- und Makroökonomie. 2. Aufl., Oldenbourg, München 2004.

Brösse, Ulrich: Einführung in die Volkswirtschaftslehre. Mikroökonomie. 3. Aufl., Oldenbourg, München 1999.

Cezanne, Wolfgang: Allgemeine Volkswirtschaftslehre. 5. Aufl., Oldenbourg, München 2002.

Clement, Reiner, **Terlau,** Wiltrud und **Kiy,** Manfred: Grundlagen der Angewandten Makroökonomie. 3. Aufl., Vahlen, München 2004.

Dornbusch, Rüdiger und **Fischer,** Stanley: Makroökonomik. 6. Aufl., Oldenbourg, München 2002.

Edling, Herbert: Volkswirtschaftslehre schnell erfasst. Springer, Berlin 2006.

Erhard, Ludwig: Wohlstand für alle. Econ, Düsseldorf (1957) 2004.

Fehl, Ulrich und **Oberender,** Peter: Grundlagen der Mikroökonomie. 9. Aufl., Vahlen, München 2004.

Felderer, Bernhard und **Homburg,** Stefan: Makroökonomik und neue Makroökonomik. 9. Aufl., Springer, Berlin 2003.

Frank, Willy: Volkswirtschaftslehre: Grundlagen. 3. Aufl., Wissenschaft und Praxis, Sternenfels 2003.

Frantzke, Anton: Grundlagen der Volkswirtschaftslehre. 2. Aufl., Schäffer-Poeschel, Stuttgart 2004.

Görgens, Egon, **Ruckriegel**, Karlheinz und **Seitz,** Franz: Europäische Geldpolitik. 4. Aufl., Lucius & Lucius Stuttgart 2004.

Grossekettler, Heinz, **Hadamitzky**, Andreas und **Lorenz,** Christian: Volkswirtschaftslehre. UVK, Konstanz 2005.

Grüske, Karl-Dieter (Hrsg.): Die Nobelpreisträger der ökonomischen Wissenschaft. Bd. IV: 1994 - 1998, Verlag Wirtschaft und Finanzen, Ein Unternehmen der Verlagsgruppe Handelsblatt, Düsseldorf

Hardes, Heinz-Dieter, **Schmitz**, Frieder und **Uhly,** Alexandra: Grundzüge der Volkswirtschaftslehre. 8. Aufl., Oldenbourg, München 2002.

Hardes, Heinz-Dieter und **Šehović,** Kenan: Volkswirtschaftslehre im Grundstudium. Oldenbourg, München 2004.

Hasse, Rolf H**., Schneider,** Hermann und **Weigelt,** Klaus: Lexikon Soziale Marktwirtschaft. 2. Aufl., Schöningh, Paderborn 2005.

Heine, Michael und **Herr,** Hansjörg: Volkswirtschaftslehre. Paradigmenorientierte Einführung in die Mikro- und Makroökonomie. 3. Aufl., Oldenbourg, München 2003.

Heine, Michael und **Herr,** Hansjörg: Die Europäische Zentralbank. Metropolis, Marburg 2004.

Heise, Arne: Einführung in die Wirtschaftspolitik. W. Fink, München 2005.

Herdzina, Klaus: Einführung in die Mikroökonomik. 9. Aufl., Vahlen, München 2004.

Hermann, Marco: Arbeitsbuch Grundzüge der Volkswirtschaftslehre. 2. Aufl., Schäffer-Poeschel, Stuttgart 2004.

Herz, Wilfried (Hrsg.): Zeit-Bibliothek der Ökonomie. Die Hauptwerke der wichtigsten Ökonomen, Schäffer-Poeschel, Stuttgart 2000.

Hesse, Helge: Ökonomen Lexikon. Unternehmer, Politiker und Denker der Wirtschaftsgeschichte in 600 Portraits. Wirtschaft und Finanzen, Düsseldorf 2003.

Homann, Karl und **Suchanek,** Andreas: Ökonomik: Eine Einführung. 2. Aufl., Mohr Siebeck, Tübingen 2004.

Klump, Rainer: Wirtschaftspolitik. Pearson Studium, München 2006.

Koch, Walter A. S. und **Czogalla,** Christian: Grundlagen der Wirtschaftspolitik. 2. Aufl., Lucius & Lucius UTB, Stuttgart 2004.

Kolb, Gerhard: Geschichte der Volkswirtschaftslehre. 2. Aufl., Vahlen, München 2004.

Kromphardt, Jürgen.: Grundlagen der Makroökonomie. 3. Aufl., Vahlen, München 2006.

Krugmann, Paul R. und **Obstfeld,** Maurice: Internationale Wirtschaft. Theorie und Politik der Außenwirtschaft. 6. Auflage, Pearson Studium, München 2004.

Mankiw, Gregory N.: Grundzüge der Volkswirtschaftslehre. 3. Aufl., Schäffer-Poeschel, Stuttgart 2004.

May, Hermann (Hrsg.): Handbuch zur ökonomischen Bildung. 7. Aufl., Oldenbourg, München 2003.

Moritz, Karl-Heinz: Geldtheorie und Geldpolitik. 2. Aufl., Vahlen, München 2001.

Mussel, Gerhard: Volkswirtschaftslehre. 3. Aufl., Vahlen, München 2002.

Mussel, Gerhard: Einführung in die Makroökonomik. 8. Aufl., Vahlen, München 2004.

Mussel, Gerhard: Grundlagen des Geldwesens. 7. Aufl., Wissenschaft & Praxis, Sternenfels 2006.

Mussel, Gerhard und **Pätzold,** Jürgen: Grundfragen der Wirtschaftspolitik. 6. Auflage, Vahlen, München 2005.

Paraskewopoulos, Spiridon (Hrsg.): Volkswirtschaftslehre: Grundriss für Studierende. Neue Wirtschaftsbriefe, Herne, Berlin 2004.

Peters, Hans-Rudolf: Wirtschaftspolitik. 3. Aufl., Oldenbourg, München 2000.

Peto, Rudolf: Geldtheorie und Geldpolitik. 2. Aufl., Oldenbourg, München 2002.

Pindyck, Robert S. und **Rubinfeld,** Daniel L.: Mikroökonomie. 6. Aufl., Pearson, München 2005.

Puhani, Josef: Volkswirtschaftslehre. 2. Aufl., Oldenbourg, München 2003.

Sauter, Hermann: Weltwirtschaftsordnung. Vahlen, München 2004.

Siebert, Horst: Einführung in die Volkswirtschaftslehre. 14. Auflage, Kohlhammer, Stuttgart 2003.

Spahn, Heinz-Peter: Geldpolitik. Vahlen 2006.

Stocker, Ferry: Spaß mit Mikro. 6. Aufl., Oldenbourg München 2002.

Strathern, Paul: Schumpeters Reithosen. Die genialsten Wirtschaftstheorien und ihre verrückten Erfinder. Campus, Frankfurt a. M. 2003.

Streit, Manfred E.: Theorie der Wirtschaftspolitik. 5. Aufl., Werner, Düsseldorf 2000.

Sydsæter, Knut und **Hammond,** Peter: Mathematik für Wirtschaftswissenschaftler, Pearson, München 2004.

Van Suntum, Ulrich**:** Die unsichtbare Hand. Springer, Berlin 1999.

Varian, Hal R.: Grundzüge der Mikroökonomik. 6. Aufl., Oldenbourg, München 2004.

Wagner, Helmut: Einführung in die Weltwirtschaftspolitik. 5. Aufl., Oldenbourg, München 2003.

Weise, Peter u. a.: Neue Mikroökonomie. 5. Aufl., Physica-Verlag, Heidelberg 2005.

Wied-Nebbeling, Susanne und **Schott,** Hartmut: Grundlagen der Mikroökonomik. 3. Aufl., Springer, Berlin 2005.

Woll, Artur: Allgemeine Volkswirtschaftslehre. 14. Aufl., München 2007.

Lexika:

Gabler Kompakt-Lexikon Volkswirtschaft von Dirk Piekenbrock, Gabler Wiesbaden 2002.

Gabler Wirtschaftslexikon, 8 Bände, 15. Aufl. 2000.

Lexikon der Volkswirtschaft von Michael Hohlstein, Barbara Pflugmann, Herbert Sperber und Joachim Sprink, 2. Aufl. Beck-Wirtschaftsberater im dtv, München 2003.

Lexikon Volkswirtschaft von Friedrich Geigant, Franz Haslinger, Dieter Sobotka, Horst M. Westphal, 7. Aufl. moderne industrie, Landsberg am Lech 2000.

Vahlens Großes Wirtschaftslexikon (Hrsg. Erwin Dichtl, Otmar Issing). 4 Bände, 2. Aufl. Beck, dtv München 1994.

Wirtschaftslexikon von Artur Woll, 9. Aufl. Oldenbourg, München 2000.

Fachzeitschriften

WiSt Wirtschaftswissenschaftliches Studium (monatlich), Vahlen München.

wisu das wirtschaftsstudium. (monatlich), Lange Düsseldorf.

Daten und Grafiken:

Deutschland in Zahlen. iw Institut der deutschen Wirtschaft, Köln. www.iwkoeln.de

Globus Infografik GmbH, ein Unternehmen der dpa-Gruppe. www.globus-infografik.de

Internet-Adressen

Institution	Adresse
Bundesagentur für Arbeit	www.arbeitsagentur.de
Bundesfinanzministerium	www.bundesfinanzministerium.de
Bundeswirtschaftsministerium	www.bmwi.de
Bundeszentrale für politische Bildung	www.bpb.de
Deutsche Bundesbank und Europäische Zentralbank	www.bundesbank.de
Deutscher Industrie- und Handelskammertag (DIHK)	www.dihk.de
Europäischer Datenservice	www.eds-destatis.de
Europäische Kommission	europa.eu
Europäische Zentralbank	www.ecb.int
Fortune Money Business 2.0 CNNMoney.com	Money.cnn.com
Institut der deutschen Wirtschaft Köln	www.iwkoeln.de www.divkoeln.de
Internationaler Währungsfond	www.imf.org
Organisation for Economic Co-operation and Development (OECD)	www.oecd.org
Sachverständigenrat zur Begutachtung der gesamtwirtschaftlichen Entwicklung	www.sachverstaendigenrat-wirtschaft.de
Statistisches Bundesamt Deutschland	www.desatatis.de
Weltbank	www.worldbank.org
Welthandelsorganisation	www.wto.org
Wirtschaftsforschungsinstitute: DIW Berlin HWWA Hamburg Ifo München IfW Kiel IWH Halle RWI Essen ZEW Mannheim	 www.diw.de www.hwwa.de, www.hwwi.de www.cesifo.group.de www.ifw-kiel.de www.iwh-halle.de www.rwi-essen.de www.zew.de

Stichwortverzeichnis